Beate Land

Das deutsche Gesundheitssystem – Struktur und Finanzierung

Wissen für Pflege- und Therapieberufe

Verlag W. Kohlhammer

Dieses Werk einschließlich aller seiner Teile ist urheberrechtlich geschützt. Jede Verwendung außerhalb der engen Grenzen des Urheberrechts ist ohne Zustimmung des Verlags unzulässig und strafbar. Das gilt insbesondere für Vervielfältigungen, Übersetzungen, Mikroverfilmungen und für die Einspeicherung und Verarbeitung in elektronischen Systemen.

Die Wiedergabe von Warenbezeichnungen, Handelsnamen und sonstigen Kennzeichen in diesem Buch berechtigt nicht zu der Annahme, dass diese von jedermann frei benutzt werden dürfen. Vielmehr kann es sich auch dann um eingetragene Warenzeichen oder sonstige geschützte Kennzeichen handeln, wenn sie nicht eigens als solche gekennzeichnet sind.

Es konnten nicht alle Rechtsinhaber von Abbildungen ermittelt werden. Sollte dem Verlag gegenüber der Nachweis der Rechtsinhaberschaft geführt werden, wird das branchenübliche Honorar nachträglich gezahlt.

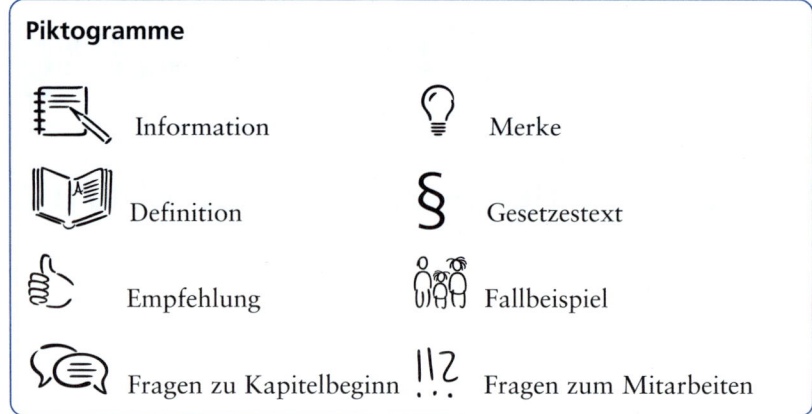

1. Auflage 2018

Alle Rechte vorbehalten
© W. Kohlhammer GmbH, Stuttgart
Gesamtherstellung: W. Kohlhammer GmbH, Stuttgart

Print:
ISBN 978-3-17-030899-2

E-Book-Formate:
pdf: ISBN 978-3-17-030900-5
epub: ISBN 978-3-17-030901-2
mobi: ISBN 978-3-17-030902-9

Für den Inhalt abgedruckter oder verlinkter Websites ist ausschließlich der jeweilige Betreiber verantwortlich. Die W. Kohlhammer GmbH hat keinen Einfluss auf die verknüpften Seiten und übernimmt hierfür keinerlei Haftung.

Kohlhammer

Die Autorin

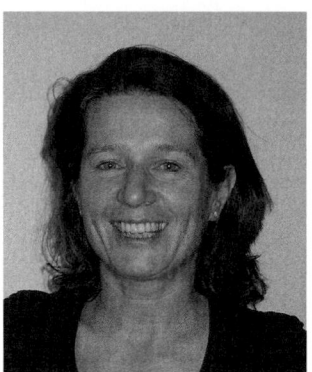

Prof. Dr. med. Beate Land ist Ärztin mit langjähriger klinischer Erfahrung und leitet den Studiengang Angewandte Gesundheits- und Pflegewissenschaften für Pflegeberufe an der Dualen Hochschule Baden-Württemberg, Mannheim.

Vorwort

Im Rahmen meiner früheren beruflichen Tätigkeit als Ärztin und heute als Hochschulprofessorin treffe ich immer wieder auf Menschen, die trotz ihrer hochprofessionellen Arbeit mit und am Patienten erstaunlich wenig über das Gesundheitssystem wissen, in dem sie tätig sind. Um Pflegekräften und insbesondere Pflegestudierenden die Struktur und auch die Finanzierung unseres Gesundheitssystems zu vermitteln, habe ich anhand von Fallbeispielen aus der Praxis versucht, Licht in die teilweise schwer verständlichen Strukturen zu bringen. Auch wenn sich das vorliegende Buch primär an die Pflegenden wendet, so sind die Inhalte durchaus auch für andere Berufsgruppen wertvoll, wie etwa für Physiotherapeuten, Ergotherapeuten, Logopäden, Arztassistenten sowie Angestellte in Klinikverwaltung und -management. In diesem Buch werden Ihnen verschiedene Charaktere begegnen, die sich auf die ein- oder andere Weise mit den Tücken unseres Gesundheitssystems herumschlagen müssen, wie etwa Patienten, Angehörige und Pflegende. Diese werden am Ende des Buches kurz vorgestellt. Sie werden dabei mit konkreten Fragestellungen konfrontiert, anhand derer die verschiedenen Leistungserbringer und -sektoren wie ambulanter und stationärer Pflegebereich vorgestellt werden. Der überwiegende Anteil der im Gesundheitswesen Beschäftigten ist weiblich, daher wurde immer da, wo es grammatikalisch möglich und sinnvoll erschien, die weibliche Form gewählt. Zu Beginn eines jeden Kapitels erhalten Sie statistische Basisinformationen über den jeweiligen Leistungsbereich. Zudem finden Sie hier auch Fragen zu dem jeweiligen Bereich, welche Sie auf das Thema vorbereiten sollen. Im Verlauf jedes Kapitels werden diese Fragen dann beantwortet, so dass Sie im Sinne der Prüfungsvorbereitung optimal gewappnet sind, um die am Ende des Buches angefügten Fragen zur Selbstkontrolle beantworten und Ihren eigenen Lernerfolg überprüfen zu können. Um weitergehende Informationen zu den einzelnen Themenbereichen zu erhalten, wurden Recherchetipps und Links eingefügt, die Ihnen einen Blick über den Tellerrand erlauben sollen. Ich wünsche Ihnen neben neuen Erkenntnissen viel Spaß bei der Lesereise durch unser Gesundheitssystem und hoffe, dass Sie neben Ihrer beruflichen Tätigkeit auch als Patientin bzw. Patientenangehörige von diesen Erkenntnissen profitieren können.

Heidelberg, im Februar 2018   Prof. Dr. Beate Land

Danksagung

Ich danke meinem Mann Oliver und unseren Kindern Lilly, Bennet und Ella für die Energie und die Unterstützung, die mir dieses Buchprojekt erst ermöglicht haben.

Inhalt

1		**Historie des deutschen Gesundheitssystems**	13
	1.1	Gesundheitssysteme – Aufgaben eines Staates	14
	1.2	Die Geburtsstunde des deutschen Gesundheitssystems – ein Ausflug in die Geschichte	15
		1.2.1 Keine Absicherung im Krankheitsfall	16
		1.2.2 Das Sozialstaatprinzip	18
	1.3	Die Bismarckschen Sozialgesetze	19
	1.4	Versicherungspflicht	19
	1.5	Nationale Gesundheitsziele	20
	1.6	Internationale Gesundheitsziele	22
2		**Soziale Sicherung im Krankheits- und Pflegefall**	23
	2.1	Grundprinzipien der sozialen Sicherung	25
	2.2	Die Sozialgesetzbücher	26
		2.2.1 Das 5. Sozialgesetzbuch	27
		2.2.2 Das 7. Sozialgesetzbuch	29
		2.2.3 Das 9. Sozialgesetzbuch	30
		2.2.4 Das 11. Sozialgesetzbuch	31
	2.3	Die Gesetzliche Krankenversicherung heute	31
		2.3.1 Struktur	31
		2.3.2 Finanzierung	32
		2.3.3 Leistungen	35
		2.3.4 Selbstverwaltung	37
		2.3.5 Versicherungsprinzipien	39
	2.4	Die Pflegeversicherung	47
		2.4.1 Struktur	48
		2.4.2 Finanzierung	49
		2.4.3 Leistungen bei Pflegebedürftigkeit	50
		2.4.4 Der Medizinische Dienst der Krankenversicherung MDK	52
		2.4.5 Pflegestärkungsgesetze	56
	2.5	Die private Krankenversicherung	59
	2.6	Weitere Versicherungsträger im Krankheitsfall	61
		2.6.1 Die Gesetzliche Unfallversicherung (Berufsgenossenschaften)	62
		2.6.2 Private Unfallversicherungen	64
		2.6.3 Die Rentenversicherung	64

3	**Gesundheitspolitische Entscheidungsträger**		**65**
3.1	Das Bundesministerium für Gesundheit		66
3.2	Bundesoberbehörden		67
	3.2.1	Das Bundesinstitut für Arzneimittel und Medizinprodukte (BfArM) in Bonn	67
	3.2.2	Die Bundeszentrale für gesundheitliche Aufklärung (BZgA) in Köln	68
	3.2.3	Das Deutsche Institut für medizinische Dokumentation und Information (DIMDI) in Köln	69
	3.2.4	Das Paul-Ehrlich-Institut (PEI, Bundesamt für Sera und Impfstoffe) in Langen (Hessen)	74
	3.2.5	Das Robert Koch-Institut (RKI) in Berlin	74
3.3	Der Gemeinsame Bundesausschuss G-BA		76
3.4	Das Institut für Qualität und Wirtschaftlichkeit im Gesundheitswesen (IQWIG)		78
3.5	Institutionen der Bundesländer		80
	3.5.1	Landesgesundheitsämter	80
	3.5.2	Landesprüfungsämter	80
	3.5.3	Landesuntersuchungsämter	81
	3.5.4	Gesundheitsministerkonferenz	81
	3.5.5	Institutionen auf kommunaler Ebene	82
3.6	Berufsständische Interessensvertretungen		82
4	**Ambulante Versorgung**		**85**
4.1	Organisation der ambulanten ärztlichen und zahnärztlichen Versorgung		86
	4.1.1	Die Kassenärztliche Vereinigung (KV)	87
	4.1.2	Sicherstellung der ambulanten ärztlichen Versorgung	87
4.2	Kooperationsformen		93
4.3	Vergütung ambulanter ärztlicher und zahnärztlicher Leistungen		95
	4.3.1	Kassenärztliche Leistungen	95
	4.3.2	Regelleistungsvolumina	97
	4.3.3	Privatärztliche Leistungen	99
	4.3.4	Individuelle Gesundheitsleistungen (IGeL)	100
4.4	Ambulante Psychiatrische und psychotherapeutische Versorgung		101
4.5	Versorgung mit Heil- und Hilfsmitteln		103
	4.5.1	Heilmittel-Richtgrößen	104
	4.5.2	Abrechnung von Heilmitteln	104
	4.5.3	Verordnung von Hilfsmitteln	105
4.6	Rettungsdienst		105
	4.6.1	Rettungsdienstpersonal	106
	4.6.2	Aufnahme der Patienten im Krankenhaus	107
	4.6.3	Finanzierung der Rettungsdienste	108

4.7		Qualitätsanforderungen an die ambulante Versorgung	109
	4.7.1	Gesetzliche Grundlagen	109
	4.7.2	Zertifizierungen	110

5 Stationäre Versorgung ... 112

5.1		Struktur der Krankenhauslandschaft	113
	5.1.1	Freie Krankenhauswahl	113
	5.1.2	Krankenhausarten	115
	5.1.3	Trägerschaft	117
	5.1.4	Der Landeskrankenhausplan	118
5.2		Krankenhausfinanzierung	119
	5.2.1	Monistische Finanzierung	119
	5.2.2	Duale Finanzierung	120
	5.2.3	Vergütung nach Diagnosis Related Groups (DRG)	124
	5.2.4	Entgeltsystem Psychiatrie, Psychotherapie und Psychosomatik (PEPP-System)	136
	5.2.5	Sonder- bzw. Zusatzentgelte	136
	5.2.6	Neue Untersuchungs- und Behandlungsmethoden (NUBs)	137
	5.2.7	Der Pflegekomplex-Maßnahmen-Score (PKMS)	137
5.3		Qualitätsanforderungen an Einrichtungen der stationären Versorgung	139
	5.3.1	Gesetzliche Grundlagen	139
	5.3.2	Internes Qualitätsmanagement	140
	5.3.3	Externes Qualitätsmanagement	141
	5.3.4	Qualitätsberichte	142
	5.3.5	Mindestmengenvereinbarung	143
	5.3.6	Qualitätsabhängige Vergütung	144

6 Rehabilitation ... 146

6.1		Gesetzliche Grundlagen der Rehabilitation	147
6.2		Kostenträger der Rehabilitation	150
6.3		Stationäre Rehabilitationseinrichtungen	153
6.4		Berufliche Rehabilitation	156
6.5		Ambulante Rehabilitationseinrichtungen	158
6.6		Qualitätsanforderungen an Erbringer von Rehabilitationsleistungen	159
	6.6.1	Gesetzliche Grundlagen	159
	6.6.2	Internes Qualitätsmanagement	160
	6.6.3	Externes Qualitätsmanagement	161
	6.6.4	Die Bundesarbeitsgemeinschaft für Rehabilitation (BAR)	161
	6.6.5	Qualitätsmanagementsysteme in der Rehabilitation	162

	6.6.6	Standards in der Rehabilitation (RTS)	163
	6.6.7	Klassifikationssystem in der Rehabilitation	164

7 Pflege und Altenpflege ... 167

7.1	Pflegebedürftigkeit		168
7.2	Ambulante Pflege		169
	7.2.1	Ambulante Behandlungspflege	169
	7.2.2	Ambulante Grundpflege	171
7.3	Teilstationäre und stationäre Pflege		172
	7.3.1	Formen der teilstationären Pflege	172
	7.3.2	Stationäre Pflegeeinrichtungen	174
7.4	Finanzierung stationärer Pflegeeinrichtungen		175
	7.4.1	Hotelkosten	176
	7.4.2	Pflegesätze	177
	7.4.3	Pflegesatzvereinbarungen	178
	7.4.4	Einrichtungseinheitlicher Eigenanteil (EEE)	179
	7.4.5	Investitionskosten	179
	7.4.6	Investitionsförderungen aus Landesmitteln	180
	7.4.7	Ausbildungspauschale	180
	7.4.8	Individuelle Zusatzleistungen	180
	7.4.9	Subsidiaritätsprinzip bei Pflegebedürftigkeit	180
7.5	Wohnformen im Alter		181
	7.5.1	Betreutes Wohnen	181
	7.5.2	Wohnstift oder Seniorenresidenz	182
	7.5.3	Mehrgenerationenhaus	182
	7.5.4	Betreute Haus- oder Wohngemeinschaften	182
	7.5.5	Pflegeheime im Ausland	183
	7.5.6	Hospiz	183
	7.5.7	Wohnen für Hilfe	183
	7.5.8	Quartierskonzepte	184
	7.5.9	Demenzdorf	184
7.6	Qualitätsanforderungen an Erbringer von Pflegeleistungen		185
	7.6.1	Gesetzliche Grundlagen	185
	7.6.2	Qualitätsindikatoren im Pflegebereich	186
	7.6.3	Expertenstandards in der Pflege	187
	7.6.4	Qualitätsprüfung in der Pflege	188

8 Weitere Leistungserbringer im Gesundheitswesen ... 190

8.1	Gesundheitsfachberufe		191
8.2	Gesundheitsberufe		193
	8.2.1	Heilpraktiker	194
	8.2.2	Der Wellnessmarkt	195
8.3	Psychologen, psychologische Berater und Heilpraktiker für Psychotherapie		195
8.4	Selbsthilfegruppen		196
	8.4.1	Finanzierung	197

		8.4.2	Kooperation mit weiteren Leistungs- erbringern	199
9	**Arzneimittel und Medizinprodukte**			**200**
	9.1	Arzneimittel		201
		9.1.1	Die Entwicklung neuer Medikamente	203
		9.1.2	Verordnung von Arzneimitteln	208
		9.1.3	Arzneimittelkosten	213
	9.2	Medizinprodukte		217
		9.2.1	Risikoklassifizierung	220
		9.2.2	Der Gebrauch von Medizinprodukten in der Pflege	222
10	**Intersektorale Versorgung**			**228**
	10.1	Case Management		229
		10.1.1	Internes Case Management im Krankenhaus	232
		10.1.2	Überleitungs- und Entlassmanagement	232
	10.2	Care Management		234
	10.3	Managed Care		234
	10.4	Integrierte Versorgung		236
	10.5	Disease Management Programme		238
	10.6	Sektorenübergreifende Qualitätssicherung		239
11	**Zukünftige Entwicklungen**			**241**
	11.1	Demographische Veränderungen		242
	11.2	Technische und pharmazeutische Entwicklungen		242
	11.3	Verändertes Gesundheits- und Anspruchsverhalten		243
	11.4	Akademisierung von Gesundheitsberufen		245

Literaturverzeichnis **246**

Fragen zur Selbstkontrolle und zum Mitdenken **252**

Charaktere im Buch **256**

Stichwortverzeichnis **259**

1 Historie des deutschen Gesundheitssystems

Folgende Fragen können Sie im Anschluss beantworten:

1. Warum gibt es in Europa so unterschiedliche Gesundheitssysteme?
2. Wie hat sich unser heutiges Gesundheitssystem historisch entwickelt und was hat Reichskanzler Bismarck mit unserer heutigen Krankenversicherung zu tun?
3. Was sind die Ziele eines Gesundheitssystems?
4. Was sind die nationalen Gesundheitsziele für die nächsten Jahre in Deutschland?

Information

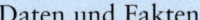

Daten und Fakten

- Der erste Vorläufer einer Krankenversicherung wurde 1843 vom Tabakfabrikarbeiter Georg Heine für Angehörige seines Berufsstandes in Nürnberg gegründet (Koch 2013, S.74).
- Mit Inkrafttreten der Reichsversicherungsordnung im Jahr 1914 begann unser in weiten Teilen noch heute gültiges Krankenversicherungssystem.
- In Deutschland ist die Lebenserwartung bei Geburt von 1950 bis 2015 bei Männern um fast 14 auf 78,4 Jahre und bei Frauen um fast 15 auf 83,4 Jahre gestiegen (Statista 2017).
- Für die Zunahme der Lebenserwartung sind allerdings nur zum Teil die medizinischen Fortschritte, wesentlich aber die insgesamt verbesserten Hygiene- und Lebensbedingungen verantwortlich.

Fallbeispiel

Gabi L., 36-jährige Ergotherapeutin, verbringt ihren Urlaub mit ihrer besten Freundin Susanne auf einer kleinen griechischen Insel. Beim Strandspaziergang stürzt sie unglücklich auf einen Felsen und erleidet eine großflächige Schnittverletzung am Oberschenkel. Susanne ist Krankenschwester und hilft ihr, die nahegelegene Praxis eines Allge-

> meinarztes zu erreichen. Dort gibt man ihr nach einer ersten Untersuchung jedoch den Auftrag, erst in der nächsten Apotheke das notwendige Verbandsmaterial zu besorgen, bevor man die Wunde endgültig versorgen kann.

1.1 Gesundheitssysteme – Aufgaben eines Staates

Gesundheitssysteme verschiedener Länder unterscheiden sich

In allen Ländern der Welt gibt es Gesundheitsversorgung – Ärztinnen, Pflegekräfte und Mitarbeiter der unterschiedlichsten therapeutischen Berufe geben täglich ihr Bestes, um unter teils widrigen Bedingungen für ihre Patienten bzw. Pflegebedürftigen da zu sein. Das klappt, je nach den äußeren Bedingungen und dem jeweiligen Bildungssystem, in dem medizinisches und pflegerisches Wissen erworben und weitergegeben wird, unterschiedlich gut. Manche Länder, wie die westlichen Industrienationen, haben ambulante und stationäre Versorgungssysteme aufgebaut, die durch Steuern, Versicherungssysteme oder auch durch private Zahlungen finanziert werden. Andere Länder, insbesondere in den Krisengebieten dieser Welt, sind von einem funktionierenden »System« weit entfernt. Betrachtet man die unterschiedlichen Gesundheitssysteme nach Struktur und Funktionsweise, stellt man Gemeinsamkeiten, aber auch große Unterschiede fest.

In Europa ist Gesundheitsversorgung als Daseinsvorsorge eine staatliche Aufgabe

Die Bundeszentrale für politische Bildung BPB übernimmt in ihrer Definition eines Staates die Erklärung aus dem Duden: Ein Staat ist eine »Herrschaftsordnung, durch die ein Personenverband (Volk) auf abgegrenztem Gebiet durch hoheitliche Gewalt zur Wahrung gemeinsamer Güter verbunden ist« (BPB 2015). Ein Staat zeichnet sich also aus durch den Zusammenschluss unterschiedlicher Bevölkerungsgruppen auf einem abgegrenzten Staatsgebiet, das bei Bedarf auch gegen andere verteidigt wird. Die Staatsorgane verfügen über eine »Herrschaftsordnung« z. B. in Form von Gesetzen, die durch Staatsgewalt durchgesetzt werden, in Europa aber durch Gewaltenteilung und die Verfassung reglementiert wird. Neben diesen hoheitlichen Rechten hat der Staat aber auch eine Versorgungspflicht gegenüber der eigenen Bevölkerung.

Daseinsvorsorge nennt man die Verpflichtung des Staates, Leistungen zugunsten seiner Bürger zu erbringen. Unter öffentlicher, d. h. staatlich organisierter, Daseinsvorsorge werden üblicherweise Leistungen bzw. die Bereitstellung von Infrastruktur verstanden, die vom Staat oder einem öffentlich-rechtlichen Träger allen Bürgerinnen und Bürgern eines Landes sozusagen als Grundversorgung zur Verfügung gestellt werden. Dabei handelt es sich z. B. um Verkehrswege, die Müllabfuhr, Bildungseinrichtungen, Museen und Kultureinrichtungen, Friedhöfe, aber eben auch um Krankenhäuser. Darüber, wie umfassend die Bereitstellung dieser Leistungen insbesondere im Gesundheitssystem sein sollte, bestehen unterschiedliche Meinungen.

Im internationalen Vergleich werden Gesundheitssysteme nach verschiedenen Kriterien unterschieden, je nachdem, wie die Finanzierung der Leistungen erfolgt, welche Zugangswege die Patienten zu Gesundheitsleistungen haben und welchen Formen von staatlicher Regulierung das System unterliegt.

Im Wesentlichen werden drei Arten von Gesundheitssystemen unterschieden:

Drei wesentliche Arten von Gesundheitssystemen

1. Staatlich finanzierte, d. h. aus Steuermitteln finanzierte Systeme, die nach dem britischen Ökonomen William H. Beveridge (1879–1963) auch als »*Beveridge-Systeme*« bezeichnet werden. Als Prototyp gilt der britische Gesundheitsdienst National Health Service (NHS).
2. Sozialversicherungssysteme, die z. B. durch Beitragszahlungen von Versicherungsmitgliedern und durch Arbeitgeber finanziert werden. In diesem System gibt es ein Nebeneinander von öffentlichen und privaten Anbietern, die im Rahmen der Selbstverwaltung einen Gestaltungsspielraum haben, wie es z. B. in Deutschland der Fall ist.
3. Und schließlich die privatwirtschaftlich organisierten Systeme ohne staatliche Regulierung der Finanzierung und Organisation. Gesundheitsleistungen werden über privat abzuschließende Versicherungen bzw. durch Selbstzahlungen finanziert. Dieses System privater Anbieter unterliegt weitestgehend den Regeln der freien Marktwirtschaft, wie es in Teilen im US-amerikanischen Gesundheitssystem der Fall ist.

Allerdings sind diese drei Arten nicht in Reinform in einem Gesundheitssystem vorzufinden, sondern in der Regel bestehen Mischformen, in denen die ein oder andere Organisationsstruktur überwiegt.

1.2 Die Geburtsstunde des deutschen Gesundheitssystems – ein Ausflug in die Geschichte

Fallbeispiel

Wir schreiben das Jahr 1283. Nikolaus P, 32-jähriger Zimmermann in Speyer, hat den Auftrag das Dach des Bürgermeisterhauses zu reparieren. Beim Abstieg vom Dach stürzt er so unglücklich von der Leiter, dass er auf den ausgestreckten rechten Arm fällt. Die herausstehenden Knochenfragmente im Unterarm lassen den Gesellen, der ihn nach Hause bringt, das Schlimmste befürchten. Die Familie verfügt über etwas Geld, sodass ein Arzt bezahlt werden kann, der aber am 5. Tag den mittlerweile infizierten Unterarm amputieren muss, um den Patienten zu retten. Die Pflege des schwerkranken Patienten übernehmen seine Frau und die älteste Tochter. Da er fortan nicht mehr als Zimmermann arbeiten kann, geht der Familie schnell das Geld aus. Fünf Monate später zieht Familie P. nahezu mittellos zu den Eltern der Frau nach Frankenthal, wo sie auf dem elterlichen Hof Unterschlupf finden.

Die Besonderheiten verschiedener Länder lassen sich nicht nur an verschiedenen Sprachen und Bildungssystemen erkennen, sondern auch an den unterschiedlichen Sozialsystemen und vor allem an der Struktur der Gesundheitssysteme. So unterscheiden sich die Gesundheitssysteme der europäischen und außereuropäischen Industrieländer in Finanzierung und Leistung maßgeblich voneinander. »Ursache für die Unterschiede ist die stark historische Prägung des Zusammenwirkens der verschiedenen Berufsgruppen und Einrichtungen, der Aufgabenverteilungen und der Finanzierung des Gesundheitswesens in den einzelnen Ländern. Gesundheitssysteme werden nicht von Fachleuten am Reißbrett entworfen, sondern entwickeln sich in längerfristigen und national unterschiedlich verlaufenden historisch-politischen Prozessen« (Bundeszentrale für politische Bildung 2012).

Auch wenn die so entstandenen Strukturen nicht mehr wirklich zeitgemäß sind, haben sie oft eine erstaunliche Zähigkeit. Um die Funktionsweise unseres heute bestehenden Gesundheitssystems verstehen zu können, sollte man seine historische Entwicklung kennen.

1.2.1 Keine Absicherung im Krankheitsfall

Historische Entwicklung des Deutschen Gesundheitssystems

Bis zum *Mittelalter* war die Pflege und im weitesten Sinne medizinische Versorgung kranker Angehöriger Privatsache. Wer keine Angehörigen hatte, die die Pflege übernahmen oder wer nicht genügend Geld hatte, jemanden für die Pflege zu bezahlen, war von Almosen abhängig und musste betteln bzw. war komplett sich selbst überlassen. Ab dem Mittelalter übernahmen zunehmend Klöster und kirchliche Hospitäler die Versorgung Pflegebedürftiger. In Armenhäusern und Pflegeabteilungen in Klöstern fanden kranke und hilfsbedürftige Menschen Unterkunft. Allerdings dienten diese nicht primär der Krankenpflege, sondern vielmehr der Armenpflege, der Unterkunft, Verpflegung und vor allem dem Seelenheil der Betroffenen. Im Mittelpunkt der Pflege stand die Gewährung geistlichen Beistands. Medizinische Pflege, so wie wir sie heute kennen, fand kaum statt.

Zur Zeit der *Kreuzzüge* wurden kirchliche und weltliche Orden gegründet, um die Pflege erkrankter und verletzter Kreuzritter und Pilger sicherzustellen. Diese Orden wurden später auch in Europa tätig. (Beispielsweise der Johanniter-Orden oder der Malteser-Orden.)

Ab dem *14. Jahrhundert* erstarkte das *Bürgertum* in den deutschen Städten, Handwerkszünfte organisierten sich und wurden zunehmend wohlhabend. Von reichen Bürgern wurden Spitäler gegründet, die primär den Bürgern, teilweise aber auch ärmeren Leuten offenstanden (heute noch im Namen »Bürgerspital« zu finden). Handwerker waren über eine Zwangsmitgliedschaft in *Zünften* organisiert, die im Krankheits- oder Todesfall eine *Minimalabsicherung* der Betroffenen und ihrer Familien garantierten und die damit eine Art Vorläufer einer Sozialversicherung darstellten.

Organisation in Zünften

Bis 1996 waren auch die gesetzlichen Krankenkassen zunftmäßig organisiert, da sie nur Mitgliedern bestimmter Wirtschaftszweige offenstanden, z. B. die Betriebs-Krankenkassen oder die Techniker-Krankenkasse. Die Bergarbeiter der Kohlebergwerke waren ursprünglich in *Knappschaften* organisiert, die durch Bergarbeiter und Grubenbesitzer finanziert wurden. Sie übernahmen eine Lohnfortzahlung im Krankheitsfall oder Witwenrenten im Todesfall. Mit ihrer Versicherungspflicht waren die Knappschaften schon sehr fortschrittlich, die Regelungen und Leistungen der Knappschaften gingen später in die Grundzüge der gesetzlichen Krankenversicherungen ein. Allerdings hing die Versorgung immer von einer beruflichen Tätigkeit ab. Die meisten Menschen waren also gar nicht versichert und im Krankheitsfall auf Almosen angewiesen.

Im Zuge der *industriellen Revolution* und der zunehmenden Flucht der Landbevölkerung in die Städte verschlechterte sich die soziale Situation der Arbeiter. Gegen Ende des 19. Jahrhunderts herrschten vielerorts erbärmliche hygienische Bedingungen. Die Menschen arbeiteten an sieben Tagen in der Woche, Kinderarbeit selbst kleiner Kinder war weit verbreitet und Arbeitszeiten von mehr als 12 Stunden täglich ohne jegliche soziale Absicherung waren normal. Bei fehlenden Arbeitsschutzmaßnahmen waren schwere Verletzungen und Todesfälle an der Tagesordnung.

Verelendung der Bevölkerung

Drohende *soziale Unruhen* bewegten die Regierung unter Kaiser Wilhelm zur Einführung von Gesetzen, um die bestehenden extremen sozialen Gegensätze zu mindern und den inneren Frieden zu erhalten.

Information

Weitere Informationen zur Entstehung der Gesetzlichen Krankenversicherung finden Sie z. B. unter:

- Bundesministerium für Gesundheit: http://www.gesetzliche-krankenkassen.eu/geschichte_krankenversicherung.html
- Deutsche Rentenversicherung: http://www.deutsche-rentenversicherung.de/Allgemein/de/Inhalt/5_Services/03_broschueren_und_mehr-

/01_broschueren/01_national/unsere_sozialversicherung.pdf__blob¬?=publicationFile&v=31, ist eine empfehlenswerte Broschüre

1.2.2 Das Sozialstaatsprinzip

§ Grundgesetz für die Bundesrepublik Deutschland Artikel 20

»*Die Bundesrepublik Deutschland ist ein demokratischer und sozialer Bundesstaat.*«

Definition: Soziale Sicherung

Soziale Sicherung bedeutet, dass dem einzelnen Staatsbürger, unabhängig von Alter oder Geschlecht, in Notlagen, die aus eigener Kraft nicht mehr bewältigt werden können, staatliche Hilfe gewährt wird. Das betrifft soziale Notlagen, die durch Krankheit, Unfall, Pflegebedürftigkeit, Arbeitslosigkeit oder Alter entstehen.

Das *Sozialstaatsprinzip* ist im Grundgesetz verankert und wird durch die beiden Rechtsbegriffe »*soziale Gerechtigkeit*« und »*soziale Sicherheit*« konkretisiert. Die Gestaltung der sozialen Sicherungssysteme wird durch drei »Kernprinzipien« bestimmt: Versicherungs-, Fürsorge- und Versorgungsprinzip. (Bundeszentrale für politische Bildung 2017) Ziel des Sozialstaates ist die Verringerung großer sozialer Differenzen durch die Bereitstellung von Hilfen bei Armut, Alter, Arbeitslosigkeit, Invalidität, Krankheit oder Pflegebedürftigkeit. Denn große soziale Ungleichheit bei Bildungschancen, Wohlstand, Mitspracherecht oder eben der Gesundheit können zu sozialen Unruhen führen, die dem Funktionieren und dem wirtschaftlichen Erfolg eines Staates entgegenstehen. Der Einzelne soll sich aber nicht völlig auf staatliche Unterstützung verlassen, sondern durch die Bereitstellung von Hilfe zur Selbsthilfe und durch die Beteiligung an den Kosten im Rahmen des Subsidiaritätsprinzips selbst an der eigenen Daseinsvorsorge und Absicherung beteiligt werden, das heißt, selbst Verantwortung im ihm möglichen Rahmen übernehmen.

Definition: Daseinsvorsorge

»Daseinsvorsorge bezeichnet die staatliche Aufgabe, Güter und Leistungen bereitzustellen, die für ein menschliches Dasein notwendig sind.« (Chardon, M.2013)

1.3 Die Bismarckschen Sozialgesetze

Als Teil der durch Reichskanzler Otto von Bismarck initiierten Sozialgesetzgebung zur Lösung der »Sozialen Frage« durch eine zunehmend verelendende Arbeiterschaft wurde 1883 die Gesetzliche Krankenversicherung (GKV) begründet. Im Jahr 1884 folgte die Einführung eines *Unfallversicherungsgesetzes* und 1889 ein *Gesetz zur Invaliditäts- und Alterssicherung*. Alle Versicherungsarten wurden 1911 in der *Reichsversicherungsordnung* zusammengefasst, um ein einheitliches Gesetzeswerk zu schaffen. Diese galt bis 1970, bis sie von den heute gültigen *Sozialgesetzbüchern* abgelöst wurde (▶ Kap. 2.2).

Die in den Sozialgesetzbüchern festgelegten Sozialleistungen dienen dazu, »existenzielle Lebensrisiken« zu sichern, »besondere Belastungen des Lebens abzuwenden oder auszugleichen« und »bei Hilfebedürftigkeit vor Armut und sozialer Ausgrenzung« zu schützen (Bundesministerium für Arbeit und Soziales 2014, Nationaler Sozialbericht S. 5).

Entstehung des Krankenversicherungssystems

> **Merke**
>
> Die Bismarckschen Sozialgesetze hatten bereits die noch heute gültigen Prinzipien (▶ Kap. 2.3.5):
>
> - Selbstverwaltung
> - Pflichtversicherung
> - Kontrahierungszwang
> - Subsidiaritätsprinzip
> - Solidaritätsprinzip
> - Sachleistungsprinzip
> - Paritätsprinzip
> - Pluralität

1.4 Versicherungspflicht

Nach der Einführung der Versicherungspflicht für alle Arbeiter im Jahr 1883 entstanden sogenannte *Primärkassen*: Orts-, Innungs- und Betriebskrankenkassen, See-Krankenkasse und die Knappschaft. Ein Drittel der Beiträge wurde durch die Arbeitgeber, zwei Drittel durch die Arbeitnehmer finanziert. Angestellte waren in den Ersatzkassen versichert und mussten ihre Beiträge komplett selbst finanzieren.

Nach Einführung der Versicherungspflicht nahm die medizinische Versorgung zu, da Ärzte, die zuvor von der ärmeren Bevölkerung mitunter in Naturalien oder ggf. gar nicht bezahlt worden waren, nun eine verlässliche Finanzierung hatten, da auch Behandlungskosten der unteren sozialen Schichten bezahlt wurden. Die Versicherungen konnten mit Ärzten Einzeldienstverträge abschließen und ermöglichten diesen dadurch verbesserte Einnahmen. Das führte zu einer zunehmenden Anzahl praktizierender Ärzte insbesondere in den großen Städten und damit zu einem steigenden Konkurrenzkampf. Dieser mündete 1913 im *Berliner Abkommen*, in dem festgelegt wurde, dass Krankenversicherungen und Kassenärzte gemeinsam über die Zulassung von Ärzten entscheiden (▶ Kap. 4 Ambulante Versorgung).

Information

Weitere Informationen finden Sie auf der Homepage des Ministeriums für Arbeit und Soziales im Dokument »Sozialgeschichte Infoblatt« unter:
https://www.bmas.de/SharedDocs/Downloads/DE/PDF-Publikationen/a212-infoblatt-sozialgeschichte.pdf?__blob=publicationFile

1.5 Nationale Gesundheitsziele

Gerechte Gesundheitsversorgung als Ziel

Grundprämisse bei der Versorgung mit Gesundheitsleistungen ist die Chancengleichheit, d. h. jeder Bürger soll unabhängig von Einkommen und sozialem Stand im Krankheitsfall die Versorgung bekommen, die er benötigt (Sachverständigenrat zur Begutachtung der Entwicklung im Gesundheitswesen SVR 2012). Zu diesem Zweck haben die gesundheitspolitischen Entscheidungsträger Ziele für die Bevölkerungsgesundheit (Public Health) definiert, für deren Erreichung entsprechende Ressourcen in Form von Gesundheitseinrichtungen, Aufklärungsprogrammen und Sicherungssystemen bereitgestellt werden. Als Ziele für ein funktionsfähiges Gesundheitssystem in Deutschland wurden zwei wesentliche Bereiche definiert:

1. Die Verbesserung des Gesundheitszustandes der Bevölkerung durch eine effektive und qualitativ hochwertige *bedarfsgerechte Versorgung*, d. h. Krankheiten und damit verbundenes Leiden unter Wahrung der Eigenständigkeit und Würde zu verhüten, zu heilen bzw. zu lindern.

2. Die langfristig *gesicherte Finanzierung* des Gesundheitssystems durch eine effiziente bzw. wirtschaftliche Leistungserstellung in einem sinnvollen Verhältnis von Kosten und Nutzen.

Die gesundheitspolitische Zielsetzung, die im Rahmen der nationalen und internationalen Gesundheitspolitik verfolgt wird, ist

- »das Recht auf Leben und körperliche Unversehrtheit,
- Schutz bzw. Wiederherstellung der Gesundheit und Vermeidung, Heilung oder Linderung von Krankheiten,
- unbeschränkter Zugang zu einer bedarfsgerechten Versorgung nach dem Stand des medizinischen Wissens,
- Höchstmaß an Freiheit und Eigenverantwortung für alle Beteiligten,
- Herstellung, Sicherung und Verbesserung der Berufs- und Erwerbsfähigkeit als Grundlage selbstverantwortlicher Existenzsicherung,
- solidarische Finanzierung nach der ökonomischen Leistungsfähigkeit bei beitragsfreier Mitversicherung nichterwerbstätiger Familienangehöriger,
- einzelwirtschaftliche Effizenz der Leistungserbringung und gesamtwirtschaftlich vertretbare Höhe der Beitragssätze« (GBE 1998).

Im Jahr 2000 hat das Bundesministerium für Gesundheit gemeinsam mit den Bundesländern eine Initiative für die Festlegung und Entwicklung von nationalen Gesundheitszielen ins Leben gerufen, die seither verschiedene Gesundheitsziele der Gesundheitspolitik in Deutschland entwickelt haben (▶ Tab. 1.1).

Tab. 1.1: Nationale Gesundheitsziele Bundesrepublik Deutschland; * aktualisiert

Jahr	Gesundheitsbereich	Zielsetzung
2003	Diabetes mellitus Typ 2	Senken des Erkrankungsrisikos, Früherkennung und frühe Behandlung
2003, 2014*	Brustkrebs	Senken der Mortalität, Verbesserung der Lebensqualität
2003, 2015*	Rauchen	Tabakkonsum reduzieren
2003, 2010*	Gesund aufwachsen	Lebenskompetenz verbessern, Bewegung fördern, Ernährung verbessern
2003, 2011*	Gesundheitskompetenz	Gesundheitliche Kompetenz erhöhen, Patient(inn)ensouveränität stärken
2006	Depression	Depressive Erkrankungen verhindern, früh erkennen, nachhaltige Behandlung sicherstellen
2012	Alter	Gesund älter werden
2015	Alkohol	Alkoholkonsum reduzieren
2017	Geburt	Gesundheit rund um die Geburt

1.6 Internationale Gesundheitsziele

Internationale Bemühungen für Gesundheit

Die Weltgesundheitsorganisation WHO hat 2012 in ihrem Projekt »Gesundheit 2020 – das Rahmenkonzept der Europäischen Region für Gesundheit und Wohlbefinden« ein Konzept für eine Gesundheitspolitik in der Europäischen Region entworfen, mit dem Ungleichheiten im Gesundheitsbereich abgebaut, die öffentliche Gesundheit gestärkt und insgesamt der Gesundheitszustand der Bevölkerung in Europa verbessert werden soll. Politikern sollen eine Zukunftsvision und Ideen an die Hand gegeben werden, um gesundheitliche Ungleichheiten zu bekämpfen und die Gesundheit künftiger Generationen zu sichern (WHO 2017).

Definition: WHO

Die Weltgesundheitsorganisation (World Health Organization, WHO) wurde 1948 als eine Kommission der Vereinten Nationen in Genf gegründet mit dem Ziel, durch internationale Zusammenarbeit Erkrankungen (insbesondere Infektionskrankheiten) zu bekämpfen und die Gesundheit aller Menschen auf der Welt zu fördern.

Information

Auf der Homepage des Robert Koch Instituts finden Sie Publikationen zu Gesundheitsdaten der deutschen Bevölkerung, z. B. den Bericht »Gesundheit in Deutschland 2015« unter:
http://www.rki.de/DE/Content/Gesundheitsmonitoring/Gesundheits¬berichterstattung/GesInDtld/gesundheit_in_deutschland_2015.html?¬nn=2379316

2 Soziale Sicherung im Krankheits- und Pflegefall

Folgende Fragen können Sie im Anschluss beantworten:

1. Welche sozialen Sicherungssysteme sichern Sie im Krankheitsfall finanziell ab?
2. Welche Leistungen übernimmt die Gesetzliche Krankenversicherung und in welchem Gesetz können Sie das nachlesen?
3. Was sind die Grundprinzipien der Gesetzlichen Krankenversicherung?
4. Was passiert mit Ihren Versicherungsbeiträgen zur Krankenversicherung?
5. Wann müssen Sie für Leistungen selbst aufkommen und in welchem Umfang wird Ihnen das zugemutet?
6. Was ist der Unterschied zwischen einem Mitglied und einem Versicherten einer gesetzlichen Krankenversicherung?
7. Wer zahlt in den Gesundheitsfonds ein und nach welchen Kriterien wird das Geld an die Krankenkassen verteilt?
8. Welche Leistungen übernimmt die Pflegeversicherung?
9. Wer entscheidet über die Pflegebedürftigkeit und wieviel Geld man erhält?
10. Was unterscheidet die gesetzliche von der privaten Krankenversicherung?
11. Wann übernimmt die gesetzliche Unfallversicherung Leistungen im Krankheitsfall?
12. Welche gesundheitspolitischen Entscheidungen sollen die Finanzierung der Pflege langfristig sichern?
13. Was unterscheidet die neuen Pflegegrade von den bisherigen Pflegestufen?

Information

Daten und Fakten

- Für das Jahr 2016 betrugen die gesamten Sozialausgaben in Deutschland 918 Mrd. Euro. Davon entfielen mehr als ein Drittel (377,5 Mrd. Euro) auf Leistungen für Krankheit und Invalidität

- und 3,2 % auf staatliche Leistungen zur Pflegeversicherung (Bundesministerium für Arbeit und Soziales 2017).
- In Deutschland gibt es zwölf Sozialgesetzbücher, in denen die Bereiche, die dem Sozialrecht zugeordnet werden, geregelt sind.
- Im Jahr 2016 hatten die gesetzlichen Krankenkassen in Deutschland 55,2 Mio. Mitglieder und waren zuständig für 71,4 Mio. Versicherte.
- Die Anzahl der gesetzlichen Krankenkassen ist in den letzten Jahren kontinuierlich gesunken und betrug am 1. Januar 2018 noch 110 (GKV Spitzenverband 2018, Daten 2018).
- 2015 waren 8,79 Mio. Menschen in einer privaten Krankenkasse versichert.
- Im Jahr 2014 führte der medizinische Dienst der Krankenkassen MDK 1.521.447 Begutachtungen zur Einschätzung der Pflegebedürftigkeit durch (Medizinischer Dienst der Krankenkassen MDK 2014, Wir über uns – Zahlen 2014).
- Im Spitzenverband »Deutsche Gesetzliche Unfallversicherung« (DGUV) sind die neun gewerblichen Berufsgenossenschaften und die 19 Unfallkassen und Gemeindeunfallversicherungsverbände sowie vier Feuerwehr-Unfallkassen zusammengeschlossen.

Definition: Sozialausgaben

Unter Sozialausgaben werden Geldleistungen, Sach- und Dienstleistungen, aber auch Steuervergünstigungen verstanden, mit denen der Staat »Verantwortung für die Stützung des Lebensstandards benachteiligter oder gefährdeter Gruppen« übernimmt (OECD 2014, Die OECD in Zahlen und Fakten 2014). Dazu zählen z. B. Leistungen für Haushalte mit niedrigen Einkommen, für Ältere, Behinderte, Kranke oder Arbeitslose. Bezogen werden die staatlichen Ausgaben prozentual auf das Bruttoinlandsprodukt (BIP).

Definition: Bruttoinlandsprodukt

Unter dem Bruttoinlandsprodukt versteht man den Gesamtwert aller Güter, d. h. Waren und Dienstleistungen, die innerhalb eines Jahres in einem Land hergestellt wurden. Es ist damit ein Maß für die wirtschaftliche Leistungskraft eines Landes.

Definition: OECD

Die OECD ist die Organisation für wirtschaftliche Zusammenarbeit und Entwicklung, die regelmäßig Analysen zum internationalen Vergleich ihrer Mitgliedstaaten herausgibt, u. a. zu Bildungssystemen (PISA-Studie) oder Gesundheitssystemen.

Fallbeispiel

Es ist ein warmer Mittwochabend Ende März. Sie treffen sich mit Ihrer Laufgruppe, um das frühlingshafte Wetter für einen ausgedehnten Waldlauf zu nutzen und dem Winterspeck den Kampf anzusagen. Untrainiert wie Sie sind verlässt Sie gegen Ende Ihrer Laufstrecke die Konzentration, Sie stolpern über eine Wurzel, stürzen und spüren starke Schmerzen in Ihrem Sprunggelenk. Ihnen ist sofort klar, dass da etwas kaputtgegangen sein muss. Grund genug zur Sorge. Aber warum müssen Sie sich keine Sorgen darüber machen, wer Ihre Arztrechnung bezahlt, wer die Kosten für die Unterarmgehstützen übernimmt und dass Sie weiterhin am Monatsende Geld von Ihrem Arbeitgeber erhalten, um Ihre Miete zu bezahlen?

2.1 Grundprinzipien der sozialen Sicherung

Ein Sozialstaat wie die Bundesrepublik Deutschland ist dadurch geprägt, dass er durch verschiedene gesetzlich verankerte Leistungen den Einzelnen in Notlagen unterstützt, die aus eigener Kraft nicht mehr bzw. nicht ausreichend bewältigt werden können. Dazu gehören beispielsweise Krankheiten und Behinderungen, Unfälle, Pflegebedürftigkeit, Alter oder Arbeitslosigkeit. Die Leistungen der Sozialversicherung werden überwiegend durch Beiträge finanziert, die gemeinsam von den Versicherten und ihren Arbeitgebern aufgebracht werden. Zudem fließen staatliche steuerfinanzierte Zuschüsse z. B. in die Renten-, Kranken- und Arbeitslosenversicherung. Eine Ausnahme stellt hier die Unfallversicherung dar, die ausschließlich durch die Arbeitgeber finanziert wird. Die sozialen Sicherungssysteme in Deutschland bestehen heute aus fünf Säulen, die in ihren Grundzügen auf die Bismarckschen Sozialgesetze zurück zu führen sind (▶ Abb. 2.1).

Im Jahr 2016 betrug das Gesamtbudget für Sozialausgaben rund 918 Mrd. Euro (2015 waren es noch 888,2 Mrd. Euro) (vgl. Bundesministerium für Arbeit und Soziales 2017). Das entspricht etwa 29 % des Bruttoinlandprodukts.

Soziale Sicherung hilft dem Einzelnen bei der Bewältigung von Notlagen

Abb. 2.1: Soziale Sicherung in Deutschland

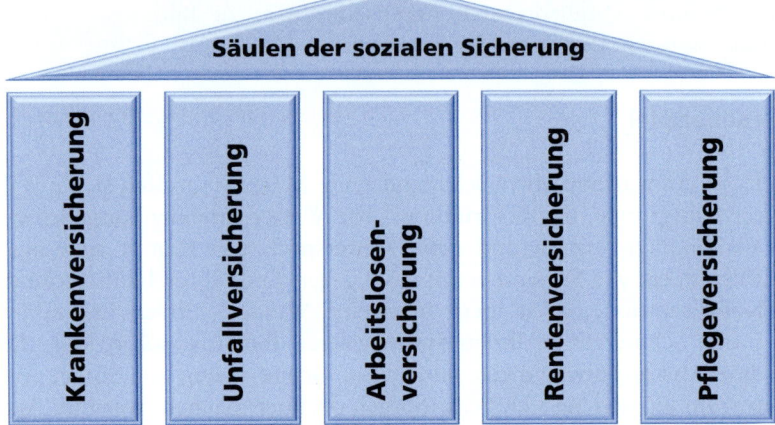

2.2 Die Sozialgesetzbücher

Gesetzliche Regelungen zum Sozialbereich

Die gesetzlichen Regelungen, die den Bereich des Sozialrechts betreffen, sind in den Sozialgesetzbüchern festgelegt. Je nach Leistungsbereich werden die Regelungen einzelnen Gesetzbüchern zugeordnet. Insgesamt gibt es bisher zwölf Sozialgesetzbücher (SGB I–XII).

> **Definition: Sozialgesetzbuch**
>
> In mittlerweile 12 Einzelbänden werden zahlreiche Einzelgesetze zu Regelungen der Sozialversicherung zusammengefasst (▶ Tab. 2.1).

Tab. 2.1: Sozialgesetzbücher in Deutschland

Sozialgesetzbuch Nr.	Inhalt
I	Allgemeine Vorschriften
II	Grundsicherung für Arbeitssuchende
III	Arbeitsförderung
IV	Vorschriften für Sozialversicherungsträger
V	**Gesetzliche Krankenversicherung**
VI	Gesetzliche Rentenversicherung
VII	**Gesetzliche Unfallversicherung**
VIII	Kinder- und Jugendhilfe

Sozialgesetzbuch Nr.	Inhalt
IX	Rehabilitation und Teilhabe
X	Zusammenarbeit der Sozialleistungsträger untereinander
XI	Pflegeversicherung
XII	Sozialhilfe

Tab. 2.1: Sozialgesetzbücher in Deutschland – Fortsetzung

> **Merke**
>
> Die den Gesundheitsbereich betreffenden Regelungen finden sich im Wesentlichen in den Sozialgesetzbüchern Nummer fünf, sieben, neun und elf (▶ Tab. 2.2).

Sozialgesetzbuch	Titel	Regelung
Nr. 5	Gesetzliche Krankenversicherung	Organisation und Leistungskatalog der GKV
Nr. 7	Gesetzliche Unfallversicherung	Arbeitsunfall, Wegeunfall, Berufskrankheiten
Nr. 9	Rehabilitation und Teilhabe behinderter Menschen	Förderung der Teilhabe Leistungen zur medizinischen Rehabilitation
Nr. 11	Pflegeversicherung	Pflegestufen Leistungskatalog

Tab. 2.2: Für die Gesundheitsversorgung relevante Sozialgesetzbücher

In den Sozialgesetzbüchern kann man nachlesen, welche Leistungen des jeweiligen Bereichs vom Sozialversicherungsträger abgedeckt werden, d. h. auf welche Leistungen man als Versicherter Anspruch hat.

2.2.1 Das 5. Sozialgesetzbuch

Alle Regelungen, die die Leistungen der Gesetzlichen Krankenversicherung betreffen, sind im 5. Sozialgesetzbuch festgeschrieben. Das heißt alle Leistungsansprüche der Versicherten gegenüber der GKV, die beitragsfreie Mitversicherung von Familienangehörigen oder z. B. die »Kostenübernahme bei Behandlung außerhalb des Geltungsbereiches«, also z. B. im Ausland.

Regelungen zur Krankenversicherung

Merke

Im Sozialgesetzbuch Nummer Fünf sind alle Gesetze bezüglich der Gesetzlichen Krankenversicherung zusammengefasst.

§ 1 SGB V Solidarität und Eigenverantwortung

»Die Krankenversicherung als Solidargemeinschaft hat die Aufgabe, die Gesundheit der Versicherten zu erhalten, wiederherzustellen oder ihren Gesundheitszustand zu bessern. Die Versicherten sind für ihre Gesundheit mitverantwortlich; sie sollen durch eine gesundheitsbewusste Lebensführung, durch frühzeitige Beteiligung an gesundheitlichen Vorsorgemaßnahmen sowie durch aktive Mitwirkung an Krankenbehandlung und Rehabilitation dazu beitragen, den Eintritt von Krankheit und Behinderung zu vermeiden oder ihre Folgen zu überwinden. Die Krankenkassen haben den Versicherten dabei durch Aufklärung, Beratung und Leistungen zu helfen und auf gesunde Lebensverhältnisse hinzuwirken.«

Dieser erste Paragraph nimmt schon Bezug auf die *Eigenverantwortlichkeit der Versicherten*. Die Patientin trägt eine Mitverantwortung für die Aufrechterhaltung und Wiedergewinnung ihrer Gesundheit, auch wenn das ggf. nur finanziell über das Subsidiaritätsprinzip (siehe dort) erfolgt. Dabei sollen Krankenkassen, Leistungserbringer und Versicherte gleichermaßen darauf achten, »dass die Leistungen wirksam und wirtschaftlich erbracht und nur im notwendigen Umfang in Anspruch genommen werden« (§ 2 SGB V).

§ 12 SGB V: Wirtschaftlichkeitsgebot

»Die erbrachten Leistungen sollen ausreichend, zweckmäßig und wirtschaftlich sein; sie dürfen das Maß des Notwendigen nicht überschreiten.«

§ 4 SGB V Absatz 4

»Die Krankenkassen haben bei der Durchführung ihrer Aufgaben und in ihren Verwaltungsangelegenheiten sparsam und wirtschaftlich zu verfahren und dabei ihre Ausgaben so auszurichten, dass Beitragserhöhungen ausgeschlossen werden, es sei denn, die notwendige medizinische Versorgung ist auch nach Ausschöpfung von Wirtschaftlichkeitsreserven nicht zu gewährleisten.«

Medizinisch nicht notwendige oder unwirtschaftliche Leistungen dürfen weder erbracht noch von den Krankenkassen finanziert werden. Mit diesem Grundsatz sollen Leistungserbringer wie auch Patienten angehalten werden, das angebotene Leistungsspektrum nicht zu persönlichen Zwecken auszunutzen. Über das »medizinisch Notwendige« bzw. die Wirtschaftlichkeit von Leistungen besteht allerdings nicht immer Einigkeit.

Nach den allgemeinen Paragraphen werden in den weiteren Kapiteln des SGB V detaillierte Angaben zu den Leistungen der GKV aufgeführt, auf die Versicherte Anspruch haben.

- § 20–42 medizinische Leistungen zur Krankenbehandlung
- § 44–51 Krankengeldleistungen
- § 55–59 Leistungen zum Zahnersatz
- In § 107–122 folgen die gesetzlichen Grundlagen zur Beziehung zwischen Krankenkassen und Krankenhäusern bzw. Vertragsärztinnen.
- In § 124–134 werden die Beziehungen zwischen Krankenkassen und Leistungserbringern von Heil- und Hilfsmitteln, zu Apotheken und sonstigen Leistungserbringern, z. B. häuslicher Krankenpflege beschrieben.
- Von besonderer Bedeutung für Leistungserbringer im ambulanten und stationären Bereich sind die §§ 135–139, in denen die Maßnahmen zur Sicherung der Qualität definiert und beschrieben werden.

2.2.2 Das 7. Sozialgesetzbuch

Fallbeispiel

Bernd K., 52-jähriger Steuerfachgehilfe, hat seine Arbeitszeit reduziert, um die Pflege seiner Frau Heike zu übernehmen, die seit einem Unfall pflegebedürftig ist. Tagsüber wird er von einem ambulanten Pflegedienst unterstützt, nachts übernimmt er die Lagerung seiner Frau allein. Dabei stürzt er eines Nachts über das Kabel des elektrischen Krankenbetts und stürzt so unglücklich, dass er sich zwei Rippen bricht. Der diensthabende Chirurg im Krankenhaus klärt ihn darüber auf, dass es sich um einen Leistungsfall der gesetzlichen Unfallversicherung handelt, obwohl der Unfall ja zuhause und nicht im Rahmen seiner Berufstätigkeit passiert ist.

Im Sozialgesetzbuch Nummer sieben sind die Grundlagen der gesetzlichen Unfallversicherung geregelt. Träger der gesetzlichen Unfallversicherung sind die *Berufsgenossenschaften* und *Unfallkassen*, die sich komplett aus den Beiträgen der Unternehmer bzw. der öffentlichen Träger finanzieren. Die neun gewerblichen Berufsgenossenschaften sind nach Branchen gegliedert. Im Gesundheitsbereich ist das die *Berufsgenossenschaft für Gesundheitsdienst und Wohlfahrtspflege* (BGW), zu

Regelungen zur Unfallversicherung

deren wesentlichen Aufgaben die Prävention von Arbeitsunfällen, Berufskrankheiten und arbeitsbedingten Gesundheitsgefahren gehört. In der gesetzlichen Unfallversicherung sind neben allen Arbeitnehmerinnen und Auszubildenden z. B. auch Schülerinnen und Studierende und Helfer bei Unglücks- oder Katastrophenfällen gegen die Folgen von Arbeitsunfällen und Berufskrankheiten versichert. Das gilt wie im Fallbeispiel auch für häusliche Pflegepersonen, die Angehörige zuhause pflegen.

> **§ 44 SGB XI Leistungen zur sozialen Sicherung der Pflegepersonen**
>
> »*Während der pflegerischen Tätigkeit sind Pflegepersonen im Sinne des § 19, die einen Pflegebedürftigen mit mindestens Pflegegrad 2 pflegen, nach Maßgabe des § 2 Absatz 1 Nummer 17 des Siebten Buches in den Versicherungsschutz der gesetzlichen Unfallversicherung einbezogen.*«

Zu den übernommenen Leistungen zählen Heilbehandlungsmaßnahmen, Rehabilitationsmaßnahmen aber auch Umschulungen und Geldleistungen an Hinterbliebene. Voraussetzung für das Eintreten der gesetzlichen Unfallversicherung ist der Zusammenhang mit der beruflichen Tätigkeit (Bundesministerium für Arbeit und Soziales (2016) Soziale Sicherung im Überblick). Versichert sind z. B. auch *Wegeunfälle* zur oder von der Arbeitsstelle nach Hause.

> **Merke**
>
> Die gesetzliche Unfallversicherung wird durch die Arbeitgeber finanziert und kommt für die Kosten von Arbeitsunfällen oder Berufskrankheiten auf.

2.2.3 Das 9. Sozialgesetzbuch

Regelungen zur Teilhabe bei Behinderung

Im Sozialgesetzbuch Nummer neun sind die Grundlagen zur *Teilhabe* und Selbstbestimmung von behinderten oder von Behinderung bedrohten Menschen geregelt. Neben den Leistungen zur Teilhabe am Arbeitsleben und am Leben in der Gemeinschaft sind in Kapitel vier § 26–32 auch Leistungen der medizinischen Rehabilitation gesetzlich geregelt (siehe Kapitel 6 Rehabilitation).

> **Merke**
>
> Die Leistungen zur medizinischen Rehabilitation sind sowohl im SGB V wie auch im SGB IX geregelt.

2.2.4 Das 11. Sozialgesetzbuch

Im Sozialgesetzbuch Nummer elf sind die gesetzlichen Regelungen festgelegt, die der sozialen Absicherung des Risikos der *Pflegebedürftigkeit* dienen. Dazu gehören Angaben zur Leistungsberechtigung, zu den Leistungen der ambulanten, teilstationären und vollstationären Pflege, zur Feststellung der Pflegebedürftigkeit und der Ermittlung der Pflegebedürftigkeit, aber auch Leistungen für Pflegepersonen.

Regelungen zur Pflegebedürftigkeit

> **Merke**
>
> Im SGB XI sind die Leistungen der Pflegeversicherung geregelt.

2.3 Die Gesetzliche Krankenversicherung heute

> **Fallbeispiel**
>
> Sie haben gerade erfolgreich einen Ausbildungsplatz im Krankenhaus gefunden und freuen sich auf Ihren Start ins Berufsleben. Beim Einstellungsgespräch fragt Sie die Mitarbeiterin der Personalabteilung, bei welcher Krankenkasse Sie versichert werden wollen. Sie wundern sich, waren Sie doch während Ihrer Schulzeit beitragsfrei in der Betriebskrankenkasse Ihrer Eltern mitversichert.

2.3.1 Struktur

In der Gesetzlichen Krankenversicherung in Deutschland waren im Jahr 2016 rund 71,4 Mio. Menschen versichert. Davon waren rund 24 % als Familienangehörige und fast ebenso viele als Rentner versichert. Rund 8 % waren als freiwillige Mitglieder versichert (Bundesministerium für Arbeit und Soziales 2017).

Wahlfreiheit in der Gesetzlichen Krankenkasse

Die Gesetzliche Krankenversicherung stellt keinen einheitlichen Versicherungsträger dar, sondern besteht aus verschiedenen, historisch gewachsenen Kassenarten. Diese waren z.T. regional gegliedert (z. B. AOK), berufsspezifisch (Betriebskrankenkassen) bzw. branchenspezifisch (Techniker KK). Diese Organisationsstruktur der gesetzlichen Krankenkassen wurde 1997 mit der im Gesundheitsstrukturgesetz festgelegten freien Kassenwahl für alle Versicherten aufgelöst. Arbeitnehmer haben die Wahlfreiheit, in welcher gesetzlichen Krankenkasse sie sich versichern lassen möchten. Zur Wahl stehen die Allgemeinen Ortskrankenkassen, Ersatzkrankenkassen, Betriebskrankenkassen und Innungskrankenkassen. Je nach Satzung nehmen manche Betriebs- und Innungskrankenkassen aber nur Beschäftigte bestimmter Betriebe und Berufsgruppen auf. Hat man sich für eine Krankenkasse entschieden, ist man für 18 Monate an diese Entscheidung gebunden. Ein Sonderkündigungsrecht besteht jedoch bei einer Erhöhung der kassenindividuellen Zusatzbeiträge, wenn die Krankenkasse mit dem aus dem Gesundheitsfonds zugewiesenen Geld nicht auskommt.

2.3.2 Finanzierung

Der Gesundheitsfonds

Finanzierung durch Sozialbeiträge

Jedes sozialversicherungspflichtige Mitglied einer gesetzlichen Krankenkasse zahlt monatliche *Sozialversicherungsbeiträge* für die Rentenversicherung, Arbeitslosenversicherung, Krankenversicherung und Pflegeversicherung. Diese Beiträge werden vom Arbeitgeber direkt vom Bruttoarbeitslohn einbehalten und gemeinsam mit dem Arbeitgeberanteil der Sozialversicherungen an die Versicherungsträger weitergeleitet. Übrig bleibt dann der Nettolohn, der (meist) zum Monatswechsel überwiesen wird.

Die Krankenversicherungsbeiträge zur GKV betragen im Jahr 2017 14,6 % des Bruttoarbeitslohnes, die zu gleichen Teilen, also jeweils 7,3 %, von Arbeitnehmer und Arbeitgeber getragen werden. Darüber hinaus können Zusatzbeiträge von den Kassen erhoben werden, die aber lediglich vom Arbeitnehmer zu zahlen sind. Diese Krankenversicherungsbeiträge aller gesetzlich versicherten Beitragszahler fließen in den so genannten *Gesundheitsfonds*. Zusätzlich fließen hier auch Krankenversicherungsbeiträge der Rentner, der Arbeitslosen, der Mini-Jobber und zusätzliche Steuermittel ein. Im Jahr 2016 waren das insgesamt 14 Mrd. € an Steuermitteln, von denen allerdings zum Jahresende 1,5 Mrd. € wieder entnommen wurden, um eine Erhöhung von Zusatzbeiträgen für die Versicherten zu vermeiden (Deutscher Bundestag 2016, Drucksache 18/9200). So werden die Krankenversicherungsbeiträge zwar an die jeweilige Krankenkasse des Versicherten überwiesen, von dort aber direkt in den Gesundheitsfonds weitergeleitet.

2.3 Die Gesetzliche Krankenversicherung heute

Aus diesem »Gesamttopf« wird den einzelnen gesetzlichen Krankenkassen eine *monatliche Grundpauschale* pro Versichertem zugeteilt, mit der die Kosten für die medizinische Versorgung der Versicherten und die Verwaltungskosten der Krankenkasse beglichen werden müssen. Für eine gerechtere Verteilung der Mittel wurde der so genannte *Morbiditätsadjustierte Risikostrukturausgleich* (kurz Morbi-RSA) entwickelt, der sowohl Alter als auch Art der vorbestehenden Erkrankungen der Versicherten berücksichtigt. So erhalten Krankenkassen für ältere oder chronisch kranke Versicherte einen Zuschlag aus dem Gesundheitsfonds (▶ Abb. 2.2).

Zuweisung an die Krankenkassen nach Versichertenstruktur

Information

Im Jahr 2018 beträgt die monatliche Grundpauschale aus dem Gesundheitsfonds für alle gesetzlichen Krankenkassen 252,81 Euro (2017 waren es noch 249,08 Euro). Diese Grundpauschale wird jedes Jahr vom Bundesversicherungsamt für das Folgejahr festgelegt.

Merke

Der Morbiditätsadjustierte Risikostrukturausgleich (Morbi-RSA) soll die Ungleichheit in der Versichertenstruktur der Krankenkassen ausgleichen und die unterschiedlich hohen Ausgaben für Versicherte mit kostenintensiven chronischen oder schwerwiegenden Krankheiten berücksichtigen. Definiert wurden bisher 80 Krankheiten, für die die Krankenkassen mehr Geld aus dem Gesundheitsfonds erhalten. Dazu gehören z. B. Diabetes mellitus, Demenz oder bösartige Tumorerkrankungen.

Information

Weitere Informationen zum Morbi-RSA finden Sie unter:

- § 31 der Risikostruktur-Ausgleichverordnung (RSAV) des Bundesversicherungsamtes
- Bundesversicherungsamt 2008 »So funktioniert der neue Risikostrukturausgleich im Gesundheitsfonds«

Abb. 2.2:
Der Gesundheitsfonds

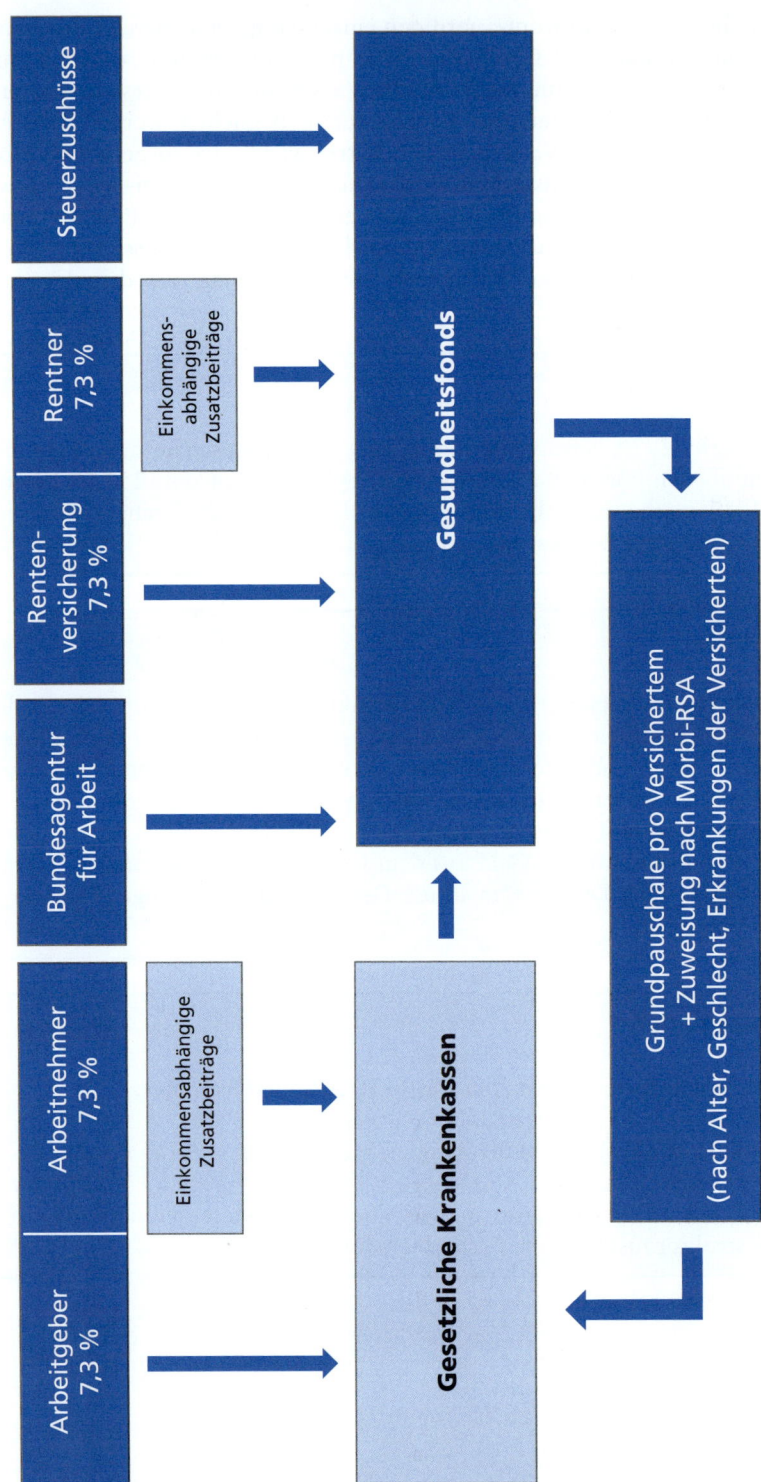

Mit dem aus dem Gesundheitsfonds zugewiesenen Geld müssen die Krankenkassen alle Leistungen an die Versicherten und die eigenen Verwaltungskosten decken. Durch die Verpflichtung zur Beitragssatz-Stabilität müssen sie mit dem Geld auskommen, das sie aus den Sozialversicherungsbeiträgen erhalten und dürfen nicht einfach die Beiträge erhöhen. Als Körperschaften des öffentlichen Rechts dürfen sie zwar finanziell und organisatorisch unabhängig entscheiden, Satzung und Haushalt der gesetzlichen Krankenkassen müssen allerdings der zuständigen Aufsichtsbehörde vorgelegt werden. Alle 5 Jahre werden die Geschäfts-, Rechnungs- und Betriebsführung auf Gesetzmäßigkeit und Wirtschaftlichkeit geprüft. Die zuständige Aufsichtsbehörde für die landesunmittelbaren Kassen (BKK, IKK, AOK) ist das Sozialministerium, für die bundesweiten Kassen hat das Bundesversicherungsamt die Rechtsaufsicht. Eventuell erwirtschaftete Überschüsse müssen als Beitragssatzsenkung bzw. Rückzahlungen an die Mitglieder ausgeschüttet werden.

Verpflichtung zur Beitragssatz-Stabilität

> **Merke**
>
> Gesetzliche Krankenkassen dürfen keine Gewinne erzielen!

2.3.3 Leistungen

Die Krankenkasse ist keine Versicherung im üblichen Sinn: der Staat bedient sich der Organisationsform der Krankenkasse, um die im Grundgesetz verankerte *Daseinsvorsorge* für seine Bürgerinnen zu organisieren. In den Gesetzlichen Krankenversicherungen sind ca. 90 % der Bevölkerung versichert.

Gesundheitsversorgung als staatliche Aufgabe

> **Merke**
>
> *Mitglieder* einer Krankenversicherung sind die Beitragszahler der Krankenkasse, also sozialversicherungspflichtig Beschäftigte, auch Auszubildende und Rentner.
> *Versicherte* sind die beitragsfrei mitversicherten Familienangehörigen, z. B. Ehegatten, Lebenspartner oder Kinder.

Diese *beitragsfreie Mitversicherung* gilt (nach § 10 SGB V) für

Beitragsfreie Versicherung von Familienangehörigen

- Ehegatten und Lebenspartner, die keiner sozialversicherungspflichtigen Tätigkeit nachgehen,
- Kinder bis zur Vollendung des 18. Lebensjahres, bzw. bis zur Vollendung des 23. Lebensjahres, wenn sie nicht erwerbstätig sind,

- Kinder bis zur Vollendung des 25. Lebensjahres, die sich zu diesem Zeitpunkt noch in einer Schulausbildung oder im Studium befinden,
- Kinder mit Schwerbehinderung.

Leistungen der GKV

Gesetzliche Krankenkassen sollen die Absicherung bzw. Versorgung im Krankheitsfall sicherstellen. Zu diesem Zweck haben alle gesetzlich Krankenversicherten u. a. Anspruch auf die

- Übernahme der Kosten für medizinisch notwendige stationäre Krankenhausaufenthalte[1],
- Übernahme von Kosten im ambulanten ärztlichen und zahnärztlichen Bereich,
- Kontrolluntersuchungen zur frühzeitigen Erkennung und Verhütung von Krankheiten sowie Standardimpfungen,
- freie Wahl des Haus- oder Facharztes,
- Übernahme der Kosten für vom Arzt verschriebene Medikamente[2],
- Übernahme der Kosten für Heilmittel (z. B. Krankengymnastik, Sprachtherapie, Ergotherapie)[3],
- Übernahme der Kosten für ärztlich verordnete Hilfsmittel innerhalb der festgelegten Festbeträge (z. B. Prothesen, Rollstühle oder Hörgeräte),
- Übernahme der Kosten für ärztlich verschriebene und vorab genehmigte Rehabilitationsmaßnahmen (Zuzahlungen durch den Patienten),
- Übernahme der Kosten für Psychotherapie bei zugelassenen Therapeuten,
- Zahlung von Krankengeld als »Einkommensersatzleistung« nach Ablauf der sechswöchigen Lohnfortzahlung durch den Arbeitgeber (nur an erwerbstätige, zahlende Mitglieder).

Im Rahmen des im Juli 2015 vom Bundestag beschlossenen Versorgungsstärkungsgesetzes sollen die Versicherten bei speziellen planbaren Operationen und bei Eingriffen, bei denen der Verdacht besteht, dass sie aus wirtschaftlichen Gründen häufiger durchgeführt werden als medizinisch wirklich notwendig wäre, einen Anspruch auf die Einholung einer unabhängigen ärztlichen Zweitmeinung erhalten (§ 27b SGB V).

Zahlung von Krankengeld

Zur gesetzlichen Absicherung im Krankheitsfall gehört neben der medizinischen Versorgung, Behandlungspflege und Versorgung mit Arzneimitteln auch die Zahlung von Krankengeld.

---

1 Dabei ist eine Zuzahlung von 10 € pro Tag für maximal 28 Tage im Jahr zu leisten.
2 Zuzüglich eines Eigenanteils von 10 % des Medikamentenpreises, mind. 5 €, max. 10 €.
3 Selbstbehalt von 10 % der Kosten plus 10 € pro Verordnung bei Versicherten über 18 Jahren.

2.3 Die Gesetzliche Krankenversicherung heute

> **Definition: Krankengeld**
>
> Das *Krankengeld* ist eine *Lohnersatzleistung*, die ab der 6. Woche einer Krankschreibung von der Krankenkasse an den sozialversicherungspflichtigen Arbeitnehmer bezahlt wird.

> **§ 3 SGB V Entgeltfortzahlungsgesetz**
>
> »*Wird ein Arbeitnehmer durch Arbeitsunfähigkeit infolge Krankheit an seiner Arbeitsleistung verhindert, ohne dass ihn ein Verschulden trifft, so hat er Anspruch auf Entgeltfortzahlung im Krankheitsfall durch den Arbeitgeber für die Zeit der Arbeitsunfähigkeit bis zur Dauer von sechs Wochen.*«
>
> **§ 48 SGB V Dauer des Krankengeldes**
>
> »*Versicherte erhalten Krankengeld [...] für den Fall der Arbeitsunfähigkeit wegen derselben Krankheit [..] für längstens achtundsiebzig Wochen innerhalb von je drei Jahren [...]*«

2.3.4 Selbstverwaltung

> **Fallbeispiel**
>
> Lena K., 21 Jahre alte Physiotherapeutin, findet in ihrer Post einen weißen Din A 5 Umschlag, den sie für Werbung hält und gerade wegwerfen will, als ihr Blick auf den Aufdruck »Wichtige Wahlunterlagen« fällt. »Eigentlich sind doch gar keine Wahlen«, wundert sie sich. Im Umschlag befinden sich ein hellblauer Wahlzettel mit den Namen vieler unterschiedlicher Kandidaten diverser Krankenkassen und ein roter Briefumschlag zur Rücksendung. Lena ist etwas ratlos, was sie jetzt tun soll.

Die Krankenkassen sind *Körperschaften öffentlichen Rechts* und übernehmen mit der Sicherstellung der Gesundheitsversorgung der Bevölkerung staatliche Aufgaben. Sie unterliegen zwar staatlicher Rechtsaufsicht, werden aber nicht vom Staat verwaltet, sondern verwalten ihre Kasse in Eigenregie.

Sozialwahlen: Demokratisches Mitbestimmungsrecht

> **Definition: Körperschaft des öffentlichen Rechts**
>
> Körperschaften des öffentlichen Rechts übernehmen öffentliche Aufgaben und haben das Recht, eigene Satzungen zu erlassen und Beiträge von ihren Zwangsmitgliedern zu erheben.

Alle sechs Jahre, (zuletzt im Mai 2017), wählen die Versicherungsmitglieder und Arbeitergeber im Rahmen der *Sozialwahlen* per Briefwahl die Vertreterinnen in die Selbstverwaltungsorgane der Kranken- Renten- und Unfallversicherungen. Versicherte und Arbeitgeber haben so die Möglichkeit der Mitbestimmung über die Arbeit der Sozialversicherungsträger. Zu den Aufgaben der Selbstverwaltung gehören z. B. die Entscheidung darüber, welche Präventions- oder Reha-Maßnahmen gefördert oder übernommen werden und die Festsetzung des Haushaltsplanes. Zudem setzen sie ehrenamtlich besetzte Widerspruchsausschüsse ein, an die sich Versicherte wenden können, wenn die jeweilige Kasse Entscheidungen gegen sie getroffen hat, d. h. wenn z. B. für bestimmte diagnostische oder therapeutische Verfahren die Kosten von der GKV nicht übernommen werden.

> **Information**
>
> Weitere Informationen zu Sozialwahlen finden Sie z. B. unter:
> http://www.bmas.de/DE/Themen/Soziale-Sicherung/Sozialversicherungswahlen/Fragen-und-Antworten/inhalt.html

GKV Spitzenverband

Die verschiedenen gesetzlichen Krankenversicherungen sind als GKV Spitzenverband zu einer zentralen Interessenvertretung zusammengeschlossen. Dieser legt u. a. Rahmenverträge und Vergütungsvereinbarungen für die stationäre, ambulante und zahnärztliche Versorgung fest und vertritt die Interessen der GKV auf Europäischer Ebene. Das ist insbesondere dann von Bedeutung, wenn es z. B. um grenzüberschreitende Patientenmobilität oder Sicherheitsfragen geht.

Zudem legt er die Bedingungen für die Begutachtung der Pflegebedürftigkeit durch den MDK fest.

2.3 Die Gesetzliche Krankenversicherung heute

> **Information**
>
> Recherchetipps: Auf der Homepage des GKV Spitzenverbands finden Sie Richtlinien, Vereinbarungen und Formulare z. B. zur Begutachtung von Pflegebedürftigkeit (nach SGB XI) unter:
> https://www.gkv-spitzenverband.de/

2.3.5 Versicherungsprinzipien

Seit dem 1. Januar 2009 müssen alle Personen mit Wohnsitz in Deutschland verpflichtend Mitglieder in einer gesetzlichen oder privaten Krankenversicherung sein. Nachdem Ende der 90er Jahre die Rückkehrmöglichkeiten für zuvor Privatversicherte in die GKV eingeschränkt worden waren, gab es zunehmend mehr nichtversicherte Personen. Das waren z. B. Selbständige mit geringem Einkommen (»Ich-AG«), die die Beiträge für ihre private Krankenversicherung nicht mehr finanzieren konnten und die Beitragszahlungen ausgesetzt haben. Seit 2013 müssen die privaten Krankenversicherungen für zuvor privatversicherte Mitglieder einen preiswerten »*Notlagentarif*« anbieten, der aber lediglich medizinische Leistungen der Akut- und Schmerzversorgung sowie Leistungen bei chronischen Krankheiten abdeckt.

Verpflichtung zum Krankenversicherungsschutz

> **Fragen zum Mitarbeiten**
>
> Recherchieren Sie, welche medizinischen Leistungen die minderjährigen Kinder eines Privatversicherten erhalten, der in der Vergangenheit seine Beiträge nicht bezahlt hat! Informationen finden Sie unter www.bmg.bund.de, »Fallkonstellationen in der PKV.«

Versicherungspflichtgrenze

Ein Versicherungszwang in der GKV besteht unterhalb der *Versicherungspflichtgrenze*. Die Versicherungspflichtgrenze bezeichnet das jährliche Jahresarbeitsentgelt (jährliches Bruttoeinkommen inkl. Urlaubs-, Weihnachtsgeld etc.), bis zu dem in der gesetzlichen Krankenversicherung Versicherungspflicht besteht. Beschäftigte, deren Arbeitseinkommen diese Grenze überschreitet, können sich dann in der Privaten Krankenversicherung krankenversichern oder als freiwilliges Mitglied in der GKV bleiben. Eine Arbeitnehmerin mit niedrigerem Einkommen muss automatisch Mitglied in der gesetzlichen Krankenversicherung (GKV) sein und bleiben (▶ Tab. 2.3).

2 Soziale Sicherung im Krankheits- und Pflegefall

Tab. 2.3: Versicherungspflichtgrenze zur Krankenversicherung

Jahr	Bruttoarbeitslohn jährlich
2018	59.400 €
2017	57.600 €
2016	56.250 €
2015	54.900 €

Berechnung der Versicherungsbeiträge der GVK

Beitragsbemessungsgrenze

Davon abzugrenzen ist die *Beitragsbemessungsgrenze*. Sie legt fest, bis zu welchem Betrag vom Einkommen Beiträge zur gesetzlichen Kranken- und Pflegeversicherung berechnet und abgeführt werden. Die Beitragsbemessungsgrenze in der Krankenversicherung war bis zum Jahr 2003 identisch mit der Versicherungspflichtgrenze. Seitdem gilt aber für die Versicherungspflichtgrenze ein höherer Wert.

Sobald das Einkommen die Beitragsbemessungsgrenze übersteigt, werden keine weiteren Beiträge mehr zur Krankenversicherung erhoben. Ab dieser Grenze bleiben die Beiträge zur Krankenversicherung gleich. Jeder einzelne Euro, der über der Beitragsbemessungsgrenze liegt, ist damit von der Sozialversicherung befreit (▶ Tab. 2.4). So würde das GKV Mitglied A mit einem Jahreseinkommen von 53.100 € die gleichen Beiträge zur Krankenversicherung zahlen wie das freiwillig versicherte Mitglied B mit einem Jahreseinkommen von 70.000 €.

Tab. 2.4: Beitragsbemessungsgrenze zur Krankenversicherung

Jahr	Bruttoarbeitslohn jährlich
2018	53.100 €
2017	52.200 €
2016	50.850 €
2015	49.500 €

Merke

Versicherungspflichtgrenze: bei Überschreiten darf man sich (muss man aber nicht) privat krankenversichern.

Definition: Beitragsbemessungsgrenze

Bis zu dieser Grenze wird das Brutto-Einkommen zur Berechnung der Krankenversicherungsbeiträge herangezogen.

Kontrahierungszwang

Unter *Kontrahierungszwang* versteht man die Pflicht der Krankenkassen, alle der Versicherungspflicht unterliegenden Personen aufzunehmen, unabhängig von deren Alter, Gesundheitszustand oder ihrer finanziellen Leistungskraft. Das gilt seit dem 1. Januar 2009 auch für die Privaten Krankenkassen, die ohne Gesundheitsprüfung einen *Basistarif* anbieten müssen, der die gleichen Leistungen wie die GKV abdecken muss. Allerdings gilt das nur für diesen Basistarif, alle anderen Tarife bieten die privaten Versicherer nur nach einer *individuellen Risikoprüfung* an. Antragsteller mit besonderen medizinischen Risiken (z. B. chronisch Kranke) müssen dann mit deutlich höheren *Risikozuschlägen*, d. h. sehr hohen Beiträgen rechnen.

Versicherungsschutz unabhängig vom Gesundheitszustand

Das Subsidiaritätsprinzip

> **Fallbeispiel**
>
> Erika W., 46 Jahre alt, arbeitet als Altenpflegerin in einem Seniorenheim. Wegen plötzlich auftretender Rückenschmerzen sucht sie ihren Hausarzt auf, der sie untersucht und ihr Schmerzmedikamente und Physiotherapie verschreibt. Vor der ersten Behandlung klärt sie ihr Physiotherapeut darüber auf, dass sie zehn Prozent der Behandlungskosten plus einmalig zehn Euro Rezeptgebühr selbst tragen muss. Erika W. wundert sich, dass sie trotz Krankenversicherung so viel dazuzahlen muss.

Ursprünglich stammt der Begriff Subsidiarität [vom lateinischen subsidium: Hilfe, Unterstützung] aus der katholischen Soziallehre. Das Subsidiaritätsprinzip bedeutet, dass die Hilfe zur Selbsthilfe Vorrang vor einer Aufgabenübernahme durch den Staat hat. Der Staat »tritt dann zurück von einer Aufgabe, wenn diese Aufgabe auch von einer »untergeordneten« Organisation erfüllt werden kann« (Schneider G & Toyka-Seid C 2013). Untere bzw. tiefere hierarchische Ebenen sind z. B. die Bundesländer, die Kommunen oder direkt die Familie der Betroffenen. Erst wenn diese nicht in der Lage sind die notwendige Leistung zu erbringen, treten staatliche Organe ein. Staatliche Aufgaben sollen also soweit wie möglich von der unteren Ebene bzw. kleineren Einheit wahrgenommen werden und der Staat auf der obersten Ebene soll nur das regeln, was von der unteren Ebene nicht gewährleistet werden kann. Das heißt übertragen, dass Probleme primär vom einzelnen Bürger bzw. dessen unmittelbaren sozialen Umfeld (Familie) in Eigenverantwortung selbst gelöst werden sollen. Für die Absicherung individueller Risiken muss der Einzelne selbst Sorge tragen, z. B. in Form von privat abgeschlossenen Versicherungen. Erst wenn der Einzelne oder dessen Familie überfordert ist, kommt das Kollektiv bzw. kommen staatliche Institutionen hilfsweise zum Zuge (▶ Abb. 2.3).

Finanzielle Mitverantwortung von Versicherten und Angehörigen

2 Soziale Sicherung im Krankheits- und Pflegefall

Merke

Die finanzielle Belastung z. B. durch Krankheit oder Pflegebedürftigkeit wird im Rahmen der Zumutbarkeit primär vom Betroffenen bzw. seinen Familienangehörigen getragen.

Abb. 2.3:
Subsidiarität in der Gesetzlichen Krankenversicherung

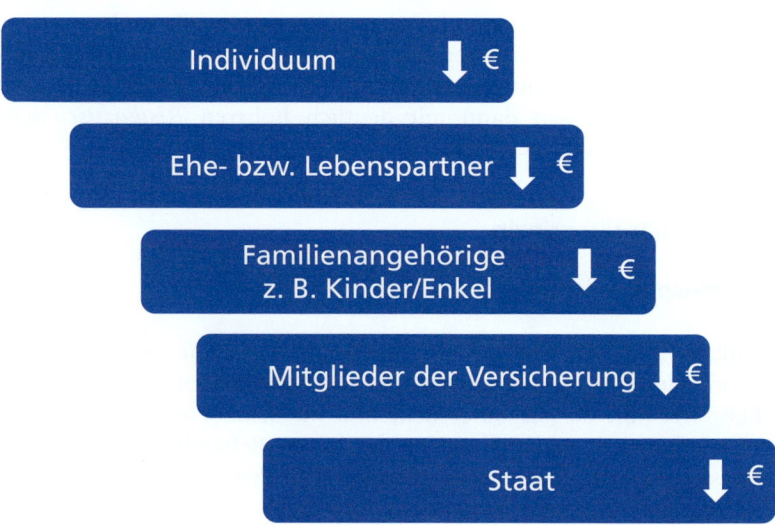

Belastungsgrenze

Damit soll nicht etwa der Einzelne mit seinem Schicksal allein gelassen werden, sondern die Eigenverantwortung herausgestellt werden. Die Zumutbarkeit wird in Form der Belastungsgrenze gesetzlich definiert. Bei zahlreichen Leistungen der Krankenversicherung, z. B. bei Medikamenten oder stationären Aufenthalten, muss die Patientin Zuzahlungen leisten. Die Belastungsgrenze soll verhindern, dass insbesondere chronisch Kranke, Behinderte, Versicherte mit einem geringen Einkommen und Sozialhilfeempfänger durch die Zuzahlungen zu medizinischen Leistungen unzumutbar belastet werden. Wird die persönliche Belastungsgrenze erreicht, erhält die Versicherte von der Krankenkasse eine entsprechende Bescheinigung und muss für den Rest des Jahres keine Zuzahlungen mehr leisten.

§ 62 SGB V Belastungsgrenze

»*Versicherte haben während jedes Kalenderjahres nur Zuzahlungen bis zur Belastungsgrenze zu leisten; wird die Belastungsgrenze bereits innerhalb eines Kalenderjahres erreicht, hat die Krankenkasse eine Bescheinigung darüber zu erteilen, dass für den Rest des Kalenderjahres keine Zuzahlungen mehr zu leisten sind. Die Belastungsgrenze beträgt 2 vom Hundert der jährlichen Bruttoeinnahmen zum Lebensunterhalt; für chronisch Kranke, die wegen derselben schwerwiegenden Krankheit in Dauerbehandlung sind, beträgt sie 1 vom Hundert der jährlichen Bruttoeinnahmen zum Lebensunterhalt.«*

Merke

Die Belastungsgrenze liegt bei 2 % des jährlichen Bruttoeinkommens, bei chronisch Kranken bei 1 %. Dabei orientiert sich die Belastungsgrenze allerdings an den Haushaltseinnahmen, das heißt, dass die Zuzahlungen des Versicherten und seiner Angehörigen zusammengezählt werden.

Fragen zum Mitarbeiten

Erika W. hat ein Brutto-Jahreseinkommen von 28.000 €. Bis zu welcher Summe werden ihr Zuzahlungen für medizinische Leistungen zugemutet?

Errechnen Sie für Ihre persönliche Einkommenssituation die im Rahmen des Subsidiaritätsprinzips für Sie zulässigen Zuzahlungen für ggf. notwendige medizinische Leistungen!

Das Solidaritätsprinzip

Fallbeispiel

Klaus P., 42 Jahre alt, möchte von seinem Hausarzt einen medizinischen Check-up zur Abklärung seines Gesundheitszustandes. Um sicher zu gehen, dass er keine schwerwiegende Erkrankung hat, möchte er eine Überweisung zur computertomographischen Ganzkörperuntersuchung. Da er ja seit Jahren nicht beim Arzt war und somit keine Kosten verursacht hat, rechnet er mit einer Kostenübernahme durch die Krankenkasse. Sein Hausarzt belehrt ihn eines Besseren.

In der Gesetzlichen Krankenversicherung gilt das Prinzip der drei Musketiere: »Einer für alle, alle für einen«. Ein Anspruch der Versicherten auf diagnostische oder therapeutische Maßnahmen bzw. Rehabilitation richtet sich ausschließlich nach der Bedürftigkeit. Entsprechende Leistungen werden nur bei medizinischer Notwendigkeit und unabhängig von der Dauer der Zugehörigkeit in der GKV erbracht. Das heißt ab dem ersten Tag der Versicherungszugehörigkeit hat der Versicherte den

Solidarität mit Kranken, Einkommensschwachen und Familien

vollen Anspruch auf alle notwendigen Leistungen, eine Vorversicherungspflicht gibt es nicht. Ein »Ansparen von Leistungen« bei fehlender Inanspruchnahme von Leistungen über längere Zeit ist nicht möglich.

So sind die gesunden Mitglieder einer Krankenkasse bei gleichem Beitrag solidarisch mit den kranken Versicherten und junge Mitglieder mit den Älteren. Mitglieder ohne Kinder zahlen die gleichen Beiträge wie Familien mit beitragsfrei mitversicherten Kindern oder Ehepartnern. Auch die lohnproportionale Beitragsfinanzierung führt in gewissem Maße zur Einkommensumverteilung, die ebenfalls im Sinne von Solidarität zu verstehen ist. Gutverdienende zahlen proportional höhere Beiträge als Geringverdienende (▶ Abb. 2.4). Allerdings gilt dies nur bis zur Beitragsbemessungsgrenze, das darüber liegende Einkommen wird nicht zur Berechnung der Beiträge herangezogen, was das Prinzip der Solidarität teilweise unterwandert.

§ 3 SGB V Solidarische Finanzierung

»*Die Leistungen und sonstigen Ausgaben der Krankenkassen werden durch Beiträge finanziert. Dazu entrichten die Mitglieder und die Arbeitgeber Beiträge, die sich in der Regel nach den beitragspflichtigen Einnahmen der Mitglieder richten. Für versicherte Familienangehörige werden Beiträge nicht erhoben.*«

Merke

Das Solidaritätsprinzip ist ein grundlegendes Prinzip der Gesetzlichen Krankenversicherung. Mitglieder mit niedrigem Erkrankungsrisiko sind durch die Zahlung gleicher Beiträge solidarisch mit den Versicherten mit höherem Erkrankungsrisiko, junge Beitragszahler mit den Älteren. Alleinstehende finanzieren Familien mit beitragsfrei mitversicherten Kindern mit.

2.3 Die Gesetzliche Krankenversicherung heute

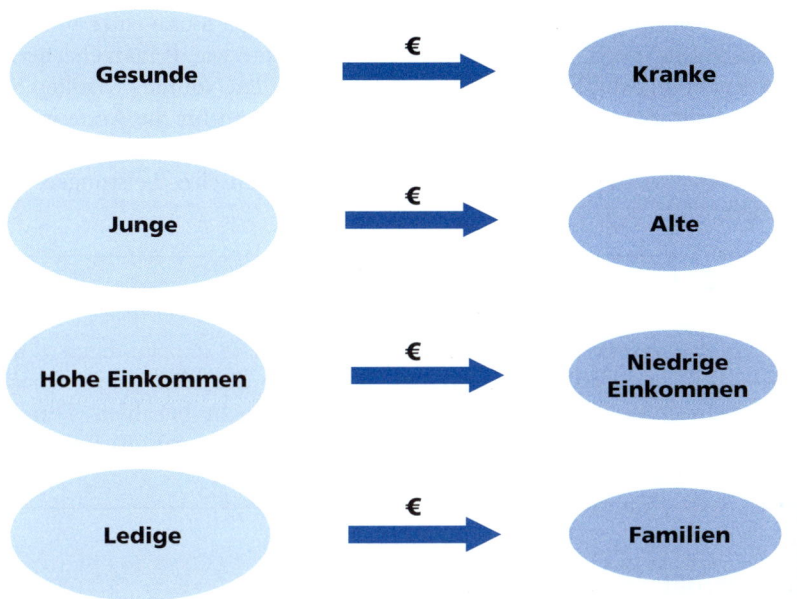

Abb. 2.4:
Solidaritätsprinzip der GKV

Das Sachleistungsprinzip

> **Fallbeispiel**
>
> Tobias M. fährt mit seinem Skiclub für 4 Tage in die Schweiz. Am dritten Tag stürzt er schwer und verdreht sich das Knie. Mit dem Bergrettungsdienst wird er ins Tal transportiert und zu einer Notfallpraxis gebracht. Dort wird eine Magnetresonanztomographie (MRT) durchgeführt und die Diagnose Kreuzbandriss gestellt. Mit Unterarmgehstützen und Schmerzmedikamenten wird er nach Hause bzw. ins Skihotel entlassen, allerdings nicht ohne vorher eine stattliche Summe bezahlt zu haben.

In Deutschland wird die medizinisch notwendige Behandlung in Form einer *Sachleistung* erbracht. Die Patientin erhält keine Rechnung vom Leistungserbringer oder muss, wie z. B. in anderen Ländern üblich, eine Vorauszahlung leisten. Das hat den Vorteil, dass eine medizinische Behandlung auch »ohne Geldbeutel« geleistet wird, vorausgesetzt man hat seine Krankenkassenkarte dabei. Bei einem medizinischen Notfall wird man aber auch ohne diese behandelt. Das hat allerdings auch den Nachteil der mangelnden Transparenz! Als Patient erfährt man nicht, welche Leistungen die behandelnde Ärztin mit der Krankenkasse abrechnet oder welchen Betrag sie dafür erstattet bekommt. Insbesondere ist für den Einzelnen nicht ersichtlich, welche Kosten er durch die Inanspruchnahme von Leistungen (z. B. Doppeluntersuchungen oder aus der Apotheke abgeholte, aber nicht eingenommene Medikamente) verursacht.

Keine Bar-Zahlung medizinischer Leistungen

Es gibt seit längerem Diskussionen darüber, ob im Sinne einer besseren Transparenz auch gesetzlich Versicherte (genau wie Privatversicherte) ein Rechnungsduplikat von ihrer Ärztin erhalten sollten. Kritiker äußern allerdings, dass der organisatorische Aufwand für die Ärzte in keinem Verhältnis zum Nutzen stehe. Zudem fehlt bisher der Nachweis, dass sich dadurch die Inanspruchnahme medizinischer Leistungen verändert.

> **Merke**
>
> *Sachleistungsprinzip*: Bis auf gesetzlich geregelte Zuzahlungen z. B. zu Medikamenten bzw. Leistungen außerhalb des SGB V muss man in Deutschland für medizinische Leistungen nicht bezahlen. Durch die Beitragszahlungen zur GKV werden alle Leistungen als Sachleistungen erbracht.

Das Paritätsprinzip

Finanzierung durch Arbeitgeber und Arbeitnehmer

Die zu jeweils gleichen Teilen von Arbeitnehmern und Arbeitgebern, d.h. paritätisch getragene Beitragsfinanzierung der Krankenversicherung gehört zu den Grundprinzipien der Sozialversicherung. Von Juli 2005 bis zum 1. Januar 2015 wurde allerdings ein zusätzlicher Beitragssatz in Höhe von 0,9 Prozent der beitragspflichtigen Bruttoeinnahmen erhoben, der allein von den Arbeitnehmern zu bezahlen war.

Ab Januar 2011 stiegen die Beiträge zur gesetzlichen Krankenversicherung damit auf 15,5 % des Bruttolohnes. Davon entfielen 8,2 % auf die Arbeitnehmer und 7,3 % auf die Arbeitgeber. Der Arbeitgeberanteil wurde mit dem Ziel die Lohnnebenkosten stabil zu halten, vorerst »eingefroren«, d.h., er sollte auch bei eventuell geplanten weiteren Beitragssteigerungen nicht erhöht werden. Damit wurde das *Paritätsprinzip* teilweise aufgeweicht. Seit dem 1. Januar 2015 gilt wieder ein gleicher Beitragssatz für Arbeitnehmer und Arbeitgeber in Höhe von je 7,3 %. Die kassenindividuellen Zusatzbeiträge werden aber allein durch die Arbeitnehmer getragen. Für die Berechnung der Beiträge werden alle Einkünfte aus versicherungspflichtiger Beschäftigung bzw. Renten herangezogen. Für Studierende, Wehrdienstleistende oder geringfügig Beschäftigte gelten reduzierte Beitragssätze.

> **Merke**
>
> *Paritätsprinzip*: In Deutschland teilen sich Arbeitgeber und Arbeitnehmer die Kosten für die Beiträge zur Gesetzlichen Krankenversicherung jeweils zur Hälfte, d.h. paritätisch.

Das Pluralitätsprinzip

Im Gegensatz zu staatlichen Gesundheitssystemen haben die Versicherten in Deutschland die Wahl zwischen verschiedenen Krankenkassen. Für Versicherte mit einem Einkommen oberhalb der Versicherungspflichtgrenze besteht die Wahl zwischen privaten oder gesetzlichen Krankenkassen. Versicherte unterhalb der Einkommensgrenze können zwischen den verschiedenen Allgemeinen Ortskrankenkassen, Ersatzkassen, Betriebskrankenkassen, Innungskrankenkassen oder Knappschaftskassen wählen. Durch die gesetzlichen Regelungen ist der vom Gesetzgeber beabsichtigte Wettbewerb zwischen den Kassen allerdings auf wenige Möglichkeiten beschränkt, denn alle gesetzlichen Krankenkassen haben im Wesentlichen den gleichen im SGB V gesetzlich vorgegebenen Leistungskatalog, der mehr als 95 % der Leistungen eindeutig definiert. Eine Wettbewerbssituation ergibt sich über darüber hinausgehende besondere Service- oder Zusatzleistungen der einzelnen Krankenkassen. So werden z. B. besondere Beratungsdienste, die Kostenübernahme spezieller Diagnose- oder Behandlungsverfahren oder Gesundheitsprogramme angeboten.

Seit dem Jahr 2000 sank die Anzahl der gesetzlichen Krankenkassen von 420 auf 110 am 1.1.2018 (GKV Spitzenverband 2018).

Auswahlmöglichkeit zwischen verschiedenen Krankenkassen

> **Fragen zum Mitarbeiten**
>
> Recherchieren Sie, in welchen Leistungen sich Ihre Gesetzliche Krankenversicherung von anderen Krankenversicherungen unterscheidet (vorausgesetzt Sie sind gesetzlich krankenversichert).

2.4 Die Pflegeversicherung

> **Fallbeispiel**
>
>
>
> Gerda S., 78 Jahre alt, hat seit ihrer Hüftoperation vor 2 Monaten zunehmend Schwierigkeiten, ihren Haushalt noch selbst zu organisieren. Beim Einkaufen hilft ihr eine Nachbarin, bei der Reinigung der Wäsche ihre Tochter Renate. Allerdings klappt auch die Reinigung der Drei-Zimmer-Wohnung nicht mehr so richtig und ihre Tochter bemerkt mit Sorge, dass ihre Mutter häufiger Mahlzeiten ausfallen lässt, weil ihr die Essenszubereitung zu mühsam geworden ist. Renate S. möchte für ihre Mutter einen ambulanten Pflegedienst beauftragen,

der sie unterstützt und es ihr ermöglicht, weiterhin in ihrer Wohnung zu bleiben. Bei der Suche nach einem geeigneten Dienst stellt sie fest, dass das ziemlich teuer wird.

2.4.1 Struktur

Vor Einführung der Pflegeversicherung

Bis 1991 waren die pflegerische und hauswirtschaftliche Versorgung im Fall einer Pflegebedürftigkeit nicht Bestandteil des Leistungskatalogs der GKV. Die Leistungen der Langzeitpflege wurden weder von den Krankenkassen noch von der Rentenversicherung getragen, d. h. sie mussten von den Betroffenen selbst bzw. von deren Familien übernommen werden. Reichte das Geld, also z. B. die Rente oder das Ersparte nicht zur Kostendeckung aus, trat die *Sozialhilfe* ein. Das hat in der Vergangenheit zu einer enormen Belastung der Kommunen geführt, die Kostenträger der Sozialhilfe sind.

Anbindung der Pflegeversicherung an die Krankenversicherung

Um angesichts eines steigenden Pflegebedarfs im Zuge der demographischen Entwicklung die Kommunen zu entlasten, wurde 1995 die *Pflegeversicherung* eingeführt. Mitglieder der gesetzlichen Krankenversicherung sind automatisch Mitglied der Pflegekasse ihrer Krankenversicherung. Privat Krankenversicherte müssen eine Pflegeversicherung mit ihrer Krankenkasse abschließen. Die Pflegekassen übernehmen bis zu einer festgelegten Grenze die finanziellen Leistungen im Falle einer Pflegebedürftigkeit. Festgelegt sind die entsprechenden gesetzlichen Rahmenbedingungen im SGB XI.

> **Merke**
>
> Die Pflegeversicherung ist die jüngste Sozialversicherung und wurde 1995 mit dem Ziel eingeführt, das Risiko der Pflegebedürftigkeit eigenständig abzusichern.

Um nicht zusätzliche kostenintensive Verwaltungsstrukturen für diese neue Versicherung zu schaffen, wurden die Pflegekassen als Träger der sozialen Pflegeversicherung unter dem Dach der Krankenkassen angesiedelt. Das heißt, dass jeder Krankenkasse (auch den privaten Krankenkassen) eine Pflegekasse angeschlossen ist.

> **§ 46 SGB XI Pflegekassen**
>
> »*Träger der Pflegeversicherung sind die Pflegekassen. Bei jeder Krankenkasse [...] wird eine Pflegekasse errichtet.*«

Selbstverwaltung der Pflegekassen

Die *Pflegekassen* sind wie die gesetzlichen Krankenkassen selbständige Körperschaften des öffentlichen Rechts mit Selbstverwaltung. Die

Selbstverwaltungsorgane der Pflegekassen sind die Organe der Krankenkassen, angestellt sind die Beschäftigten der Pflegekasse bei der jeweiligen Krankenkasse (Deutsche Sozialversicherung 2016). Auch für die Pflegekassen gilt der *Sicherstellungsauftrag*. Die Verantwortung für eine ausreichende Vorhaltung der entsprechenden Versorgungsstrukturen liegt dabei bei den Ländern.

> **§ 69 SGB 11 Sicherstellungsauftrag der Pflegeversicherung**
>
> »*Die Pflegekassen haben im Rahmen ihrer Leistungsverpflichtung eine bedarfsgerechte und gleichmäßige, dem allgemein anerkannten Stand medizinisch-pflegerischer Erkenntnisse entsprechende pflegerische Versorgung der Versicherten zu gewährleisten (Sicherstellungsauftrag). Sie schließen hierzu Versorgungsverträge sowie Vergütungsvereinbarungen mit den Trägern von Pflegeeinrichtungen (§ 71) und sonstigen Leistungserbringern.*«

Wie in der gesetzlichen Krankenversicherung gelten für die Pflegeversicherung die Prinzipien

- Versicherungspflicht,
- Einkommensabhängige Beitragserhebung,
- Beitragsbemessungsgrenze,
- Sachleistungsprinzip (resp. Pflegegeld),
- Beitragsfreie Familienversicherung.

2.4.2 Finanzierung

Beitragssatz

Die Beiträge zur Pflegeversicherung sollen grundsätzlich zur Hälfte durch Arbeitgeber und Arbeitnehmer finanziert werden. Zur Entlastung der Arbeitgeber wurde dafür zum 1. Juli 1996 in allen Bundesländern außer Sachsen[4] der Buß- und Bettag als gesetzlicher Feiertag abgeschafft. Da Pflegeleistungen häufig von den Kindern Pflegebedürftiger übernommen werden, müssen Kinderlose einen höheren Beitragssatz bezahlen. Seit dem 1. Januar 2017 liegt der Beitragssatz bei 2,55 Prozent, für Kinderlose bei 2,8 Prozent des Bruttolohnes.

Verlassen des Bedarfsdeckungsprinzips

Durch die demographische Entwicklung und die zunehmende Anzahl pflegebedürftiger Menschen in Deutschland treten die Probleme der Pflegeversicherung zu Tage. Da der *Beitragssatzstabilität* von den Ent-

---

[4] Die Arbeitnehmer in Sachsen zahlen dafür einen höheren Beitrag zur Pflegeversicherung.

wicklern der Pflegeversicherung höchste Priorität eingeräumt wurde, wird das Bedarfsdeckungsprinzip verlassen. Im Falle einer Pflegebedürftigkeit wird der individuelle Pflegebedarf vom Medizinischen Dienst der Krankenkassen (MDK) festgestellt. Bei Streitigkeiten, wenn also die Einschätzung des MDK von der Einschätzung der Pflegebedürftigen bzw. ihrer Angehörigen abweicht, werden unabhängige Gutachter zu Rate gezogen. Durch die Preisentwicklung und Lohnsteigerungen in den vergangenen Jahren kann man heute für das Pflegegeld deutlich weniger Pflegeleistungen »kaufen« als noch vor einigen Jahren. Damit ist in der Regel eine Basispflege abgesichert. Will man allerdings mehr Pflegeleistungen in Anspruch nehmen, muss das aus eigener Tasche finanziert werden. Damit ist die Pflegeversicherung eher eine Art »Teilkaskoversicherung«, die eine Basisversorgung Pflegebedürftiger abdecken soll.

2.4.3 Leistungen bei Pflegebedürftigkeit

Pflegegeld

Pflegegeld für pflegende Angehörige

Eine Ausnahme vom Sachleistungsprinzip stellt das *Pflegegeld* dar, das der Pflegebedürftigen bei der Betreuung durch pflegende Angehörige (bzw. auch beauftragte Personen, z. B. Nachbarn oder ausländische Pflegekräfte) bei häuslicher Pflege ausgezahlt werden kann. Die Idee des Pflegegeldes war es, die Pflege weg von der stationären Pflege in Heimen zurück in den häuslichen und familiären Bereich zu verlagern. Durch Zahlung von Pflegegeld soll die Pflegebereitschaft von Angehörigen und Nachbarn gefördert werden.

Pflegesachleistungen

Bezahlung professionell erbrachter Pflegeleistung

Als *Pflegesachleistungen* gelten pflegerische Leistungen, die durch professionelle Pflegefachkräfte erbracht werden. Sie dürfen nur von zugelassenen Pflegeeinrichtungen erbracht werden, die einen *Versorgungsvertrag* mit den Pflegekassen haben. Dazu zählen ambulante oder stationäre Pflegedienste bzw. öffentliche oder private Pflegeeinrichtungen. Die Vergütung der Pflegeleistungen erfolgt direkt von der Kasse an die Pflegeeinrichtung.

> **Merke**
>
> Pflegegeld wird bei häuslicher Pflege ausgezahlt, Pflegesachleistungen werden direkt mit dem Pflegedienst abgerechnet.

2.4 Die Pflegeversicherung

Fallbeispiel

Renate S. beobachtet bei ihrer Mutter einen zunehmenden Unterstützungsbedarf. Ein mobiler Dienst bringt ihrer Mutter zwar täglich die Mahlzeiten, eine Haushaltshilfe übernimmt die Reinigung der Wohnung und Renate übernimmt die Reinigung der Kleidung, dennoch scheint das geschnürte Hilfspaket nicht auszureichen. Sie muss sich mit dem Gedanken anfreunden, dass ihre Mutter nicht wie erwartet nur kurzfristig nach der Operation, sondern dauerhaft auf Hilfe angewiesen sein wird.

Pflegebedürftigkeitsbegriff

Nach dem neuen *Pflegebedürftigkeitsbegriff* gelten Menschen als pflegebedürftig, *»die wegen einer körperlichen, geistigen oder seelischen Krankheit oder Behinderung im Bereich der Körperpflege, der Ernährung, der Mobilität und der hauswirtschaftlichen Versorgung auf Dauer – voraussichtlich für mindestens sechs Monate – in erheblichem oder höherem Maß der Hilfe bedürfen«* (Bundesgesundheitsministerium 2017, Pflegebedürftigkeitsbegriff). Maßstab für die Pflegebedürftigkeit ist also nicht die Schwere einer Erkrankung oder der Grad einer Behinderung, sondern allein der Hilfebedarf, den die Einzelne durch eine Funktionseinschränkung bei alltäglichen Verrichtungen hat. Dieser gesetzliche Pflegebegriff ist nicht gleichzusetzen mit einer allgemeinen Pflegebedürftigkeit. Man kann also durchaus Pflege durch andere benötigen, z. B. bei der Körperpflege oder bei alltäglichen Verrichtungen im Haushalt, ohne dass dies zur Anerkennung einer Pflegestufe führt. Zudem kann Pflege auch nur kurzfristig benötigt werden, z. B. nach einer schweren Erkrankung oder einem Unfall. Wird die Pflege kürzer als sechs Monate benötigt, übernehmen die Pflegekassen keine Kosten.

Seit Januar 2017 gilt ein neuer Pflegebedürftigkeitsbegriff in der Pflegeversicherung

> **Merke**
> **Vorversicherungspflicht**
>
> Um Pflegeleistungen voll in Anspruch nehmen zu können, muss die versicherte Person nach § 33 SGB XI in den letzten zehn Jahren vor der Antragstellung zwei Jahre als Mitglied in die Pflegekasse eingezahlt haben oder familienversichert gewesen sein. Für versicherte Kinder gilt die Vorversicherungszeit als erfüllt, wenn ein Elternteil sie erfüllt.

Antragstellung auf Leistungen der Pflegeversicherung

Der Antrag zur Übernahme von Pflegeleistungen durch die Pflegekasse wird von den Pflegebedürftigen, den Angehörigen bzw. von Bevollmächtigten bei der zuständigen Pflegekasse gestellt (MDK 2009, Richtlinien des GKV-Spitzenverbandes zur Begutachtung von Pflegebedürftigkeit). Mitglieder einer gesetzlichen Krankenkasse sind automatisch Mitglied der entsprechenden Pflegekasse. Die finanziellen Leistungen der Pflegekassen hängen von der Einschätzung des Pflegebedarfs ab, d. h. von der Festlegung des Pflegegrades. Diese Einschätzung erfolgt bei gesetzlich Versicherten nicht durch eine unabhängige Institution, sondern durch den MDK, der sich in Trägerschaft der Kranken- und Pflegekassen befindet. Der Gesetzgeber hat für Anträge auf Pflegeleistungen eine maximale Bearbeitungsfrist von 25 Arbeitstagen festgelegt, bei stationären Patienten soll die Begutachtung innerhalb einer Woche durchgeführt werden (Bundesgesundheitsministerium 2017, Pflegebedürftigkeitsbegriff).

Gegen die Zuordnung bzw. die Nicht-Zuordnung in einen Pflegegrad kann innerhalb eines Monats Widerspruch erhoben werden. Sollte dieser Widerspruch durch den MDK abgelehnt werden, kann vor einem Sozialgericht Klage eingereicht werden. Erst dann werden unabhängige Sachverständige eingeschaltet. Lehnt der Antragsteller eine Begutachtung durch den MDK ab, kann die Pflegekasse die Zahlungen ganz verweigern.

2.4.4 Der Medizinische Dienst der Krankenversicherung MDK

Gutachterfunktion des MDK

Der MDK wurde von den Landesverbänden der GKV als eigenständige Arbeitsgemeinschaft gegründet, um beratende und gutachterliche Funktionen wahrzunehmen. Finanziert wird er jeweils zur Hälfte durch die Kranken- und Pflegekassen in Abhängigkeit der Mitgliederzahl. Im stationären Bereich hat der MDK die Aufgabe, die »Notwendigkeit und Dauer einer Krankenhausbehandlung« sowie die korrekte Kodierung von Krankenhausfällen zu überprüfen (§ 275 SGB V Begutachtung und Beratung). Dafür wurden ihm umfangreiche Rechte zur Akteneinsicht und ggf. auch Befragung von Patientinnen eingeräumt. Im Bereich der Pflege erfolgt die Begutachtung der Pflegebedürftigkeit durch Mitarbeiter des MDK, die auch die Notwendigkeit und Dauer von häuslicher Krankenpflege prüfen und Qualitätsprüfungen von Pflegeeinrichtungen durchführen. Der MDK kann auch hinzugezogen werden, wenn Zweifel an der Arbeitsunfähigkeit eines Versicherten bestehen, z. B. wenn Versicherte auffallend oft und nur kurz arbeitsunfähig sind bzw. besonders häufig vor oder unmittelbar nach dem Wochenende.

Der Medizinische Dienst der Privaten Krankenversicherungen

Für die im Verband der Privaten Krankenversicherung e. V. (PKV-Verband) zusammengeschlossenen Privaten Krankenkassen übernimmt die

MEDICPROOF GmbH mit Sitz in Köln die Begutachtungsverfahren bei privat Versicherten, die einen Antrag auf Pflegebedürftigkeit stellen. Die Feststellung der Pflegebedürftigkeit und die Zuordnung zu einem Pflegegrad entsprechen wie beim MDK-Gutachten den im SGB XI gesetzlich vorgegebenen Kriterien. Auch Inhalt und Aufbau dieser Gutachten sind dem Formulargutachten zur Feststellung der Pflegebedürftigkeit gemäß SGB XI des Medizinischen Dienstes der Krankenversicherung (MDK) angeglichen.

> **Fallbeispiel**
>
> Renate S. hat für ihre Mutter ambulante Pflegeleistungen bei der zuständigen Pflegekasse beantragt. Dafür hat sie einen großen Stapel an Formularen ausgefüllt. Jetzt erhält sie Nachricht vom MDK, der den Besuch einer Gutachterin für die nächste Woche ankündigt. Sie wird aufgefordert, alle ärztlichen Unterlagen, eine Liste der derzeitigen Medikamente sowie Gutachten und Bescheide anderer Sozialleistungsträger bereitzulegen und beim Hausbesuch anwesend zu sein.

Begutachtung bei Pflegebedürftigkeit

Nach Antragstellung bei der Pflegekasse erfolgt die Einschätzung des individuellen Hilfsbedarfs durch ärztliche bzw. pflegerische Gutachter. Bei einem Haus- bzw. Heimbesuch wird durch Befragung des Antragstellers bzw. seiner Angehörigen und durch Beobachtung der Bedarf an Unterstützung und ggf. an Hilfsmitteln festgestellt und in Form eines Berichts an die Pflegekasse weitergeleitet.

Einschätzung des individuellen Unterstützungsbedarfs

> **§ 14 SGB XI Begriff der Pflegebedürftigkeit**
>
> »*Pflegebedürftig im Sinne dieses Buches sind Personen, die gesundheitlich bedingte Beeinträchtigungen der Selbständigkeit oder der Fähigkeiten aufweisen und deshalb der Hilfe durch andere bedürfen. Es muss sich um Personen handeln, die körperliche, kognitive oder psychische Beeinträchtigungen oder gesundheitlich bedingte Belastungen oder Anforderungen nicht selbständig kompensieren oder bewältigen können. Die Pflegebedürftigkeit muss auf Dauer, voraussichtlich für mindestens sechs Monate, und mit mindestens der in § 15 festgelegten Schwere bestehen.*«

Für die Begründung einer gesundheitlich bedingten Beeinträchtigung wurden sechs Bereiche definiert, in denen laut § 14 SGB XI die Selbständigkeit eingeschränkt sein kann:

1. *Mobilität*: Positionswechsel im Bett, Halten einer stabilen Sitzposition, Umsetzen, Fortbewegen innerhalb des Wohnbereichs, Treppensteigen.
2. *Kognitive und kommunikative Fähigkeiten*: Erkennen von Personen, örtliche und zeitliche Orientierung, Erinnern an wesentliche Ereignisse, Verstehen von Informationen und Aufforderungen, Erkennen von Risiken und Gefahren, Mitteilen von elementaren Bedürfnissen.
3. *Verhaltensweisen und psychische Problemlagen*: motorische und psychische Verhaltensauffälligkeiten, nächtliche Unruhe, aggressives Verhalten, Wahnvorstellungen, Ängste, depressive Stimmungslage.
4. *Selbstversorgung*: Körperpflege, An- und Auskleiden, Zubereiten von Nahrung und Getränken, Benutzen einer Toilette.
5. *Selbständiger Umgang mit krankheits- oder therapiebedingten Anforderungen und Belastungen*: Medikation, Verbandswechsel und Wundversorgung, Therapiemaßnahmen, Arzt- und Therapeutenbesuche, Einhalten einer Diät oder anderer krankheits- oder therapiebedingter Verhaltensvorschriften.
6. *Gestaltung des Alltagslebens und sozialer Kontakte*: Gestaltung des Tagesablaufs, Interaktion mit Personen.

Bei der Festlegung der Pflegebedürftigkeit fließen diese Bereiche in unterschiedlicher Wertigkeit bzw. unterschiedlichen Prozentsätzen ein (▶ Tab. 2.5).

Tab. 2.5: Einschätzung der Pflegebedürftigkeit

Bereich	Gewichtung	Funktion
1.) Mobilität	10 %	Fortbewegen innerhalb des Wohnbereichs, Treppensteigen etc.
2.) Kognitive und kommunikative Fähigkeiten	7,5 %	örtliche und zeitliche Orientierung, Sprachverständnis etc.
3.) Verhaltensweisen und psychische Problemlagen	7,5 %	nächtliche Unruhe, Ängste und Aggressionen, Abwehr pflegerischer Maßnahmen, selbstschädigendes Verhalten
4.) Selbstversorgung	40 %	Körperpflege, Nahrungszubereitung und Ernährung selbständige Benutzung der Toilette
5.) Umgang mit krankheits- oder therapiebedingten Anforderungen	20 %	Selbständige Medikamenteneinnahme, Umgang mit einer Prothese/ einem Rollator, selbständige Arztbesuche
6.) Gestaltung des Alltagslebens und sozialer Kontakte	15 %	Gestaltung des Tagesablaufs

Bisherige Pflegestufen bis 2016

Ehemaliges System der Pflegestufen
Je nach Pflegebedürftigkeit bzw. nach alltäglichen Verrichtungen, zu denen die Einzelne noch in der Lage ist, wurden bisher drei Pflegestufen unterschieden (BMG 2015):

- **Pflegestufe I »erheblicher« Pflegebedarf:**
  - Zeitaufwand durchschnittlich mind. 90 Min. Unterstützung täglich
  - hauswirtschaftliche Unterstützung (Einkauf, Kochen, Reinigung etc.)
  - und mind. 45 Min. Unterstützung für Grundpflege (Körperpflege, Ernährung oder Mobilität)
- **Pflegestufe II »Schwerpflegebedürftige«:**
  - Hilfe bei der Grundpflege (Körperpflege, Ernährung oder Mobilität) mindestens dreimal täglich zu verschiedenen Zeiten
  - mehrfach pro Woche Hilfe bei der hauswirtschaftlichen Versorgung
  - wöchentlicher Zeitaufwand im Tagesdurchschnitt mindestens drei Stunden
- **Pflegestufe III »Schwerstpflegebedürftige«:**
  - »Rund-um-die-Uhr«-Pflege Tag und Nacht
  - wöchentlicher Zeitaufwand im Tagesdurchschnitt mindestens fünf Stunden
  - mindestens vier Stunden Grundpflege (Körperpflege, Ernährung oder Mobilität)

Bei pflegebedürftigen Kindern gilt der Zeitaufwand, der über den Hilfebedarf eines gesunden gleichaltrigen Kindes hinausgeht.

Für besonders schwer erkrankte Menschen mit einem außergewöhnlich intensiven Pflegeaufwand wurde eine Härtefallregelung eingeführt, die mit höheren Sachleistungen einherging.

- **Härtefall:**
  - mindestens sechs Stunden täglich Hilfe bei der Grundpflege (Körperpflege, Ernährung oder Mobilität) erforderlich, davon mindestens dreimal in der Nacht

Die Berechnung der Pflegebedürftigkeit in Minuten führte zur so genannten »Minutenpflege«. Pflegedienste rechnen ihre Leistungen nach Minuten kalkuliert ab, z. B. drei Minuten Zähneputzen oder vier Minuten Rasieren. Gespräche, emotionale Zuwendung oder außerplanmäßige Betreuung wurden in diesem System nicht abgebildet. Das hat zu großer Unzufriedenheit sowohl bei den betreuten Personen und ihren Angehörigen als auch bei den Pflegenden selbst geführt. Personen, die zwar körperlich in der Lage sind, für sich selbst zu sorgen, aber an schwerwiegenden geistigen Erkrankungen leiden (z. B. Demenz), wurden hier bisher unzureichend berücksichtigt. Daher wurden mit dem Pflege-Neuausrichtungsgesetz (PNG) 2013 die bisherigen Pflegestufen um die Pflegestufe 0 erweitert, die vor allem bei körperlich noch aktiven (also nicht direkt pflegebedürftigen) Demenzkranken Anwendung fand.

- Pflegestufe 0 »eingeschränkte Alltagskompetenz«:
  - dauerhaft erheblich eingeschränkte AlltagskompetenzBedarf an Grundpflege und hauswirtschaftlicher Versorgung erreicht (noch) nicht das Ausmaß der Pflegestufe I
  - erhöhtes Maß an Beaufsichtigung und Betreuung

2.4.5 Pflegestärkungsgesetze

Pflegestärkungsgesetz I

Ausbau der Unterstützungsleistungen

Zur Verbesserung der Situation von Pflegebedürftigen hat der Deutsche Bundestag im Oktober 2014 das *Pflegestärkungsgesetz I* beschlossen. Ziel war es, durch zusätzliche Betreuungskräfte und den Ausbau an Betreuungsplätzen u. a. durch die Förderung neuer Wohnformen wie Pflege-Wohngruppen eine Verbesserung der pflegerischen Versorgung zu erreichen. Zudem sollen die Unterstützungsleistungen für die häusliche Pflege erhöht werden. Zur Finanzierung des geplanten Ausbaus von Pflegestellen werden die Beiträge für die Pflegeversicherung schrittweise um 0,5 Beitragssatzpunkte angehoben (▶ Tab. 2.6).

Tab. 2.6: Pflegestärkungsgesetz I, eigene Darstellung nach Bundesministerium für Gesundheit 2015

Pflegestärkungsgesetz I	
Ambulante Pflege	• Ausweitung der Möglichkeit der Kurzzeit- und Verhinderungspflege • Erhöhung Pflegegeld und Pflegesachleistung • Erhöhung Zuschüsse zu Pflegehilfsmitteln[5] • Höhere Zuschüsse zu Umbaumaßnahmen in der Wohnung
Stationäre Pflege	• Höhere Leistungen zur stationären Pflege
Alternative Wohnkonzepte	• Finanzielle Förderung besonderer Wohnformen wie betreute Wohngruppen
Demenzkranke (Pflegestufe 0)	• Erweiterter Leistungsanspruch
Pflegende Angehörige	• Pflegeunterstützungsgeld • Rechtsanspruch auf Pflegezeit

---

5 Das sind Geräte und Sachmittel, die zur häuslichen Pflege notwendig sind, sie erleichtern und dazu beitragen, dem Pflegebedürftigen eine selbständige Lebensführung zu ermöglichen.

Pflegestärkungsgesetz II

Mit dem *Pflegestärkungsgesetz II*, das im Januar 2017 in Kraft getreten ist, wurde ein neuer Pflegebedürftigkeitsbegriff definiert. Dieser ist Grundlage einer neuen Systematik, mit der Pflegebedürftige durch den MDK eingeschätzt werden. Insbesondere soll die bisherige Orientierung an rein körperlichen Gebrechen zugunsten der Berücksichtigung geistiger und psychischer Einschränkungen verlassen werden (▶ Tab. 2.7).

Pflegestärkungsgesetz II	
Pflegebedürftigkeit	• Neudefinition des Pflegebedürftigkeitsbegriffs
Einteilung in Pflegestufen	• Neues Begutachtungsverfahren, das geistige Einschränkungen besser abbildet
Pflegeberatung	• Ausbau der Beratungsleistungen
Qualitätssicherung	• Indikatoren zur Messung der Ergebnisqualität in der stationären Pflege • Überarbeitung des »Pflege-TÜVs«
Pflegende Angehörige	• kostenlose Pflegekurse für Angehörige • Bessere Absicherung in der Renten- und Arbeitslosenversicherung

Tab. 2.7: Pflegestärkungsgesetz II, eigene Darstellung nach Bundesministerium für Gesundheit 2015

Die bisher bestehende Einteilung wurde von drei auf fünf *Pflegegrade* erweitert, um der individuellen Pflegebedürftigkeit insbesondere der steigenden Anzahl von an Demenz erkrankten Menschen besser gerecht zu werden.

Pflegestärkungsgesetz III

Mit dem *dritten Pflegestärkungsgesetz*, das im Juni 2016 vom Bundestag beschlossen wurde, sollen die Beratungsangebote in der Pflege weiter ausgebaut werden. Dafür soll auf kommunaler Ebene das Netz an Beratungsstellen in Form von *Pflegestützpunkten* weiter ausgebaut werden. Zudem enthält das Gesetz Maßnahmen zur Verhinderung von Abrechnungsbetrug in der Pflege. Dazu zählen ein systematisches Prüfrecht der GKV für Pflegedienste, die bisher ausschließlich Leistungen der häuslichen Krankenpflege im Auftrag der Krankenkassen erbracht haben, eine Anpassung der Dokumentationspflichten der Pflegekräfte an die bereits in der ambulanten Altenpflege geltenden Regelungen und die Möglichkeit von Abrechnungsprüfungen durch die Pflegekassen auch unabhängig von den Qualitätsprüfungen des MDK. Zudem sollen klare Qualitätsstandards für ambulante Wohngruppen erarbeitet werden (Bundesministerium für Gesundheit 2016, Pressemitteilung Nr.30).

Einteilung der Pflegegrade ab 2017

Neues System der Pflegegrade

Ausgehend von der Selbständigkeit einer Person in den o. g. Bereichen wird das Stadium der Einschränkung seit Januar 2017 mittels eines Punktesystems in fünf Grade eingestuft, von geringer Beeinträchtigung der Selbständigkeit (Pflegegrad 1) bis zur schwersten Beeinträchtigung, die mit besonderen Anforderungen an die pflegerische Versorgung einhergeht (Pflegegrad 5). Die bisherige Einteilung in Pflegestufen entfällt damit (▶ Tab. 2.8).

Tab. 2.8: Einteilung in Pflegegrade

Pflegegrade	Beeinträchtigung	Punkte
Pflegegrad 1	Geringe Beeinträchtigung der Selbständigkeit	12,5 bis unter 27 Punkte
Pflegegrad 2	Erhebliche Beeinträchtigung der Selbständigkeit	27 bis unter 47,5 Punkte
Pflegegrad 3	Schwere Beeinträchtigung der Selbständigkeit	47,5 bis unter 70 Punkte
Pflegegrad 4	Schwerste Beeinträchtigung der Selbständigkeit	70 bis unter 90 Punkte
Pflegegrad 5	Schwerste Beeinträchtigung der Selbständigkeit mit besonderen Anforderungen an die pflegerische Versorgung	90 bis 100 Punkte

Versicherte, bei denen bereits eine Pflegestufe anerkannt wurde, werden ohne erneute Begutachtung mit Gültigkeit der neuen Regelung ab Januar 2017 einem Pflegegrad zugeordnet.

Dabei sollen die derzeitigen Pflegestufen in folgende Pflegegrade überführt werden (▶ Tab. 2.9):

Tab. 2.9: Überführung der Pflegestufen in Pflegegrade, eigene Darstellung nach Bundesministerium für Gesundheit 2015

Von bisheriger Pflegestufe	In neuen Pflegegrad
Pflegestufe 0	Pflegegrad 2
Pflegestufe I	Pflegegrad 2
Pflegestufe I mit eingeschränkter Alltagskompetenz	Pflegegrad 3
Pflegestufe II	Pflegegrad 3
Pflegestufe II mit eingeschränkter Alltagskompetenz	Pflegegrad 4
Pflegestufe III	Pflegegrad 4
Pflegestufe III/Härtefall	Pflegegrad 5
Pflegestufe III mit eingeschränkter Alltagskompetenz	Pflegegrad 5

Pflegesätze

Nach Einstufung in die unterschiedlichen Pflegegrade durch den MDK erhalten die Pflegebedürftigen bzw. deren pflegende Angehörige oder im Fall einer stationären Betreuung die Betreuungseinrichtung unterschiedliche *Pflegesätze*.

Seit dem 1. Januar 2017 gelten folgende Pflegesätze (▶ Tab. 2.10):

Pflegegrade	Pflegegeld für häusliche Pflege 2017 in €	Pflegesachleistung für häusliche Pflege 2017 in €	Vollstationäre Pflege 2017 in €
Pflegegrad 1	-	-	125
Pflegegrad 2	316	689	770
Pflegegrad 3	545	1298	1262
Pflegegrad 4	728	1612	1775
Pflegegrad 5	901	1995	2005

Tab. 2.10: Pflegeleistungen nach Pflegegraden 2017 Quelle: Verband der Ersatzkassen

2.5 Die private Krankenversicherung

Fallbeispiel

Gabi L., 36, ist Ergotherapeutin, hat die letzten 8 Jahre in einer Rehabilitationseinrichtung gearbeitet und macht sich gerade mit einer eigenen Praxis selbständig. Sie kämpft sich durch den Papierkram, recherchiert die nun notwendig gewordenen Versicherungen und ist als selbständige Unternehmerin auf der Suche nach einer privaten Krankenversicherung.

Im Gegensatz zu den gesetzlichen Krankenkassen sind die privaten Krankenversicherungen privatrechtliche Wirtschaftsunternehmen, die der Gewinnerzielung dienen. Häufig gehören sie zum erweiterten Leistungsportfolio großer Versicherungskonzerne wie z. B. der Allianzversicherung oder der Debeka.

Sie versichern ca. 9 % der Bevölkerung v. a. Besserverdienende, Selbständige, Freiberufler und Beamte. Arbeitnehmer können sich erst dann aus der Pflicht-Mitgliedschaft einer gesetzlichen Krankenkasse lösen und in die private Krankenversicherung wechseln, wenn ihr jährliches sozialversicherungspflichtiges Brutto-Einkommen über der Versiche-

Private Krankenversicherungen haben weitgehende Vertragsfreiheit

rungspflichtgrenze liegt. Zum Brutto-Einkommen gehören Urlaubs- und Weihnachtsgeld sowie auch regelmäßige Leistungs-Bonus-Zahlungen. Selbständige und Beamte können stets in die PKV wechseln. Private Krankenversicherungen unterliegen dem Versicherungsrecht und sind in ihrer Vertragsgestaltung weitgehend frei. So kann man neben einer Vollversicherung unter einer Vielzahl verschiedener Angebote wählen.

Das Spektrum der versicherten medizinischen Leistungen der privaten Kassen entspricht mindestens den im SGB V vorgesehenen Leistungen, liegt zum Teil aber deutlich über dem der gesetzlichen Versicherungen.

Kostenerstattungsprinzip
Im Falle einer medizinischen Behandlung ist der Versicherte selbst der Vertragspartner der Ärztin oder des Krankenhauses und muss das bei Aufnahme mit seiner Unterschrift unter einen gesonderten *Behandlungsvertrag* bestätigen. Hier gilt das *Kostenerstattungsprinzip*, das heißt der Versicherte als Vertragspartner der Ärztin erhält eine Rechnung für alle Leistungen, die er in Anspruch nimmt. Er begleicht die Rechnung und rechnet die entsprechenden Kosten anschließend mit seiner Krankenversicherung ab.

Familienmitglieder sind im Gegensatz zur GKV nicht automatisch mitversichert, sondern müssen sich jeweils separat – mit zusätzlichen Versicherungsprämien – versichern. Das gilt auch für die Kinder von Privatversicherten.

Risikoprüfung
Auch das Solidaritätsprinzip der GKV gilt in der privaten Krankenversicherung nicht. Da hier das privatrechtliche Versicherungsrecht gilt, werden Antragsteller in der Regel erst nach einer *individuellen Risikoprüfung* aufgenommen. Für besondere »Risiken«, z. B. bestehende Vorerkrankungen, werden risikoäquivalente Beiträge bzw. Risikozuschläge erhoben. Die Beiträge (Prämien) der Versicherten in der PKV errechnen sich nach dem Eintrittsalter, dem individuellen Gesundheitszustand und den gewünschten Versicherungsleistungen. Die Beitragskalkulation erfolgt über eine Kohorte (Anzahl von Menschen mit vergleichbarem Risiko, z. B. Männer zwischen 20–35 Jahren, Nichtraucher, normalgewichtig). Bisher konnten Versicherungen auch Antragsteller ablehnen. Seit dem 1.1.2009 müssen die privaten Kassen aber auch bisher Nichtversicherte aufnehmen, die dem PKV-System zuzurechnen sind, z. B. Selbständige. Diese können ohne Risikoprüfung in einen *Basistarif* eintreten, dessen Beiträge den Höchstbeitrag der GKV nicht überschreiten dürfen, der aber auch von seinen Leistungen her lediglich dem der GKV entspricht.

Private Krankenversicherungen finanzieren sich im Gegensatz zum *Umlageverfahren* der GKV (die monatlichen Beiträge werden umgehend zur Finanzierung der medizinischen Leistungen genutzt) über ein so genanntes *Kapitaldeckungsverfahren*. Um die monatlichen Prämien auch im späteren Alter bei einem höheren Behandlungsbedarf möglichst stabil zu halten, sammelt jeder Versicherte im Laufe seines »Versicherungslebens« *Altersrückstellungen* an. Zu Beginn des Versicherungsvertrages liegt der monatliche Beitrag daher über den statistisch ermittelten durchschnittlichen Krankheitskosten für junge Personen. Der so angesparte Überschuss wird vom Versicherungsunternehmen an den Kapitalmärkten (z. B. in Aktien) angelegt. Die Erträge aus diesen Anlagen dienen der Altersrückstellung und sollen im Alter hohe Beitragsanpassungen verhindern. Die angesparten Altersrückstellungen können bei einem Wechsel von einer privaten Krankenkasse in eine andere mitgenommen werden.

> **Merke**
>
> Private Krankenversicherungen sind gewinnorientierte Unternehmen, die ihre Verträge relativ frei gestalten dürfen. Sie führen Risikoprüfungen durch und passen die zu zahlenden Beiträge entsprechend an.

Fallbeispiel

Der Skifahrer Tobias M. hat neben seiner gesetzlichen Krankenversicherung eine private Zusatzversicherung für den stationären Bereich, die die Kosten für die Unterbringung in einem Ein-Bett-Zimmer übernimmt, wenn er sein gerissenes Kreuzband operieren lässt.

Häufig kooperieren die gesetzlichen Krankenkassen mit privaten Krankenversicherungsunternehmen, um ihren Versicherten zu vergleichsweise günstigen Tarifen Zusatzleistungen anzubieten, die diesen aus dem Leistungskatalog der gesetzlichen Krankenkassen ansonsten nicht zur Verfügung stehen. Dazu gehören z. B. private Zahnzusatzversicherungen, Auslandskrankenversicherungen oder Zusatzversicherungen für den stationären Bereich. Diese privaten Zusatzversicherungen stehen prinzipiell jedem gesetzlich Versicherten offen.

2.6 Weitere Versicherungsträger im Krankheitsfall

Neben den Krankenversicherungen gibt es im Verletzungs- oder Krankheitsfall noch weitere Versicherungsträger, die als Kostenträger in Frage kommen können. Hierunter fallen im Wesentlichen die privaten und gesetzlichen Unfallversicherungen, Haftpflichtversicherungen und die Rentenversicherungen. Darüber hinaus kommen in besonderen Fällen auch die Sozial- und Arbeitsämter, die Bundesagentur für Arbeit, die Kriegsopferfürsorge oder die Träger der Jugendhilfe als Kostenträger in Betracht.

2.6.1 Die Gesetzliche Unfallversicherung (Berufsgenossenschaften)

> **Fallbeispiel**
>
> Physiotherapeutin Lena K. fährt jeden Tag mit dem Fahrrad in die Praxis, in der sie angestellt ist. Eines Morgens gerät sie an einer Straßenkreuzung in Straßenbahnschienen und stürzt schwer auf die linke Schulter und Hüfte. Passanten rufen den Rettungsdienst, der sie in die Notaufnahme des nächstgelegenen Krankenhauses fährt. Als sie dem Chirurgen den Unfallhergang schildert, holt dieser spezielle Formulare zur Dokumentation aus der Schublade. Insbesondere will er genau wissen, wo die Praxis ihres Arbeitgebers liegt und ob sie sich auf dem direkten Weg zu Arbeit befunden habe. Nach Abschluss der Anamnese erklärt er sie zum »BG-Fall«.

Medizinische Maßnahmen, insbesondere Maßnahmen zur Rehabilitation, werden häufig auch teilweise oder ganz von anderen Versicherungsträgern übernommen. Dazu gehören die *Rentenversicherungsträger*, die z. B. medizinische, berufsfördernde und ergänzende Leistungen zur Rehabilitation finanzieren (▶ Kap. 6, Rehabilitation).

Die Gesetzliche Unfallversicherung wird durch die Arbeitgeber finanziert

Die gesetzliche Unfallversicherung, die in Form der *Berufsgenossenschaft (BG)* vollständig von den Arbeitgebern finanziert wird, hat die Aufgabe, »Arbeitsunfälle und Berufskrankheiten sowie arbeitsbedingte Gesundheitsgefahren zu verhüten, oder nach Eintritt von Versicherungsfällen die Gesundheit und Leistungsfähigkeit der Versicherten wiederherzustellen und die Versicherten oder ihre Hinterbliebenen durch Geldleistungen zu entschädigen«(Bundesministerium für Arbeit und Soziales 2016). Beschäftigte, bei denen eine Berufskrankheit diagnostiziert wurde oder die einen Arbeitsunfall erlitten haben, werden durch die Berufsgenossenschaften medizinisch, beruflich und sozial rehabilitiert. Das geschieht z. B. in Form von Rehabilitation, Umschulungsmaßnahmen oder durch Wiedereingliederungsprogramme.

Eine *Berufskrankheit* ist eine Erkrankung, die »nach den Erkenntnissen der medizinischen Wissenschaft durch besondere Einwirkungen verursacht sind, denen bestimmte Personengruppen durch ihre Arbeit in erheblich höherem Grade als die übrige Bevölkerung ausgesetzt sind« (DGUV Spitzenverband 2016, Berufskrankheiten Fragen und Antworten), d. h. eine durch die berufliche Tätigkeit verursachte Erkrankung (z. B. Mehlallergie bei Bäckern). Nach dem Gesetz gilt eine Erkrankung dann als Berufskrankheit, wenn sie in der so genannten Berufskrankheiten-Liste aufgeführt ist (SGB VII § 9 Berufskrankheit). Bei Verdacht auf Vorliegen einer Berufskrankheit besteht für Arbeitgeber bzw. Ärztinnen eine *Meldepflicht*. Bei Pflegepersonal können Kontaktallergien auf Desinfektionsmittel und Lendenwirbelsäulenprobleme durch schweres Heben als Berufskrankheit anerkannt werden. Das setzt allerdings ein umfangreiches Gutachterverfahren voraus.

Arbeitsunfälle sind Unfälle, die Versicherte infolge ihrer versicherten Tätigkeit erleiden. Dazu zählen nicht nur Unfälle am Arbeitsplatz, z. B. Prellungen oder Stürze durch Stolpern, sondern auch so genannte *Wegeunfälle*, die sich auf dem Weg zum Arbeitsplatz oder von dort nach Hause ereignen. Auch die Teilnahme am Betriebssport oder an Betriebsausflügen ist versichert, sofern diese Veranstaltungen vom Unternehmen durchgeführt werden. Gleiches gilt für die Teilnahme an Klassenfahrten, die im Verantwortungsbereich der Schule stattfinden.

Arbeits- und Wegeunfälle

In den Berufsgenossenschaften versichert sind z. B.:

- Personen, die im Interesse der Allgemeinheit tätig sind, wie z. B. Mitarbeiter in Hilfsorganisationen, Blutspender, Schöffen
- Kinder in Kindertageseinrichtungen, Schüler und *Studierende* in Schulen und Hochschulen, *Personen in der beruflichen Aus- und Fortbildung*
- Arbeitslose, wenn sie auf Aufforderung der Arbeitsagentur die Agentur oder eine andere Stelle aufsuchen
- Personen, die im Interesse der Allgemeinheit ehrenamtlich tätig sind (z. B. Unglückshelfer)
- Personen in der Rehabilitation (z. B. Krankenhausaufenthalt)

Die Berufsgenossenschaften sind branchenspezifisch gegliedert. So gibt es Berufsgenossenschaften für »Transport und Verkehrswirtschaft«, »Holz und Metall«, »Nahrung und Gastgewerbe« oder »Gesundheitsdienst und Wohlfahrtspflege«.

Übernommen werden von der Berufsgenossenschaft Leistungen zur

- Heilbehandlung und Pflege,
- medizinischen Rehabilitation,
- beruflichen und sozialen Teilhabe, z. B. Umschulungsmaßnahmen,
- Geldleistungen, z. B. Lohnersatzleistungen und Rentenleistungen,
- Hinterbliebenenleistungen, z. B. Witwen-/Witwer- und Waisenrenten.

Bei medizinischen Behandlungen, die im Rahmen von Unfällen erforderlich werden, kommen als Kostenträger auch privat abgeschlossene Unfallversicherungen oder Haftpflichtversicherungen des Unfallverursachers in Frage.

Fallbeispiel

Vorausgesetzt Lena K. befand sich auf dem direkten Weg zu ihrer Arbeitsstelle und hat nicht grob fahrlässig gehandelt (z. B. durch ein verkehrsuntaugliches Fahrrad), ist dies ein typischer Fall für einen »Wegeunfall«, der durch die Berufsgenossenschaft finanziert wird.

> **Fragen zum Mitarbeiten**
>
> Recherchieren Sie, unter welchen Bedingungen die Kosten einer medizinischen Behandlung nicht von der Berufsgenossenschaft übernommen werden!

2.6.2 Private Unfallversicherungen

Privat abgeschlossene Unfallversicherungen treten im anerkannten Versicherungsfall auch für Unfälle ein, die sich außerhalb des Arbeitsplatzes z. B. bei Sport und Freizeit oder im häuslichen Umfeld ereignen. Je nach Vertrag werden Einmalzahlungen oder Rentenzahlungen geleistet, Krankenhaustagegeld, Bergungskosten oder Kurkostenbeihilfe gezahlt. Dabei unterscheiden sich die verschiedenen Versicherungsanbieter in ihren Vertragsangeboten erheblich.

2.6.3 Die Rentenversicherung

Die Rentenversicherungen kommen insbesondere dann als Kostenträger in Frage, wenn durch Erkrankung oder durch einen Unfall die Erwerbsfähigkeit auf lange Sicht gefährdet oder eingeschränkt wird. In der Regel werden dann die Kosten für eine medizinische Rehabilitationsmaßnahme übernommen. (▶ Kap. 6, Rehabilitation) Unter Umständen kommt die Rentenversicherung aber auch für eventuell notwendige Umschulungen oder Weiterbildungen auf bzw. für die Umgestaltung des Arbeitsplatzes zur weiteren Teilhabe am Arbeitsleben. Das können Zuschüsse zu einem behindertengerechten Fahrzeug, technische Hilfsmittel, aber auch spezielle Assistenzsysteme z. B. für Seh- oder Höreingeschränkte sein.

3 Gesundheitspolitische Entscheidungsträger

Folgende Fragen können Sie im Anschluss beantworten:

1. Durch wen werden in Deutschland gesundheitspolitische Entscheidungen gefällt?
2. Welche Aufgaben hat das Bundesministerium für Gesundheit?
3. Was sind Bundesoberbehörden und welchen Einfluss haben sie auf Ihre berufliche Tätigkeit?
4. Wer entscheidet darüber, welche Diagnose- und Therapieverfahren von den gesetzlichen Krankenkassen erstattet werden?
5. Welche Aufgabe hat das Institut für Qualität und Wirtschaftlichkeit im Gesundheitswesen IQWIG?
6. Welche Institution überwacht die Medikamente und Medizinprodukte, die in Deutschland eingesetzt werden?
7. Welche gesundheitspolitischen Einflussmöglichkeiten haben Pflegekräfte und Ärzte?

Information

Daten und Fakten

- Erste Deutsche Bundesgesundheitsministerin war die CDU Politikerin Elisabeth Schwarzhaupt, die das Amt von 1961–1966 innehatte.
- In Deutschland gibt es 17 Landesärztekammern, eine pro Bundesland mit Ausnahme von Nordrhein-Westfalen, das mit der Ärztekammer Nordrhein und der Ärztekammer Westfalen-Lippe zwei Kammern hat.
- Die erste Pflegekammer wurde 2016 in Rheinland-Pfalz gegründet. Alle Gesundheits- und Krankenpflegerinnen und Altenpfleger, die in Rheinland-Pfalz ihren Beruf ausüben, sind zahlungspflichtige Mitglieder der Landespflegekammer.

3.1 Das Bundesministerium für Gesundheit

Zentrale Aufgaben des BMG

An der Spitze des deutschen Gesundheitswesens steht das *Bundesministerium für Gesundheit* unter der Leitung des Bundesgesundheitsministers. Es wurde 1961 als Bundesministerium für Gesundheitswesen (BMG) gegründet und heißt nach mehreren Umstrukturierungen seit 1991 Bundesministerium für Gesundheit.

Die zentralen Aufgaben des BMG sind der Erhalt, die Sicherung und die Weiterentwicklung der Leistungsfähigkeit der Gesetzlichen Krankenversicherung und der Pflegeversicherung. Die Qualität des Gesundheitswesens soll unter Führung des BMG kontinuierlich weiterentwickelt werden, allerdings unter der Vorgabe, dass die Beitragssätze zur gesetzlichen Kranken- und Pflegeversicherung nicht weiter ansteigen.

Weitere Aufgaben des Bundesministeriums für Gesundheit sind u. a. (Bundesministerium für Gesundheit 2015, Aufgaben und Organisation):

- Gesundheitsvorsorge und Prävention
- Erarbeitung von Vorschriften für die Herstellung, klinische Prüfung, Zulassung und Überwachung von Arzneimitteln und Medizinprodukten
- Qualitätssicherung der Ausbildungsregelungen und der Berufsausübung von Heil- und Gesundheitsberufen im Rahmen der Berufsgesetze
- Prävention der Drogen- und Suchtgefahren
- Prävention, Rehabilitation und Behindertenpolitik
- Europäische und internationale Gesundheitspolitik

Um diesen Aufgaben nachkommen zu können, sind dem Bundesministerium für Gesundheit fünf *Bundesoberbehörden* unterstellt, die unterschiedliche Aufgaben wahrnehmen.

Das sind im Folgenden das Bundesinstitut für Arzneimittel und Medizinprodukte (BfArM), das Deutsche Institut für medizinische Dokumentation und Information (DIMDI), das Paul-Ehrlich-Institut (PEI), das Robert Koch-Institut (RKI) und die Bundeszentrale für gesundheitliche Aufklärung (BZgA) (▶ Abb. 3.1).

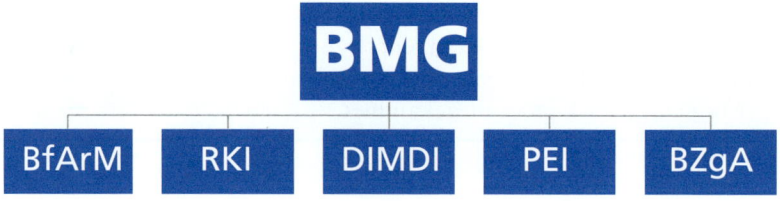

Abb. 3.1: Bundeministerium für Gesundheit und Bundesoberbehörden

> **Merke**
>
> Vorrangige Aufgabe des Bundesministeriums für Gesundheit ist die Sicherung der Funktionsfähigkeit der gesetzlichen Krankenversicherung

3.2 Bundesoberbehörden

3.2.1 Das Bundesinstitut für Arzneimittel und Medizinprodukte (BfArM) in Bonn

Schwerpunkte der Aufgaben des BfArM sind:

- Die Genehmigung klinischer Prüfungen neuer Arzneimittel bzw. Medizinprodukte (*klinische Studien*) und nach erfolgreicher Prüfung der Wirksamkeit, der Unbedenklichkeit und der pharmazeutischen Qualität die anschließende Zulassung und Registrierung.
- Die kontinuierliche Überwachung hinsichtlich ihrer Risiken und Nebenwirkungen aller Arzneimittel und Medizinprodukte im Anschluss an ihre Zulassung (▶ Kap. 9, Arzneimittel und Medizinprodukte)
- Die Überwachung des *Betäubungsmittel-Verkehrs* durch die *Bundesopiumstelle* des BfArM (Bundesopiumstelle 2015). Zu den Betäubungsmitteln zählen Stoffe, die entweder eine starke Wirkung auf die Psyche haben wie z. B. Amphetamin oder die eine Abhängigkeit hervorrufen können wie Opiate oder starke Schlafmittel (Betäubungsmittel-Binnenhandelsverordnung (BtMBinHV) §§ 1–7). Durch das hohe Gefahrenpotential bei missbräuchlicher Anwendung unterliegt der Umgang mit Betäubungsmitteln einigen gesetzlichen Besonderheiten (▶ Kap. 9 Arzneimittel und Medizinprodukte).

Zulassung und Überwachung von Arzneimitteln und Medizinprodukten

> **Merke**
>
> Alle Arzneimittel und Medizinprodukte in Deutschland werden durch das BfArM zugelassen und überwacht.

3.2.2 Die Bundeszentrale für gesundheitliche Aufklärung (BZgA) in Köln

Fallbeispiel

Sie stehen an der Haltestelle und warten auf den Bus, als Ihnen ein Plakat auffällt, das Sie zum Lachen bringt. Neben dem plötzlichen Bedürfnis, sich die Hände zu waschen fragen Sie sich, wer für diese ungewöhnliche Kampagne verantwortlich ist.

Abb. 3.2: BZgA Plakate für Sanitärräume zur Information über persönlichen Infektionsschutz durch Händewaschen Plakatserie »Wo waren deine Hände heute?«

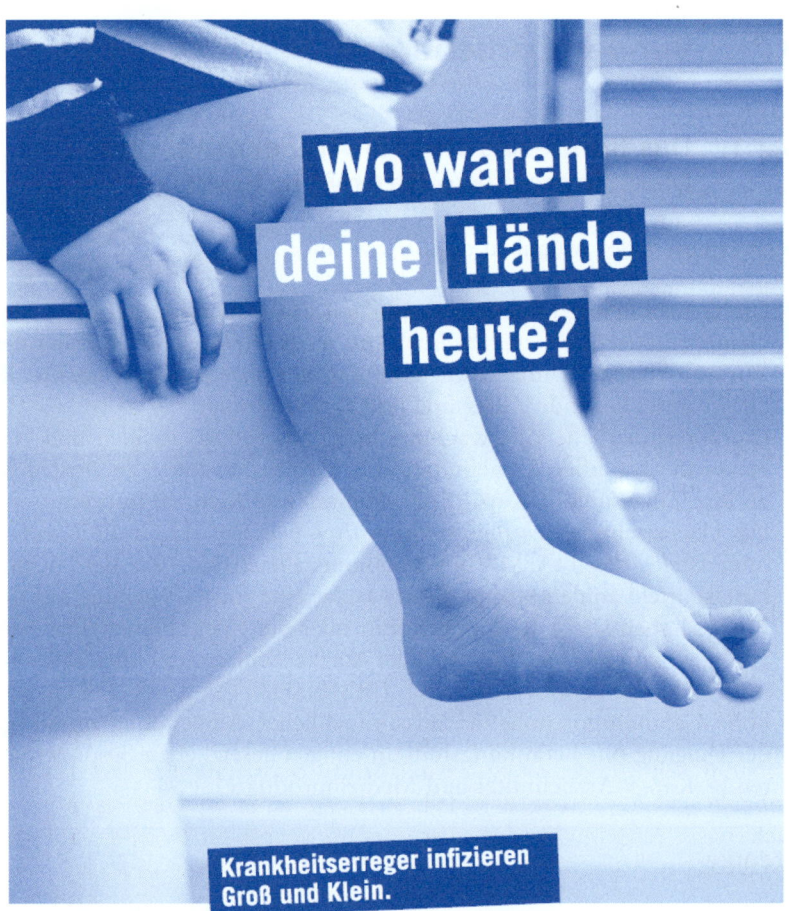

Die Ziele der BZgA sind die gesundheitliche Aufklärung und Gesundheitserziehung der Bevölkerung und die »Ausbildung und Fortbildung der auf dem Gebiet der Gesundheitserziehung und -aufklärung tätigen Personen«.(Bundeszentrale für gesundheitliche Aufklärung 2016, Aufgaben und Ziele).

Gesundheitsaufklärung

Die BZgA stellt Informationsmaterial in Form von Unterrichtsmaterialien, Flyern, Broschüren oder Videos zur Verfügung und führt Informationskampagnen wie die o. a. Plakataktion durch (▶ Abb. 3.2). Themenschwerpunkte im Jahr 2015 waren u. a. die Suchtvorbeugung, die Förderung des Nichtrauchens, die Förderung der Organspende und Ernährung, Bewegung und Stressbewältigung.

Darüber hinaus führt die BZgA Studien und Untersuchungen durch, um ihre Aufklärungsarbeit zu verbessern. Diese Studien werden regelmäßig veröffentlicht.

> **Fragen zum Mitarbeiten**
>
> Recherchieren Sie Informationen der BZgA zum Thema Schutzimpfungen und persönlicher Infektionsschutz. Welches sind die aktuellen Impfempfehlungen für Erwachsene?

3.2.3 Das Deutsche Institut für medizinische Dokumentation und Information (DIMDI) in Köln

Das Deutsche Institut für Medizinische Dokumentation und Information (*DIMDI*) wurde 1969 mit Sitz in Köln gegründet. Zu seinen Aufgaben gehört es, der Öffentlichkeit aktuelle Informationen aus dem gesamten Gebiet der Medizin einfach und schnell zugänglich zu machen. Zu diesem Zweck stellt das DIMDI Datenbanken mit Informationen aus den Bereichen Medizin, Pharmazie und Toxikologie sowie Psychologie zur Verfügung. Insgesamt stehen aktuell rund 70 Datenbanken bereit, zum Teil sind sie öffentlich und zudem kostenlos. Ein Teil der Datenbanken ist auf Grund des Heilmittelwerbegesetzes allerdings nur für Fachkreise (Ärztinnen, Apothekerinnen) und erst nach Anmeldung zugänglich.

Medizinische Klassifikationssysteme

Darüber hinaus ist das DIMDI verantwortlich für die Herausgabe der deutschsprachigen Fassungen medizinischer *Klassifikationssysteme*. Klassifikationssysteme wurden entwickelt, um eine international einheitliche Sprache für Dokumentation und statistische Untersuchungen zu nutzen (Hölzer et al 2002). Dazu gehören der *ICD-10*, der Codierungsschlüssel

Klassifikation von Erkrankungen

für Diagnosen bzw. Erkrankungen, der *OPS*, ein Prozedurenschlüssel für durchgeführte diagnostische oder therapeutische Maßnahmen und der *ICF*, der Kodierungsschlüssel für Körperfunktionen und den Grad einer Behinderung.

ICD

Die »Internationale statistische Klassifikation der Krankheiten und verwandter Gesundheitsprobleme« (International Statistical Classification of Diseases and Related Health Problems, ICD) ist das amtliche Klassifikationssystem, mit dem Diagnosen in der ambulanten und stationären Versorgung in Deutschland verschlüsselt werden. Damit unterliegen Diagnosen nicht mehr der mitunter sehr unterschiedlichen bzw. vom einzelnen Arzt abhängigen Umschreibung von Krankheitsbildern oder Symptomen, sondern werden international einheitlich mit einem Code versehen. Diese Kodierung dient u. a. als Grundlage für die Zuordnung der behandelten Patientinnen zu den Diagnosis Related Groups (DRG) und damit zur Erstattung der medizinischen Leistungen im stationären Bereich. Im ambulanten Bereich dient die Kodierung der Zuordnung zur Gebührenordnung für Ärzte (GOÄ) bzw. zum Einheitlichen Bewertungsmaßstab (EBM), nach dem ambulante ärztliche Leistungen vergütet werden. Für psychologische Psychotherapeuten gilt dementsprechend die Gebührenordnung für Psychotherapeuten (GOP).

Die Systematik besteht aus 22 Kapiteln, die thematisch den Bereich der Krankheiten aller Organsysteme abdecken. Die erste Stelle im Code bildet ein Buchstabe, die nachfolgenden Stellen enthalten Ziffern, wobei die vierte Stelle durch einen Punkt abgetrennt ist.

Fallbeispiel

Lena K. hat seit 2 Tagen Halsschmerzen und jetzt zunehmend Schluckbeschwerden, wegen der sie ihren Hausarzt aufsucht. Dieser diagnostiziert bei ihr eine Streptokokkeninfektion der Gaumenmandeln. Auf ihrer Arbeitsunfähigkeitsbescheinigung steht nur die Codierung J 03.0.

In Kapitel 10 des ICD bezeichnen die Buchstaben J 00–J 99 Krankheiten des Atmungssystems. Die Codes J 00–J 06 bilden dabei die akuten Infektionen der oberen Atemwege ab, während die Codes J 09–J 18 beispielsweise der echten Grippe und Pneumonien vorbehalten sind. Je nach vorrangigem Symptom stehen weitere Codes zur genaueren Umschreibung zur Verfügung. Eine akute Streptokokken-Tonsillitis (eine durch Streptokokken hervorgerufene Entzündung der Gaumenmandeln) hat dabei den Code J 03.0, während eine akute Infektion der oberen Atemwege, deren Auslöser man nicht kennt (grippaler Infekt), durch den Code J 06.9 abgebildet wird. Mit diesem vierstelligen Code kann ein Großteil der Krankheiten, Symptomenkomplexe und spezifischer Zustände abgebildet werden. ICD-Codes werden auch für statistische Zwecke z. B. für Todesursachen, Krebsregister oder für Krankschreibungen verwendet.

> **Definition: Arbeitsunfähigkeitsbescheinigung**
>
> Die *Arbeitsunfähigkeitsbescheinigung* (AU) oder auch Krankschreibung wird von der behandelnden Ärztin nach eingehender Untersuchung ausgefüllt und dient gegenüber dem Arbeitgeber als Nachweis einer Erkrankung und der daraus resultierenden Unfähigkeit, der jeweiligen beruflichen Tätigkeit nachzugehen. Laut § 5 *Entgeltfortzahlungsgesetz* (EntgFG § 5) muss sie in der Regel vorgelegt werden, wenn die Arbeitsunfähigkeit länger als drei Kalendertage andauert (in Einzelfällen schon ab dem ersten Tag). Mit Ausstellung der AU beginnt die Sechs-Wochen-Frist der Entgeltfortzahlung durch den Arbeitgeber.

Auch psychiatrische Erkrankungen werden im ICD abgebildet. Zusätzlich wurde von der Amerikanischen Psychiatrischen Gesellschaft (APA) ein »diagnostischer und statistischer Leitfaden psychischer Störungen« herausgegeben, (*DSM, Diagnostic and Statistical Manual of Mental Disorders*), der in psychiatrischen Kliniken und Forschungseinrichtungen eingesetzt wird und spezifischer auf psychische und psychiatrische Störungen eingeht.

> **Fragen zum Mitarbeiten**
>
> Recherchieren Sie den ICD Code für eine Erkrankung, mit der Sie im Rahmen Ihrer beruflichen Tätigkeit häufig konfrontiert werden!

OPS

Im Operationen- und Prozedurenschlüssel (OPS) werden alle diagnostischen und therapeutischen Maßnahmen im stationären Bereich und beim ambulanten Operieren verschlüsselt. Die zurzeit (2017) gültige Fassung besteht aus sechs Kapiteln (1, 3, 5, 6, 8 und 9), welche die kodierbaren medizinischen Maßnahmen abdecken. Um die Möglichkeit einer zukünftigen Erweiterung zu sichern, sind nicht alle Schlüsselnummern innerhalb der Kapitel belegt. Die Kapitel sind gegliedert in folgende Bereiche (▶ Tab. 3.1):

Klassifikation von Operationen und Prozeduren

Tab. 3.1: Gliederung des Operationen- und Prozedurenschlüssels (OPS)

Kapitel	Art der Maßnahme
1	Diagnostische Maßnahmen
3	Bildgebende Diagnostik
5	Operationen
6	Medikamente
8	Nichtoperative therapeutische Maßnahmen
9	Ergänzende Maßnahmen

ICF

Klassifikation von Behinderungen

Die *Internationale Klassifikation der Funktionsfähigkeit, Behinderung und Gesundheit (ICF)* der Weltgesundheitsorganisation (WHO) dient als fachübergreifende einheitliche Kodierung zur Beschreibung des Gesundheitszustands, der Funktionsfähigkeit und des Grades einer Behinderung von Patienten. Sie wird häufig im Rehabilitationsbereich eingesetzt. Neben der eigentlichen Gesundheitsstörung, also z. B. der zugrunde liegenden Krankheit, erfasst die ICF auch, inwiefern den Betroffenen eine Teilhabe am Leben in der Gesellschaft (Partizipation) möglich ist. Die Klassifizierung ist weniger defizit- als ressourcenorientiert, berücksichtigt also vor allem, welche Aktivitäten den Betroffenen noch möglich sind. Dabei werden auch Faktoren der Lebensumwelt, z. B. die konkrete Situation am Arbeitsplatz und persönliche Ressourcen, z. B. familiäre Unterstützung oder persönliche Problembewältigung erfasst.

Das biopsychosoziale Modell

Mit der ICF sollen dem *biopsychosozialen Modell* der WHO folgend, auch die psychologischen und sozialen Aspekte von Krankheitsfolgen systematisch erfasst werden.

Definition: Das biopsychosoziale Modell

»Krankheit und Gesundheit sind im biopsychosozialen Modell nicht als ein Zustand definiert, sondern als ein dynamisches Geschehen« (Egger 2015 S.3). Körper (Physis) und Seele (Psyche) bilden eine Einheit und beeinflussen sich gegenseitig.

Merke

Der ICD ist ein internationales Klassifikationssystem, mit dem Krankheiten verschlüsselt werden. Psychiatrische Erkrankungen werden auch nach dem MSD kodiert. Im OPS werden diagnostische und therapeutische Maßnahmen verschlüsselt. Nach der ICF werden organische Funktionseinschränkungen und der Grad einer Behinderung klassifiziert.

Fallbeispiel

Bei Gerda S. wurde eine beginnende Demenz diagnostiziert. Renate S. möchte ihre Mutter fördern und so lange wie möglich ihre Selbständigkeit aufrechterhalten. Sie liest in Gesundheitsratgebern, dass kognitive Stimulation und Training den geistigen Abbau bei Demenz verzögern können. Sie stellt fest, dass ihre Mutter nach den Übungen, die sie auf den Rat einer Ergotherapeutin hin mit ihrer Mutter durchführt, deutlich entspannter und aufmerksamer ist. Jetzt fragt sie sich, ob das eine Einzelbeobachtung ist, oder ob es wissenschaftliche Hinweise auf eine Wirksamkeit der Ergotherapie bei Demenz gibt.

Definition: Demenz

Demenz ist eine neurologische Erkrankung aufgrund verschiedener Ursachen, die mit einer Abnahme des Gedächtnisses und des Denkvermögens einhergeht und die Aktivität des täglichen Lebens stark beeinträchtigt. Die vermutlich bekannteste Form ist die Alzheimerkrankheit.

Health Technology Assessment HTA

Das DIMDI veröffentlicht ebenfalls wissenschaftliche Informationen zur Bewertung von Diagnose- und Therapieverfahren, Impfungen und Vorsorgemaßnahmen hinsichtlich ihrer medizinischen Wirkung, Sicherheit und ökonomischer, ethischer, sozialer und rechtlicher Auswirkungen. Für die gesundheitspolitischen Entscheidungsträger dienen die HTA-Berichte als Instrument der Entscheidungsfindung für die Aufnahme oder Zurückweisung neuer Verfahren und Technologien in den GKV-Leistungskatalog.

Bewertung von Diagnose- und Therapieverfahren

Information

Detailliertere Informationen zum ICD, OPS, ICF und den HTA-Berichten (inkl. von online-Versionen zur Suche nach Codes) finden Sie auf der Homepage des DIMDI unter:
https://www.dimdi.de

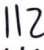

> **Fragen zum Mitarbeiten**
>
> Recherchieren Sie einen HTA-Bericht zum Einsatz von Behandlungsverfahren durch Ihre Berufsgruppe, z. B. den HTA-Bericht zur »Wirksamkeit von Ergotherapie bei mittlerer bis schwerer Demenz«!

3.2.4 Das Paul-Ehrlich-Institut (PEI, Bundesamt für Sera und Impfstoffe) in Langen (Hessen)

Zulassung und Überwachung von Impfstoffen

Benannt wurde das *Paul-Ehrlich-Institut (PEI)* nach dem deutschen Mediziner und Nobelpreisträger Paul Ehrlich, der als erster eine medikamentöse Behandlung gegen die Syphilis entwickelte und an der Entwicklung des Serums gegen Diphtherie beteiligt war.

Neben der biomedizinischen Forschung ist das PEI u. a. zuständig für

- die Bewertung,
- Zulassung und
- staatliche Chargenfreigabe von biologischen Arzneimitteln.

Zu diesen Arzneimitteln zählen unter anderem Impfstoffe und Sera für Mensch und Tier, Allergenpräparate, monoklonale Antikörper (immunologisch aktive Proteine, die z. B. in der Krebstherapie eingesetzt werden) und Arzneimittel aus Blut (z. B. Gerinnungspräparate). Ebenso wie alle klinischen Studien zu Medizinprodukten und neuen Arzneimitteln durch das BfArM genehmigt werden, müssen auch die Studien zu Impfstoffen oder im weitesten Sinne zu Blutprodukten durch das PEI genehmigt werden.

> **Merke**
>
> Impfstoffe und Arzneimittel aus Blut werden vom Paul Ehrlich Institut zugelassen

3.2.5 Das Robert Koch-Institut (RKI) in Berlin

> **Fallbeispiel**
>
> Im Sommer 2011 kam es von Mai bis Juli vor allem in den norddeutschen Bundesländern zum Ausbruch von Erkrankungsfällen des hämolytisch-urämischen Syndroms (HUS) aufgrund einer Infektion durch enterohämorrhagische Escherichia coli (EHEC), in deren Ver-

lauf viele Patienten ernsthaft erkrankten und schließlich 50 Patienten verstarben. Als zentrale Melde- und Informationsstelle war das RKI kontinuierlich mit der Erfassung der Erkrankungsfälle und der Suche nach dem Auslöser des Krankheitsausbruchs befasst (RKI 2011).

Nicht ohne Grund wurde das *Robert-Koch-Institut (RKI)* nach dem Entdecker der Anthrax-, Cholera- und Tuberkuloseerreger benannt, denn es ist die zentrale Überwachungs- und Forschungseinrichtung des Bundesministeriums für Gesundheit (BMG) auf dem Gebiet der Infektionskrankheiten. Damit ist die Hauptaufgabe des Instituts die *Erkennung, Verhütung und Bekämpfung insbesondere von Infektionskrankheiten.*

Überwachung von Infektionskrankheiten

Laut *Infektionsschutzgesetz* (IfSG) umfasst das Aufgabengebiet des RKI »sowohl die Beobachtung des Auftretens von Krankheiten und relevanter Gesundheitsgefahren in der Bevölkerung als auch das Ableiten und wissenschaftliche Begründen der erforderlichen Maßnahmen zum wirkungsvollen Schutz der Gesundheit der Bevölkerung« (§ 4 Infektionsschutzgesetz). Zu diesem Zweck analysiert das RKI gesundheitsbezogene Daten aus *Gesundheitssurveys*.

Definition: Infektionsschutzgesetz

Das Infektionsschutzgesetz regelt, welche Krankheiten bei Verdacht, Erkrankung oder Tod und welche labordiagnostischen Nachweise von Erregern meldepflichtig sind.

Definition: Gesundheitssurvey

Gesundheitssurveys sind große Reihenuntersuchungen zum Gesundheitszustand einer Population (Bevölkerungsgruppe).

Die daraus gewonnenen wissenschaftlichen Erkenntnisse dienen als Basis für gesundheitspolitische Entscheidungen, z. B. wenn es um die Risikoeinschätzung infektiöser Erkrankungen mit hoher Gefährlichkeit, hohem Verbreitungsgrad oder hoher öffentlicher Bedeutung geht. Das RKI empfiehlt dann auf Basis wissenschaftlicher Untersuchungen entsprechende Maßnahmen z. B. zur Prävention oder zur Hygiene. So ist das RKI gemeinsam mit den örtlichen Gesundheitsämtern involviert, wenn es wie im September 2012 in Sachsen und Thüringen in Schulen und Kindergärten zum Ausbruch einer Norovirusepidemie (Erreger einer akuten Magen-Darm-Erkrankung) kommt.

3 Gesundheitspolitische Entscheidungsträger

Merke

Das Robert Koch Institut ist für die Überwachung von Infektionskrankheiten und für die Erhebung bevölkerungsbezogener Gesundheitsdaten zuständig

Fragen zum Mitarbeiten

- Sie zweifeln, ob Sie sich gegen Grippe impfen lassen sollen. Recherchieren Sie die aktuellen Daten des RKI zur Sterblichkeitsrate bei Grippe (Mortalität der Influenza) in der letzten Saison.
- In Ihrer Einrichtung ist es zum Ausbruch einer Norovirusinfektion gekommen. Kolleginnen und Patientenangehörige fragen Sie um Rat. Recherchieren Sie die aktuell empfohlenen Maßnahmen des RKI beim Auftreten von Norovirus-Erkrankungen in Krankenhäusern oder Altenheimen.

3.3 Der Gemeinsame Bundesausschuss G-BA

Fallbeispiel

Gerda S. wird mittlerweile durch einen ambulanten Pflegedienst bei der Grundpflege und im Haushalt unterstützt. Ihre schon lange bekannte chronisch obstruktive Lungenerkrankung (COPD) macht ihr zunehmend zu schaffen. Irgendwie scheinen die Medikamente, die sie seit Jahren nimmt, nicht mehr richtig zu helfen. Ihr Hausarzt empfiehlt ihr ein neues medikamentöses Therapieverfahren, das aber von der gesetzlichen Krankenkasse nicht bezahlt wird. Gerda S. ist entrüstet, dass man ihr das »Wundermedikament« vorenthält.

Aufnahme medizinischer Leistungen in den Leistungskatalog

Der *Gemeinsame Bundesausschuss (G-BA)* ist das oberste Beschlussgremium der gemeinsamen Selbstverwaltung der Ärzte, Zahnärzte, Psychotherapeuten, Krankenhäuser und Krankenkassen in Deutschland. Hauptaufgabe des G-BA ist es, Richtlinien zu erarbeiten, die die Inhalte der medizinischen Versorgung näher bestimmen und damit zu entscheiden, welche Leistungen von der GKV gezahlt werden. Die Richtlinien sollen sicherstellen, dass die Versorgung der Versicherten wirtschaftlich erfolgt und der Versichertengemeinschaft keine unnötigen Kosten entstehen.

Dazu gehören auch Arzneimittel-Richtlinien, in denen festgelegt wird, welche Arzneimittel von der GKV übernommen werden und welche nicht erstattungsfähig sind, d. h. vom Patienten selbst bezahlt werden müssen. Der G-BA kann die Verordnung von Arzneimitteln einschränken oder ausschließen, wenn eine Unzweckmäßigkeit erwiesen oder eine andere, wirtschaftlichere Behandlungsmöglichkeit mit vergleichbarem Nutzen verfügbar ist.

Um neue Medikamente hinsichtlich ihres Nutzens für die Patienten und ihrer Wirtschaftlichkeit bewerten zu können, initiiert der G-BA eigene Studien oder zieht das *Institut für Qualität und Wirtschaftlichkeit im Gesundheitswesen IQWIG* zu Rate. Als unabhängiges wissenschaftliches Institut leitet es dem G-BA seine Ergebnisse als Empfehlung zu.

> **Information**
>
> Auf der Internetseite des IQWIG sind die zugrundeliegenden Abschlussberichte veröffentlicht:
> https://www.iqwig.de/

Sobald ein Therapieverfahren in den *Leistungskatalog* der gesetzlichen Krankenversicherungen (SGB V) aufgenommen wurde, haben alle gesetzlich Versicherten Anspruch auf die Finanzierung dieser Therapie durch die GKV! Wird eine Therapie abgelehnt, weil z. B. ihr Nutzen nicht eindeutig belegt ist, werden die Kosten nicht von der GKV übernommen (Einzelfallentscheidungen sind möglich, liegen aber im Ermessen der jeweiligen Krankenkasse).

Bei besonders neuen innovativen Untersuchungs- oder Behandlungsmethoden liegt eine solche Nutzenbewertung unter Umständen noch nicht vor. Damit innovative Verfahren trotzdem für die Versorgung der GKV-Patienten zur Verfügung stehen, hat der G-BA im Rahmen des *Versorgungsstrukturgesetzes* von 2012 die Möglichkeit, die wissenschaftliche Erprobung innovativer nichtmedikamentöser Untersuchungs- und Behandlungsmethoden (so genannte *NUBs*) selbst zu finanzieren. Anbieter innovativer Methoden können die Erprobung beim G-BA beantragen.

Darüber hinaus beschließt der G-BA Maßnahmen der Qualitätssicherung für den ambulanten vertragsärztlichen und den stationären Bereich des Gesundheitswesens. So werden z. B. einrichtungsübergreifende Maßnahmen zur Qualitätssicherung festgelegt, die den Vergleich gleichartiger Leistungen verschiedener Institutionen z. B. zwischen Krankenhäusern, ermöglichen sollen (G-BA 2016).

> **Merke**
>
> Der G-BA entscheidet über die Aufnahme von Therapie- und Diagnoseverfahren in den Leistungskatalog der gesetzlichen Krankenversicherung (SGB V) und damit darüber, ob diese Verfahren von der GKV bezahlt werden oder nicht!

3.4 Das Institut für Qualität und Wirtschaftlichkeit im Gesundheitswesen (IQWIG)

Bewertung der Wirtschaftlichkeit medizinischer Verfahren

Das IQWIG wurde 2004 als private Stiftung gegründet. Es überprüft in Form von Gutachten die Vor- und Nachteile medizinischer Therapieverfahren. Auftraggeber sind der *Gemeinsame Bundesausschuss (G-BA)* und das *Bundesministerium für Gesundheit (BMG)*. Das IQWIG kann allerdings auch in eigener Verantwortung Themen aufgreifen und Studien bewerten (Generalauftrag). Finanziert wird es aus den Beiträgen der Mitglieder der Gesetzlichen Krankenversicherungen.

Das Institut erstellt unabhängige, evidenzbasierte (beweisgestützte) *Gutachten* beispielsweise zu

- Arzneimitteln,
- Nichtmedikamentösen Behandlungsmethoden (z. B. Operationsmethoden),
- Verfahren der Diagnose und Früherkennung (Screening),
- sowie Behandlungsleitlinien und *Disease Management Programmen* (DMP).

> **Definition: Disease Management Programme**
>
> Disease Management Programme (DMP) sind standardisierte Diagnose- und Therapieverfahren, die auf Basis evidenzbasierter Studienergebnisse sektorenübergreifend eine einheitliche Versorgung von Patienten mit bestimmten (v. a. chronischen) Krankheitsbildern sicherstellen sollen.

Darüber hinaus stellt das IQWIG auch Gesundheitsinformationen für alle Bürgerinnen und Bürger zur Verfügung. Die Ergebnisse der Untersuchungen werden in Form von frei zugänglichen Berichten, Rapid Reports (Schnellberichten), Arbeitspapieren sowie allgemeinverständlichen

3.4 Das Institut für Qualität und Wirtschaftlichkeit

Versionen dieser Produkte publiziert. Es stellt damit Wissen zur Verfügung, das es allen Beteiligten ermöglichen soll, informierte Entscheidungen zu treffen.

Erklärtes Ziel ist die *unabhängige Berichterstattung*, d.h. weder Industrie noch Krankenkassen oder Politik sollen die Inhalte der Gutachten beeinflussen können. Um Interessenskonflikte zu vermeiden, muss jeder, der an einem Produkt des Instituts mitarbeitet, alle Beziehungen offenlegen, die Arbeit und Ergebnis beeinflussen könnten.

> **Merke**
>
> Das IQWIG erstellt medizinische Gutachten zu Wirkung und Wirtschaftlichkeit von Arzneimitteln, Behandlungsmethoden und Diagnoseverfahren.

> **Fallbeispiel**
>
> Renate S. hat sich informiert und festgestellt, dass für das vom Arzt empfohlene Verfahren für die Behandlung ihrer Mutter noch keine Nutzenempfehlung des IQWIG vorliegt, d.h. dass es vom G-BA noch nicht in den Leistungskatalog aufgenommen wurde. Der Arzt rät ihr, direkt den Kontakt zur Krankenkasse ihrer Mutter zu suchen, um ggf. im Rahmen einer Einzelfallentscheidung eine Kostenerstattung zu erhalten.

Neben den im SGB V festgelegten Leistungen steht es den Krankenkassen frei, im Rahmen ihres individuellen Leistungsangebotes die Kosten auch für Behandlungsverfahren zu übernehmen, die nicht in den Leistungskatalog aufgenommen wurden. So bieten manche Krankenkassen schon in ihren Verträgen Sonderleistungen wie z.B. die Übernahme der Kosten für Naturheilverfahren oder professionelle Zahnreinigung an. Auf Basis von Einzelfallentscheidungen können auch die Kosten für experimentelle oder nicht gesicherte Verfahren übernommen werden. Diese Kostenübernahme muss aber unbedingt im Vorfeld mit der Krankenkasse abgeklärt werden.

Freiwillige Leistungen der Gesetzlichen Krankenkassen

> **Information**
>
> Pressemitteilungen und weitere Informationen finden sich unter:
> http://www.iqwig.de/publikationen.114.html

3.5 Institutionen der Bundesländer

3.5.1 Landesgesundheitsämter

Auch auf Landesebene gibt es Gesundheitsbehörden (z. B. dem Sozialministerium angeschlossen), die verantwortlich für die Durchführung der Bundesgesetze sind. Diese haben ein eigenes Recht der Gesetzgebung, welches den Bundesgesetzen aber nicht entgegenstehen darf. Darüber hinaus haben sie die Fach- und Dienstaufsicht über die *Landesgesundheitsämter* und die *Landesuntersuchungsämter*. Auch auf Landesebene gibt es *Arzneimittelüberwachungsstellen*, an die z. B. Arzneimittelnebenwirkungen oder Zwischenfälle (z. B. schwerwiegende Komplikationen nach Impfungen) gemeldet werden. Schwerpunkte des öffentlichen Gesundheitsdienstes sind bevölkerungsmedizinische Aufgaben in der gesundheitlichen Prävention, in der Gesundheitsförderung und im Gesundheitsschutz.

Landesgesundheitsämter

- sind die fachliche Leitstelle für den Öffentlichen Gesundheitsdienst (ÖGD),
- stellen den *Landesarzt* für behinderte und von Behinderung bedrohte Menschen, der z. B. Bedarfsanalysen durchführt und das Land bei Fragen zur Teilhabe berät (§ 62 SGB IX Landesärzte),
- stellen den staatlichen *Gewerbearzt*, der Betriebe bei Fragen des medizinischen Arbeitsschutzes berät und arbeitsmedizinischer Sachverständiger für die Unfallversicherung ist,
- beinhalten das *Landesprüfungsamt für medizinische Ausbildungen und Heilberufe*.

3.5.2 Landesprüfungsämter

Fallbeispiel

Nach ihrer dreijährigen Ausbildung zur Gesundheits- und Krankenpflegerin stehen Nora F. jetzt die Prüfungen zum Staatsexamen bevor. Sie ist ganz schön aufgeregt, vor allem als sie von ihren Kolleginnen erfährt, dass bei der Prüfung nicht nur ihre Lehrer und Ausbilder, sondern auch eine staatliche Vertreterin des Landesprüfungsamtes anwesend sein wird.

Zulassungsprüfung zu Heilberufen und Gesundheitsfachberufen

Im *Landesprüfungsamt* werden die Studiengänge für die akademischen Heilberufe (Ärzte, Zahnärzte, Apotheker, Psychotherapeuten) verwaltet und erhalten diese Berufe ihre Approbation (Berufserlaubnis). Hier werden auch die medizinischen Fachberufe (Gesundheits- und Kranken-

bzw. Kinderkrankenpflege) und sozialpflegerischen Berufe (Altenpflege) genehmigt und in fachlicher Hinsicht betreut. Mitarbeiter des Landesprüfungsamtes sind bei der Abnahme der Examensprüfungen beteiligt und erteilen letztlich die Erlaubnis zum Führen der geschützten Berufsbezeichnung. Laut bisherigem Entwurf (Stand März 2017) des neuen Pflegeberufsgesetzes sollen diese Berufsbezeichnungen zu einer einheitlichen Bezeichnung als »Pflegefachmann/Pflegefachfrau« zusammengefasst werden.

> **Fragen zum Mitarbeiten**
>
> Recherchieren Sie beim Landesgesundheitsamt Ihres Bundeslandes mögliche staatlich anerkannte Weiterbildungsstätten Ihrer Berufsgruppe!

3.5.3 Landesuntersuchungsämter

Zu den Aufgaben der Landesuntersuchungsämter zählen die Lebensmittelüberwachung, die Tierseuchenbekämpfung und die *Infektionsprävention*. Sie sind auch an der Überprüfung der Einhaltung von Hygienevorschriften an öffentlichen Einrichtungen (Krankenhäuser, Betreuungseinrichtungen wie Kindergärten oder Pflegeheime) beteiligt. Bei kritischen hygienischen Bedingungen können öffentliche Einrichtungen wie z. B. Schulen, Kindergärten oder auch private Einrichtungen (z. B. Arztpraxen oder Physiotherapiepraxen) vorübergehend oder dauerhaft geschlossen werden.

Hygieneüberwachung medizinischer Einrichtungen

> **Fragen zum Mitarbeiten**
>
> Recherchieren Sie den Rahmen-Hygieneplan gemäß § 36 Infektionsschutzgesetz für Alten- und Altenpflegeheime in Ihrem Bundesland.

3.5.4 Gesundheitsministerkonferenz

Die Gesundheitsminister der Bundesländer treffen sich einmal jährlich zur Gesundheitsministerkonferenz, um gesundheitspolitische Fragestellungen länderübergreifend zu diskutieren und zu koordinieren. In verschiedenen Arbeitsgruppen z. B. zum Infektionsschutz werden Stellungnahmen oder Vorschläge an das Bundesministerium für Gesundheit erarbeitet. Schwerpunktthema der 2017 in Bremen stattgefundenen

Konferenz war die »patientenorientierte gesundheitliche Versorgung älterer Menschen« (https://www.gmkonline.de/Presse.html).

3.5.5 Institutionen auf kommunaler Ebene

> **Fallbeispiel**
>
> Im städtischen Krankenhaus in K. herrscht große Aufregung unter der Belegschaft. Nach anonymen Hinweisen auf hygienische Mängel wurde durch das Gesundheitsamt eine unangekündigte Inspektion der Klinik durchgeführt. Mitarbeiter wurden befragt, Proben genommen und Operationsbesteck beschlagnahmt.

Die Gesundheitsämter auf kommunaler Ebene unterstehen den Städten und Kreisen. Ihre Aufgaben können von Bundesland zu Bundesland in ihren Schwerpunkten differieren. Sie werden durch Bundesgesetze, Landesgesetze und -verordnungen und zum Teil durch EU-Recht bestimmt. Weitere Aufgaben kommunaler Gesundheitsämter sind:

- Durchführung von Schuleingangsuntersuchungen bei Kindern vor dem Schuleintritt
- Bereitstellung von Hilfen für psychisch kranke Menschen (sozialpsychiatrische Dienste)
- Unterstützung von Suchtkranken
- gesundheitliche Information, Aufklärung und Beratung der Bevölkerung (z. B. Broschüren zu Kopfläusen)
- Kommunale Stelle zur Meldung von meldepflichtigen Erkrankungen (Tbc, Meningitis, Salmonellen etc.)

3.6 Berufsständische Interessensvertretungen

Mitsprache bei gesundheitspolitischen Entscheidungen

Viele medizinische und therapeutische Berufsgruppen haben sich zu berufsständischen Interessensvertretungen zusammengeschlossen, um ihre Verhandlungsposition gegenüber den gesetzlichen Krankenkassen zu stärken und bei gesundheitspolitischen Entscheidungen ein stärkeres Mitbestimmungsrecht zu erlangen.

Für Angehörige der Pflegeberufe ist das u. a. der *Deutsche Berufsverband für Pflegeberufe e. V.* (DBfK), der sich in einen Bundesverband und mehrere Regionalverbände gliedert. Er vertritt pflegerische Interessen in der Politik und in der Öffentlichkeit und ist Ansprechpartner für fachliche und berufsrechtliche Fragen. Ziele sind u. a. die Weiterentwicklung der Qualitätssicherung und der Pflegewissenschaft und Pflegeforschung. Daneben gibt es weitere fachspezifische Verbände, z. B. für psychiatrische Pflege oder Kinderkrankenpflege. Auf Bundesebene stellt der *Deutsche Pflegerat (DPR)* eine Dachorganisation vieler Pflegeverbände dar.

Die erste Pflegekammer hat sich im Januar 2016 in Rheinland-Pfalz konstituiert, auch in Schleswig Holstein, Niedersachsen und Nordrhein-Westfalen befinden sich Pflegekammern in der Gründung (Stand 2017). Ziel ist eine »Beteiligung der beruflichen Pflege an der Gesundheitsplanung auf Bundes- und Länderebene und eine angemessene Vertretung der beruflichen Pflege in den Pflegeressorts der Ministerien von Bund und Ländern durch Personen mit pflegerischer Berufsqualifikation in verantwortlicher Position« (DBFK 2017).

Der *Deutsche Berufsverband für Altenpflege e. V. (DBVA)* ist die gesundheitspolitische Interessensvertretung der Altenpflege.

Für Physiotherapeuten ist der *Deutsche Verband für Physiotherapie (ZVK) e. V.* mit mehreren Landesverbänden die größte berufsständische Vertretung. Im Gegensatz zur Pflichtmitgliedschaft in einer Berufskammer ist die Mitgliedschaft in einem berufsständischen Verband freiwillig.

Die berufsständische Vertretung der Ärzte wird durch die *Ärztekammern* der einzelnen Bundesländer wahrgenommen, die als Körperschaften öffentlichen Rechts Teil der ärztlichen Selbstverwaltung sind. Unabhängig von einer beruflichen Tätigkeit ist jede Ärztin Pflichtmitglied in der Ärztekammer, in dem sie ihren Wohnsitz hat. Zu den Aufgaben der Ärztekammern gehören die Festlegung der ärztlichen Berufsordnung, die Berufsgerichtsbarkeit, das Erstellen der Weiterbildungsordnung, die Organisation von Fortbildungen und die Erteilung der Gebietsanerkennung. Auch die Gutachterkommission für Behandlungsfehler und die Ethikkommission für medizinische Entscheidungen sind an die Ärztekammern der jeweiligen Bundesländer angegliedert. Patienten können bei Verdacht auf Vorliegen eines Behandlungsfehlers kostenlos die Gutachterstelle der Ärztekammer zu Rate ziehen. Deren Ziel ist es, »durch eine objektive Begutachtung ärztlichen Handelns einerseits einer durch einen möglichen Behandlungsfehler in ihrer Gesundheit geschädigten Person die Durchsetzung begründeter Ansprüche ebenso zu erleichtern wie andererseits dem Arzt die Zurückweisung unbegründeter gegen ihn erhobener Vorwürfe« (Schlachter 2016, S.8). In einem Gutachten nimmt eine Gutachterkommission Stellung zu den Vorwürfen. »Dieses Gutachten ist zwar rechtlich nicht verbindlich, erleichtert den Beteiligten aber die Entscheidung, den mit einem Kostenrisiko verbundenen Rechtsweg zu bestreiten oder nicht« (ebd.).

Auf Bundesebene sind die Landesärztekammern in der Bundesärztekammer zusammengeschlossen. Sie bildet die Spitzenorganisation der ärztlichen Selbstverwaltung. Ziele sind die Vertretung der Ärzteschaft bei gesundheitspolitischen und medizinischen Fragen, die kontinuierliche Förderung der Qualität der medizinischen Versorgung und die

Ärztliche Selbstverwaltung

Durchsetzung möglichst einheitlicher Regelungen der ärztlichen Berufspflichten. Daneben gibt es weitere ärztliche Interessensvertretungen wie den Hartmannbund e. V. oder den Marburger Bund e. V.. Während im Hartmannbund eher niedergelassene Ärzte vertreten sind, ist der Marburger Bund eine Ständevertretung der angestellten Krankenhausärzte.

> **Fragen zum Mitarbeiten**
>
> Recherchieren Sie auf der Homepage der Landespflegekammer Rheinland-Pfalz die gesundheitspolitischen Ziele der Pflegekammer.

4 Ambulante Versorgung

Folgende Fragen können Sie im Anschluss beantworten:

1. Woher erhält Ihr Hausarzt die Vergütung für Ihre Behandlung?
2. Was ist ein Vertragsarzt?
3. Warum dürfen niedergelassene Ärzte nicht streiken?
4. Was ist die Kassenärztliche Vereinigung und welche Aufgaben hat sie?
5. Warum kann Ihr Arzt seinen Patienten nicht unbegrenzt Physiotherapie oder Medikamente verordnen?
6. Was ist der Unterschied zwischen einem Hausarzt und einem Facharzt?
7. Was sind Regelleistungsvolumina?
8. Was sind IGeL-Leistungen?
9. Warum kann ein Privatarzt keine Kassenrezepte ausstellen?
10. Wie wird der Rettungsdienst, der Sie nach einem Unfall ins Krankenhaus bringt, finanziert?

Information: Daten und Fakten

- Im Jahr 2015 waren in Deutschland 150.106 Ärztinnen und Ärzte im ambulanten Versorgungbereich tätig, davon waren 29.400 im Angestelltenverhältnis tätig (Bundesärztekammer 2015).
- Die Anzahl der 2015 in Deutschland beschäftigten Physiotherapeuten betrug 231.000, das entspricht insgesamt 161.000 Vollzeitäquivalenten (Statistisches Bundesamt 2015).
- Laut dem Medizinischen Dienst des GKV-Spitzenverbandes (MDS) geben gesetzliche Versicherte im Jahr 1,5 Milliarden Euro für Individuelle Gesundheitsleistungen IGeL aus.
- Am häufigsten werden IGeL-Leistungen durch Gynäkologen, Zahnärzte und Augenärzte erbracht.
- Laut Gesundheitsberichterstattung des Bundes GBE erbrachten öffentliche Rettungsdienste im Jahr 2013 insgesamt 12.465.960 Einsatzfahrten (ohne planbare Krankentransporte).
- Im Dezember 2015 waren in Deutschland insgesamt 2.156 Medizinische Versorgungszentren (MVZ) zugelassen (Kassenärztliche Bundesvereinigung KBV 2016).

4.1 Organisation der ambulanten ärztlichen und zahnärztlichen Versorgung

Als ambulante Versorgung bezeichnet man alle Behandlungsleistungen, die außerhalb von Kliniken, d. h. Akut- und Fachkrankenhäuser und Rehabilitationskliniken, erbracht werden. Der größte Bereich ist die ambulante ärztliche, zahnärztliche und psychotherapeutische Versorgung. Weitere Bereiche sind die Heilmittel-Versorgung z. B. durch Physiotherapeuten, Ergotherapeuten oder Logopäden und die nur teilweise durch den Leistungskatalog des SGB V abgebildeten Therapien durch weitere Berufsgruppen wie z. B. Musiktherapeuten. Eine besondere Rolle nimmt die ambulante Versorgung von Menschen mit Pflegebedarf durch ambulante Pflegedienste ein.

<small>Koordinationsfunktion der niedergelassenen Ärzte</small>

Für Patienten mit akuten oder chronischen Erkrankungen bilden die niedergelassenen Ärztinnen und Psychotherapeutinnen in der Regel die erste und zumeist wichtigste Anlaufstelle. Sie diagnostizieren und therapieren Erkrankungen, klären Patienten über Risiken und Vorsorgemöglichkeiten auf, führen diese häufig auch selbst durch und veranlassen weitergehende diagnostische oder therapeutische Maßnahmen z. B. durch Fachärzte oder weitere Heilberufe. Im Bedarfsfall sind es die niedergelassenen Ärztinnen, die Patienten zur stationären Behandlung ins Krankenhaus einweisen.

Sie verordnen Medikamente, Krankengymnastik oder häusliche Krankenpflege, stellen Bescheinigungen oder Atteste für die Arbeitgeber aus (Bsp. Arbeitsunfähigkeit) und sind zudem oft Vertrauensperson und persönliche Ratgeberin in Gesundheitsfragen. Sie übernehmen als Hausärztinnen eine wichtige Koordinationsfunktion und dienen als Schnittstelle der einzelnen medizinischen Leistungserbringer. Alle medizinischen Befunde und Arztbriefe werden üblicherweise an die vom Patienten genannte Hausärztin gesandt.

In Deutschland haben die in *Kassenärztlichen Vereinigungen* (KV) zusammengeschlossenen *Vertragsärzte* ein Monopol auf die ambulante medizinische Versorgung im Rahmen der gesetzlichen Krankenversicherung (GKV). Krankenhausärzte dürfen ambulante Behandlungen zu Lasten der GKV nur erbringen, wenn sie von der zuständigen KV eigens dafür ermächtigt werden.

Freie Arztwahl

Nach § 76 SGB V haben die Patientinnen in Deutschland grundsätzlich die freie Wahl unter allen zur vertragsärztlichen Versorgung zugelassenen Ärztinnen und Einrichtungen. Eine Einschränkung ergibt sich lediglich, wenn Patienten sich im Rahmen des Hausarztmodells der Krankenkassen für eine bestimmte, mit der Krankenkasse kooperierende Hausärztin entscheiden müssen. Darüber hinaus können alle Patientinnen, auch die gesetzlich Versicherten, jederzeit eine privatärztliche Behandlung in Anspruch nehmen, müssen diese dann allerdings selbst bezahlen, wenn sie keine private Zusatzversicherung abgeschlossen haben.

4.1.1 Die Kassenärztliche Vereinigung (KV)

Historische Entwicklung

Gegen Ende des 19. Jahrhunderts wurde mit den *Bismarckschen Sozialgesetzen* in Deutschland die Krankenversicherungspflicht für Arbeiter eingeführt. Zu dieser Zeit lag das Vertragsmonopol bei den Krankenkassen, d. h. diese schlossen Einzelverträge mit den niedergelassenen Ärzten. Das brachte eine Reihe von Problemen mit sich. Jede einzelne Krankenkasse konnte die Zahl der für sie tätigen Ärzte und deren Vergütung selbst bestimmen. Durch die steigende Anzahl niedergelassener Ärzte kam es zu Unruhen und Streiks unter der Ärzteschaft. Nach Verhandlungen mit den Krankenkassenverbänden einigte man sich im Dezember 1913 auf das *Berliner Abkommen*, in dem das Zahlenverhältnis zwischen Ärzten und Versicherten festgelegt wurde (Gerst 2000). Zugleich wurde das Zulassungsmonopol der Krankenkassen beendet, was als Grundsteinlegung des heute gültigen Kollektivvertragssystems und der gemeinsamen Selbstverwaltung gilt (Haffke 2014).

Das Berliner Abkommen

Durch die 1932 erfolgte Gründung der Kassenärztlichen Vereinigungen wurde ein Gegengewicht zu den Krankenkassen geschaffen. Während der Zeit der NS-Diktatur wurden die regionalen Kassenärztlichen Vereinigungen abgeschafft und eine vom faschistischen Staat gelenkte einheitlich-deutsche Kassenärztliche Vereinigung gebildet. Nach Ende des 2. Weltkrieges erhielten die Kassenärztlichen Vereinigungen den Status einer Körperschaft Öffentlichen Rechts. Damit erhielten die niedergelassenen Ärzte zum einen mehr Rechte in Bezug auf die ärztliche Selbstverwaltung, zum anderen aber auch Pflichten.

4.1.2 Sicherstellung der ambulanten ärztlichen Versorgung

> **Merke**
>
> Laut § 75 SGB V haben die Kassenärztlichen Vereinigungen folgende Aufgaben:
>
> 1. *Sicherstellungsauftrag*
> 2. *Gewährleistungspflicht*
> 3. *Interessensvertretung*

Sicherstellungsauftrag

Die KV stellt eine Rund-um-die-Uhr-Versorgung in der ambulanten Versorgung sicher

Mit ihrer Mitgliedschaft in einer Kassenärztlichen Vereinigung verpflichten sich die Ärzte zur *Sicherstellung einer ärztlichen Versorgung* »Rund-um-die Uhr«. Sichergestellt wird das durch Notdienste außerhalb der Geschäftszeiten (nachts und an Wochenenden und Feiertagen) und Krankheits- und Urlaubsvertretungen. Mit der Übernahme des Sicherstellungsauftrages haben die Ärzte auf ein Streikrecht verzichtet![6]

Bedarfsplanung

An die Bevölkerungsstrukturen angepasste Versorgung

Je nach Region und Bevölkerungsstruktur wird eine unterschiedliche Arztdichte angestrebt. Die vom Gemeinsamen Bundesausschuss (nach Vorschlägen der KBV und dem Spitzenverband der GKV) festgelegte *Bedarfsplanung* richtet sich nach folgenden Kriterien:

- *Einwohnerzahl* einer bestimmten Region
- *Planungsbereiche:* Deutschland ist in verschiedene Planungsbereiche aufgeteilt. Die Anzahl der Hausärzte pro Planungsbereich liegt dabei deutlich über der Anzahl der Fachärzte.
- *Altersstruktur der Einwohner*: Wenn in einer Region mehr ältere Patienten zu betreuen sind, können sich dort auch mehr Ärzte derjenigen Fachgruppen niederlassen, die Ältere häufig in Anspruch nehmen (KBV 2013).

Die Zielsetzung einer Bedarfsplanung ist eine an die unterschiedlichen Bevölkerungsstrukturen angepasste Versorgung im ambulanten Bereich. So soll ein Überangebot in Ballungsräumen oder besonders lukrativen Gegenden (z. B. hohe Arztdichte am Starnberger See) vermieden und einem Ärztemangel v. a. im ländlichen Bereich entgegengesteuert werden.

> **Information**
>
> Ein kurzes Video zur Bedarfsplanung finden Sie auf der Homepage der KBV unter:
> http://www.kbv.de/html/bedarfsplanung.php

Überversorgung/Unterversorgung

Wenn ein Planungsbereich als überversorgt und damit gesperrt erklärt wird, gilt ein *Zulassungsstopp*. Ärztinnen und Psychotherapeutinnen

---

6 Auch wenn Ärzte im Rahmen gesundheitspolitischer Auseinandersetzungen »Streiks« androhen – das können sie nur, wenn sie eine ausreichende Gesundheitsversorgung durch Notdienste sicherstellen.

können sich dort nur dann neu niederlassen oder anstellen lassen, wenn eine andere Ärztin oder Psychotherapeutin ihre Zulassung zurückgibt.

Wird eine Unterversorgung bestimmter Gebiete festgestellt, versuchen die kassenärztlichen Vereinigungen durch die Schaffung von Anreizsystemen gegenzusteuern, um Ärzte oder Psychotherapeuten zur Niederlassung zu bewegen (z. B. durch Unterstützung bei der Suche nach geeigneten kostengünstigen Praxis- und Wohnräumen, beim Um- und Ausbau dieser oder bei der Vermittlung von Kindergartenplätzen, Schulen etc.).

Ärztinnen und Psychotherapeutinnen, die sich in einem nicht überversorgten Planungsgebiet niederlassen möchten, können entweder eine neue Praxis gründen, eine bereits bestehende Praxis übernehmen oder in eine Gemeinschaftspraxis einsteigen.

Gewährleistungspflicht

Die Kassenärztlichen Vereinigungen verpflichten sich gegenüber den Krankenkassen, für eine ordnungsgemäße Durchführung der vertragsärztlichen Tätigkeit Sorge zu tragen. Das heißt, dass die KV die Abrechnungen der Vertragsärztinnen, Vertragspsychotherapeuten und medizinischen Versorgungszentren vor Weitergabe an die Krankenkassen auf Plausibilität und sachlich-rechnerische Richtigkeit überprüft. Geprüft wird auch, ob das Gebot der Wirtschaftlichkeit bei der Behandlung der Patienten und der Verordnung von Medikamenten oder weiteren Leistungen eingehalten wurde. Damit hat die KV eine *Kontroll- und Überwachungsfunktion* gegenüber ihren Mitgliedern. Die KV haftet gegenüber der Krankenkasse für die Folgen einer nicht gesetz- und vertragsmäßigen Erfüllung der vertragsärztlichen Versorgung, z. B. wenn nicht erbrachte oder medizinisch überflüssige Leistungen abgerechnet wurden. In diesen Fällen können die Mitglieder unter Anwendung von Disziplinarmaßnahmen (z. B. Verwarnungen, Geldbußen, Ruhen der Zulassung) zur Erfüllung ihrer Pflichten angehalten werden.

Überwachung der ärztlichen Abrechnung

Interessensvertretung

Die Kassenärztlichen Vereinigungen sollen berufspolitische Interessen der Ärzte in der Öffentlichkeit und vor allem auch bei gesundheitspolitischen Entscheidungen auf Landesebene vertreten. Insbesondere sind sie aber die verantwortlichen Verhandlungspartner für die Vergütungsverhandlungen der ambulant erbrachten medizinischen Leistungen mit den gesetzlichen Krankenkassen.

Es gibt insgesamt 17 kassenärztliche Vereinigungen, d. h. eine je Bundesland mit Ausnahme von Nordrhein-Westfalen, das mit der KV Nordrhein und der KV Westfalen-Lippe zwei kassenärztliche Vereinigungen hat. Auf Bundesebene werden die niedergelassenen Ärzte durch die Kassenärztliche Bundesvereinigung (KBV) vertreten.

> **Information**
>
> Weitere Informationen finden Sie auf der Homepage der Bundeszentrale für Politische Bildung unter »Die wichtigsten Akteure im deutschen Gesundheitswesen Teil 2: Verbände und Körperschaften der gemeinsamen Selbstverwaltung«:
> http://www.bpb.de/politik/innenpolitik/gesundheitspolitik/

Staatliche Rechtsaufsicht

Überprüfung der Kassenärztlichen Vereinigungen

Die Kassenärztlichen Vereinigungen unterliegen der staatlichen Rechtsaufsicht, d. h. dass Geschäfts- und Rechnungsergebnisse regelmäßig geprüft und die Haushaltspläne durch externe Rechnungsprüfung überwacht werden. Auch die Vergütungsverfahren der ambulanten Leistungen werden auf ihre Rechtmäßigkeit hin geprüft. Bei Beanstandungen verpflichtet sich die KV zur Behebung oder kann alternativ Klage vor dem Sozialgericht einreichen.

> **Merke**
>
> Die *kassenärztlichen Vereinigungen* sind Zusammenschlüsse, welche die Interessen der niedergelassenen Ärztinnen vertreten, als zwischengeschaltetes Organ die Verteilung der von den Krankenkassen erstatteten Kosten der ambulant erbrachten Leistungen an die Ärzte übernehmen, für die Richtigkeit der ärztlichen Abrechnungen Sorge tragen und die Rund-um-die-Uhr-Versorgung im ärztlichen ambulanten Versorgungsbereich sicherstellen.

Niedergelassene Ärzte

Vertragsärzte

Die ambulante Versorgung der Bevölkerung wird überwiegend durch die niedergelassenen Ärzte erbracht. Ärzte, die eine Zulassung der KV haben und damit Leistungen für gesetzliche Versicherte mit der GKV abrechnen dürfen, werden auch *KV-Ärzte* oder *Vertragsärzte* genannt. Bei entsprechender Zulassung dürfen auch im Krankenhaus ambulante Behandlungen durchgeführt werden.

Die Zahl der ambulant tätigen Ärztinnen und Ärzte ist im Jahre 2015 auf 150.106 gestiegen. Während die Zahl der niedergelassenen Ärzte sinkt, steigt die Zahl derer, die im ambulanten Bereich im Angestelltenverhältnis arbeiten, darunter eine steigende Zahl von Ärztinnen. Das spiegelt einen seit Jahren zu beobachtenden Trend wider. Denn neben dem unternehmerischen Risiko der Praxisgründung ist es die mit der Selbständigkeit einhergehende Arbeitsbelastung, die eine Vereinbarkeit von Familie und ärztlicher Tätigkeit erschwert und potentielle Praxisgründerinnen abschreckt (Bundesärztekammer 2015).

Zulassungsvoraussetzungen

Um sich als *KV-Ärztin* niederlassen zu dürfen, muss man bestimmte Voraussetzungen erfüllen:

- Man muss in Besitz einer deutschen Approbation (staatliche Zulassung zur Berufsausübung als Arzt, Zahnarzt, Psychotherapeut) oder eines anerkannten EU-Diploms sein.
- Man muss eine *Gebietsbezeichnung* haben, also Fachärztin für ein bestimmtes medizinisches Fachgebiet sein.
- Man darf das 55. Lebensjahr noch nicht vollendet haben.
- Man muss an einem Vorbereitungslehrgang teilnehmen.
- Man muss mittels eines Führungszeugnisses die »persönliche Eignung« nachweisen.

Für niedergelassene Vertragsärzte bestand in der Vergangenheit eine so genannte *Residenzpflicht*, d. h. dass Vertragsärztinnen und Vertragszahnärzte gesetzlich verpflichtet waren, ihren Wohnsitz in der Nähe ihrer Praxis zu wählen. Wegen des zunehmenden Ärztemangels insbesondere in ländlichen Gebieten wurde diese Residenzpflicht mit dem Versorgungsstrukturgesetz zum 1.1.2012 aufgehoben.

Für niedergelassene KV-Ärzte gilt eine Altersgrenze. Mit Erreichen des 68. Lebensjahres erlischt die KV-Zulassung und damit die Möglichkeit, die ambulant erbrachte Leistung mit der GKV abzurechnen (§ 95 Abs. 7 SGB V). Für unterversorgte Gebiete bestehen Ausnahmeregelungen, die es Haus- und Fachärzten ermöglichen sollen, auf eigenen Wunsch auch nach dem 68. Lebensjahr tätig zu sein, wenn sich kein Praxisnachfolger findet. Steht allerdings ein Praxisnachfolger zur Verfügung, erlischt die KV-Zulassung des Arztes.

Privatärztliche Versorgung

Für die Niederlassung als *Privatarzt* benötigt man lediglich eine Approbationsurkunde und eine Anzeige der ärztlichen Tätigkeit bei der zuständigen Ärztekammer. Selbstverständlich unterliegt man auch als Privatärztin in der »freien Berufsausübung« den Bestimmungen in der Musterberufsordnung für Ärzte bzw. den darauf basierenden Berufsordnungen der einzelnen Bundesländer (z. B. hinsichtlich der Anforderungen an das Qualitätsmanagement, der ärztlichen Schweigepflicht oder der Dokumentationspflicht).

Privatärzte haben keine KV-Zulassung

Eigentlich unterliegen Privatärzte nicht dem Sicherstellungsauftrag der KV. Zur Sicherstellung der ambulanten Notfallversorgung können aber auch Privatärztinnen verpflichtet werden, am organisierten Notfalldienst der niedergelassenen Ärzte teilzunehmen (Verwaltungsgericht Minden 2006). Seit dem 01.01.2010 sind auch Privatärzte in Baden-Württemberg wieder zur Teilnahme am ärztlichen Notfalldienst verpflichtet (Landesärztekammer Baden-Württemberg 2011).

Im medizinischen Notfall sind aber sowieso *alle* Ärzte verpflichtet, ärztliche Hilfe zu leisten!

Die Hausärztin

> **Fallbeispiel**
>
> Tobias M. hat seine Operation der Kreuzbandplastik gut überstanden und kann nach Hause entlassen werden. Beim Entlassungsgespräch fragt der Stationsarzt nach dem Namen seiner Hausärztin, an die der Arztbrief geschickt werden soll.

Zu den *Hausärzten* zählen Praktische Ärzte, Allgemeinmediziner, Kinderärzte und hausärztlich tätige Internisten ohne Fachgebietsbezeichnung.

Insgesamt nimmt die Anzahl der an der vertragsärztlichen Versorgung beteiligten Hausärzte kontinuierlich ab. Insbesondere in den neuen Bundesländern ist in ländlichen Gebieten die flächendeckende hausärztliche Versorgung gefährdet. Immer weniger Medizinerinnen sind bereit, sich als Vertragsärztin, vor allem in strukturschwachen Gebieten, niederzulassen.

Die Fachärztin

> **Fallbeispiel**
>
> Altenpflegerin Erika W. hat sich an die Empfehlungen ihres Hausarztes gehalten und auch die von der Physiotherapeutin empfohlenen krankengymnastischen Übungen durchgeführt. Trotzdem haben sich die Rückenschmerzen nicht gebessert. Ihr Hausarzt stellt ihr eine Überweisung zur fachärztlichen Mitbehandlung für die Orthopädin aus.

Gebietsbezeichnung

Als *Fachärzte* werden alle Ärzte bezeichnet, die im Rahmen ihrer mehrjährigen Aus- und Weiterbildung im Anschluss an ihr Medizinstudium besondere Kenntnisse in einem speziellen Bereich der Medizin erworben haben. Für die Facharztanerkennung oder auch *Gebietsbezeichnung* ist eine Prüfung vor der jeweiligen Ärztekammer notwendig. Eine fachärztliche medizinische Leistung wird im ambulanten Vergütungssystem höher bewertet als die hausärztliche Leistung. Ein Facharzt-Besuch erfordert im Prinzip eine Überweisung durch den Hausarzt (*Lotsenfunktion der Hausärzte*), ist aber auch ohne Überweisung möglich.

Eine *Gebietsbezeichnung* ist die ärztliche Spezialisierung auf ein bestimmtes Fachgebiet (Facharzt), also z. B. Chirurgie oder Kinderheilkunde. Hat eine Ärztin zwei Facharztweiterbildungen absolviert, darf sie bestimmte Gebietsbezeichnungen »nebeneinander« führen, sie darf also z. B. »Fachärztin für Kinderheilkunde und Neurologie« sein.

Ein *Schwerpunkt* bescheinigt besondere Kenntnisse und Erfahrungen, die Inhalte der Weiterbildung im Schwerpunkt sind, also z. B. im Bereich der Chirurgie die Schwerpunkte Unfallchirurgie, Gefäßchirurgie oder Viszeralchirurgie (Bauchchirurgie).

Weiterbildungsverpflichtung

Für alle im ambulanten und stationären Bereich tätigen Ärzte gilt seit Inkrafttreten des Gesundheitsmodernisierungsgesetzes im Jahr 2005 eine *Fortbildungsverpflichtung*, die über ein Punktesystem nachgewiesen werden muss (SGB V; siehe auch Weiterbildungsverpflichtung im Kapitel 5, Stationäre Versorgung, ▶ Kap. 5).

Gesundheitsreform 2009

Seit 2009 dürfen Vertragsärzte ihre Zulassung teilen und gegebenenfalls an zwei Orten tätig sein bzw. die Hälfte der Zulassung an eine andere Vertragsärztin abgeben oder die Hälfte der Zulassung mit einer angestellten Ärztin besetzen.

4.2 Kooperationsformen

Niedergelassene Vertragsärzte haben zusätzlich weitere Möglichkeiten der beruflichen Kooperation. Bereits etablierte Kooperationsformen sind:

- Die *Praxisgemeinschaft*: gemeinsame Nutzung von Behandlungs-, Empfangs- und Warteräumen bei ansonsten getrennten wirtschaftlichen Einheiten.
- Die *Gemeinschaftspraxis*: Zusammenschluss von zwei oder mehr Ärzten, die eine wirtschaftliche Einheit bilden, d. h. gemeinsam mit der KV abrechnen.
- Die *Praxisklinik*: Praxisgemeinschaft mit stationären Behandlungsmöglichkeiten.

- Die *Apparategemeinschaft*: gemeinsame Nutzung von medizintechnischen Geräten, z. B. sehr teure radiologische Geräte wie Computertomograph oder Magnetresonanztomograph.
- Die *Laborgemeinschaft*: Apparategemeinschaft, die sich die technischen Untersuchungsmöglichkeiten für Laborleistungen teilt.

Praxisnetze Neu geschaffen wurde die Kooperationsform der *Praxisnetze*. Dieser Begriff wurde nicht gesetzlich definiert, das heißt in der Ausgestaltung der Zusammenarbeit haben die verschiedenen Praxen großen Spielraum. So können sich niedergelassene Ärzte mit anderen Praxen, Krankenhäusern, Gesundheitsdienstleistern oder Pflegediensten in verschiedenen Rechtsformen zusammenschließen, z. B. als eingetragener Verein, GbR, GmbH oder Genossenschaft. Damit können Ärztinnen ihr Leistungsspektrum erweitern und ihre Marktposition stärken. Ziel ist es, neben dem fachlichen Austausch und zusätzlichen Angeboten für die Patienten (z. B. gemeinsam durchgeführte Schulungen) auch Kosten zu sparen, wenn Doppeluntersuchungen vermieden bzw. Patienten weniger, dafür aber gezielter an weitere Ärzte überwiesen werden.

Praxisnetze werden in der Regel für spezifische Krankheitsbilder (z. B. Diabetes) gegründet. Teilweise bestehen *Direktverträge* mit Krankenkassen, die diese Kooperationsform im Rahmen von Modellvorhaben unterstützen (KBV 2015). In den ersten Jahren nach Inkrafttreten der gesetzlichen Grundlage wurden zunächst viele Praxisnetze gegründet, diese Entwicklung ist mittlerweile aber wieder rückläufig, da sich die erhofften Einsparungen oft nicht realisieren ließen.

Eine weitere Neuerung war die Möglichkeit für Ärztinnen, sich als *Teilgemeinschaftspraxis* zusammen zu schließen. Damit wird ein wirtschaftlicher und organisatorischer Zusammenschluss von mehreren Ärztinnen bezeichnet, der sich auf ein ganz spezielles medizinisches Leistungsangebot beschränkt. Die Praxen sind weiterhin selbständig, bilden aber überregionale Kooperationen (Vertragsarztrechtsänderungsgesetz (VÄndG 2007).

Medizinische Versorgungszentren

Fallbeispiel

Altenpflegerin Erika W. sucht eine Fachärztin für Orthopädie auf, die in einem medizinischen Versorgungszentrum arbeitet. Diese untersucht sie und überweist sie anschließend zur radiologischen Diagnostik zum Facharzt für Radiologie, um einen Bandscheibenvorfall auszuschließen. Die Arzthelferin schickt sie lediglich auf die gegenüberliegende Seite des Flurs, alle bisherigen Anamnesebefunde befinden sich in der elektronischen Patientenakte, die für sie angelegt wurde. Kurz nach der durchgeführten Diagnostik bespricht die Orthopädin die bereits vorliegenden Röntgenbefunde mit ihr.

Mit dem Gesundheitsmodernisierungsgesetz im Jahr 2004 wurden Medizinische Versorgungszentren (MVZ) eingeführt (§ 95 SGB V). MVZ sind fachübergreifende Einrichtungen, die durch die strukturierte Zusammenarbeit mehrerer ärztlicher Fachgebiete eine patientenorientierte Versorgung aus einer Hand ermöglichen sollen. Das bedeutet, dass in einem MVZ mindestens zwei Ärzte mit verschiedenen Facharzt- oder Schwerpunktbezeichnungen tätig sind. Häufig sind hier weitere Gesundheitsberufe z. B. Physiotherapeuten, Pflegedienste oder Apotheken angegliedert. MVZ müssen unter ärztlicher Leitung stehen. Sind in einem MVZ unterschiedliche ärztliche Berufsgruppen gemeinsam tätig (beispielsweise Ärztinnen und Psychotherapeutinnen), kann das MVZ auch in kooperativer Leitung geführt werden. In einem MVZ können Vertragsärzte mit kassenärztlicher Zulassung und/oder angestellte Ärztinnen tätig werden. Viele MVZ sind an Krankenhäuser angebunden, sodass im Krankenhaus angestellte Ärzte die Möglichkeit haben, im Krankenhaus Teilzeit stationär und im MVZ Teilzeit ambulant zu arbeiten.

Fachübergreifende ambulante Versorgung

4.3 Vergütung ambulanter ärztlicher und zahnärztlicher Leistungen

Fallbeispiel

Physiotherapeutin Lena K. erhält über das verlängerte Wochenende Besuch von einem Freund aus Hamburg, der ihr bei der Renovierung ihrer Kölner Wohnung hilft. Beim Zuschneiden des Teppichbodens rutscht ihm das Teppichmesser aus und hinterlässt einen tiefen, stark blutenden Schnitt in seiner Hand. Nach ersten Maßnahmen der Blutstillung begleitet Lena ihn zu ihrem Hausarzt, der eine Wundversorgung vornimmt.

4.3.1 Kassenärztliche Leistungen

Die Krankenkassen finanzieren über die aus dem Gesundheitsfonds stammenden Zuweisungen die ambulante, stationäre, Arzneimittel- und Heilmittelversorgung der Versicherten. Zur Finanzierung der ambulanten ärztlichen Leistungen entrichten sie an die jeweiligen Kassenärztlichen Vereinigungen der Bundesländer *mit befreiender Wirkung* eine *Grundpauschale* für die gesamte vertragsärztliche Versorgung der Mitglieder und deren mitversicherten Familienangehörigen (§ 85 Absatz 1

Die GKV zahlt eine Pauschale an die KV

SGB-V). Diese Grundpauschale wird zwischen den Landesverbänden der GKV und den jeweiligen KVen vereinbart. Sie ist unabhängig davon, ob die Versicherten in einem Quartal einen Arzt aufsuchen oder nicht und wie gesund oder krank die Versicherten sind. Mit dieser Zahlung an die KV des Bundeslandes, in dem der Versicherte den Hauptwohnsitz hat, sind alle ambulanten Leistungen der vertragsärztlichen Versorgung abgegolten. Eine Nachschusspflicht der Krankenkassen, wenn die KV mit dem Geld nicht auskommen sollte, besteht nicht. Sucht eine Patientin einen niedergelassen Arzt in einem anderen Bundesland auf, werden die Behandlungen außerhalb der Hauptwohnsitz-KV unter den KVen mittels eines Fremdkassenzahlungsausgleichs verrechnet.

> **Merke**
>
> Die für die ambulante ärztliche Versorgung zur Verfügung stehenden Mittel werden zwischen den KVen der Länder und den Krankenkassen vorab ausgehandelt. Mit diesem Geld müssen die KVen auskommen, eine Nachschusspflicht der Krankenkassen besteht nicht

Punktwertverfall

Bis zur Einführung des Gesundheitsfonds und der Regelleistungsvolumina wurde die Vergütung ambulanter ärztlicher Leistungen nach *Punktwerten* vorgenommen. Die niedergelassene Ärztin erhielt für jede ambulante medizinische Leistung einen festgelegten Punktwert, dessen monetärer Wert erst am Ende des Quartals genau berechnet wurde, abhängig von der Gesamtvergütungssumme (dem von der GKV ausgehandelten Budget) geteilt durch die Gesamtzahl der erbrachten Abrechnungspunkte aller niedergelassenen Ärzte des Bundeslandes. So wusste man am Ende des Quartals zwar wie viele Punktwerte man erwirtschaftet hatte, allerdings nicht, wie viel Geld man dafür von der GKV erhalten würde. Das führte teilweise zu einer Gegensteuerung der Ärzte durch eine Erhöhung der erbrachten Leistungen, was zu einem weiteren Verfall der Punktwerte führte.

Seit dem 1. Januar 2009 wird die Vergütung der ärztlichen Leistungen (zumindest theoretisch) in Euro festgelegt. Um eine weitere Ausweitung der Leistungserbringung und damit steigende Ausgaben zu verhindern, wurde 2009 zudem das Arztbezogene Regelleistungsvolumen eingeführt.

EBM – einheitlicher Bewertungsmaßstab

Berechnung der ärztlichen Vergütung

»Der Einheitliche Bewertungsmaßstab bestimmt den Inhalt der berechnungsfähigen Leistungen und ihr wertmäßiges, in Punkten ausgedrücktes Verhältnis zueinander«(Kassenärztliche Bundesvereinigung 2016, S.13). Damit ist der EBM der Bewertungsmaßstab für die Vergütung der kassenärztlichen Leistungen im ambulanten Bereich. Die Kassenärztliche Bundesvereinigung (KBV) und die Spitzenverbände der Krankenkassen bilden einen paritätisch besetzten Bewertungsausschuss, der in jährlichen Verhandlungen den EBM beschließt. Auch die Abrechnung ambulanter psychotherapeutischer Maßnahmen findet auf Basis des Einheitlichen Bewertungsmaßstabs statt.

4.3.2 Regelleistungsvolumina

Fallbeispiel

Im Anschluss an den Besuch bei der Orthopädin sucht Altenpflegerin Erika W. Ende März erneut ihren Hausarzt auf. Der zeigt sich ausgesprochen zögerlich, ihr die empfohlenen Medikamente und weitere Physiotherapie zu verschreiben und vertröstet sie auf das nahende nächste Quartal. Er habe bereits sein Regelleistungsvolumen ausgeschöpft. Erika W. versteht nicht, warum die Verschreibung im April für ihren Arzt günstiger sein soll als zum jetzigen Zeitpunkt.

Die *Regelleistungsvolumina* haben im Jahr 2009 die zuvor bestehenden Praxisbudgets abgelöst. Ihre Funktion ist aber die Gleiche: sie sollen »eine übermäßige Ausdehnung der Tätigkeit des Arztes und der Arztpraxis« (§ 87b SGB V) verhindern. Das heißt, dass jede Praxis auf Basis ihrer Praxis- und Patientenstruktur ein bestimmtes Kostenvolumen für abrechenbare medizinische Leistungen zugeteilt bekommt. Dieses Regelleistungsvolumen errechnet sich jedes Quartal neu, indem die mit der KV vereinbarten arztgruppenspezifischen Fallwerte mit den praxisindividuellen Patientenzahlen aus dem Vorjahresquartal multipliziert werden. Auch die Altersstruktur der behandelten Patienten wird mitberücksichtigt. Zugewiesen werden die RLV durch die jeweiligen kassenärztlichen Vereinigungen. Als Ergebnis wird jeder Praxis ein individueller Euro-Betrag als RLV zugewiesen, der den tatsächlich erbrachten Leistungen gegenübergestellt wird.

Regulierung ambulant erbrachter Leistungen

Bis zu dieser RLV-Grenze erhält der Arzt für seine Leistungen den im *Einheitlichen Bewertungsmaßstab* (EBM) festgelegten Betrag. Bei Überschreiten der Regelleistungsvolumina (z. B. durch viele Verschreibungen oder viele behandelte Patienten) erhält die Ärztin für die erbrachten Mehrleistungen in abgestaffelter Form nur noch einen Teil ihrer Leistung vergütet (▶ Abb. 4.1). Das bedeutet, dass mit Erreichen des RLV jede zusätzlich behandelte Patientin geringer vergütet wird. Viele Praxisinhaber suchen bei Überschreiten des RLV eine Lösung darin, dass Praxen gegen Ende des Quartals für einige Tage geschlossen werden oder finanziell aufwendige Behandlungen in den Beginn des nächsten Quartals verschoben werden.

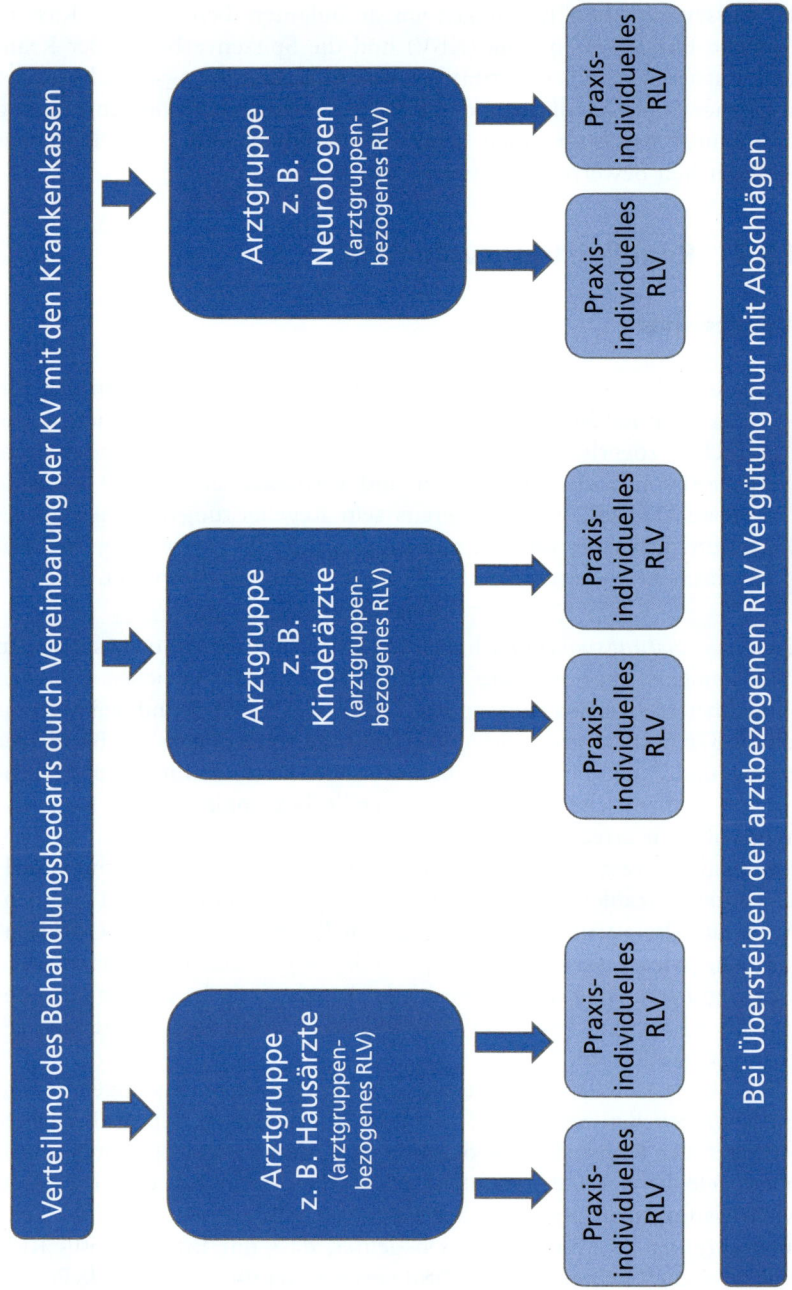

Abb. 4.1: Ärztliche Regelleistungsvolumina

Leistungen außerhalb der Regelleistungsvolumina

Von der GKV als besonders förderungswürdig eingesetzte ärztliche Leistungen werden außerhalb der RLV vergütet. Dazu gehören u. a. psychotherapeutische Leistungen, Präventionsleistungen bzw. Gesundheits- und Vorsorgeuntersuchungen, Leistungen im Rahmen von Disease-Management-Programmen, die hausarztzentrierte Versorgung und alle Leistungen im organisierten Notfalldienst. Diese können von den Ärzten angeboten werden, ohne Einschränkungen in der Vergütung befürchten zu müssen.

4.3.3 Privatärztliche Leistungen

Fallbeispiel

Die selbständige Ergotherapeutin Gabi L. sucht wegen einer Grippeimpfung ihren Hausarzt auf. Nach einer medizinischen Aufklärung und körperlichen Untersuchung führt dieser die Impfung durch. Drei Wochen später erhält sie von einer privatärztlichen Abrechnungsstelle eine Rechnung, auf der alle einzelnen Posten wie Beratung, Untersuchung, durchgeführte Impfung und zusätzlich die Kosten für den Impfstoff aufgeführt sind.

GOÄ – Gebührenordnung für Ärzte

Die GOÄ ist die Gebührenordnung für privatärztliche medizinische Leistungen. Auch für Privatärzte gilt, dass die Leistungen nach medizinischer Notwendigkeit erbracht werden müssen.

> **§ 1 GOÄ Absatz 2**
>
> *»Vergütungen darf der Arzt nur für Leistungen berechnen, die nach den Regeln der ärztlichen Kunst für eine medizinisch notwendige ärztliche Versorgung erforderlich sind. Leistungen, die über das Maß einer medizinisch notwendigen ärztlichen Versorgung hinausgehen, darf er nur berechnen, wenn sie auf Verlangen des Zahlungspflichtigen erbracht worden sind.«*

Für die ärztliche Leistung muss also eine medizinische Indikation vorliegen und die gewählte Behandlung muss dem aktuellen Stand der medizinischen Wissenschaft auf Facharztniveau entsprechen. Um die Schwierigkeit oder einen besonders hohen Zeitaufwand einer Leistung zu berücksichtigen, sind Steigerungssätze der GOÄ-Ziffern möglich. In der Regel darf die Gebühr nur zwischen dem Einfachen und dem 2,3-Fachen des Gebührensatzes (für mittlere Schwierigkeit) bemessen werden; ein Überschreiten des 2,3-Fachen des Gebührensatzes ist dann zulässig, wenn besondere Schwierigkeiten vorliegen. Der maximal abrechenbare Gebührensatz beträgt das 3,5-Fache der GOÄ-Vergütung, muss aber schriftlich in der Rechnung begründet werden.

4.3.4 Individuelle Gesundheitsleistungen (IGeL)

Fallbeispiel

Renate S. sucht ihren Augenarzt auf, weil sie den Verdacht hat, dass sie eine neue Brille braucht. Beim Autofahren fühlt sie sich vor allem abends nicht mehr sicher und hat Schwierigkeiten, die Verkehrsschilder zu lesen. Der Augenarzt führt eine Untersuchung durch, bestätigt ihren Verdacht und verschreibt ihr neue Brillengläser. Zudem empfiehlt er ihr die Durchführung einer Glaukom-Früherkennungsuntersuchung, um einen grünen Star auszuschließen. Das sei allerdings keine Kassenleistung und müsse von ihr privat bezahlt werden.

Nicht durch den Leistungskatalog abgedeckte Verfahren

Unter IGeL-Leistungen werden ambulant erbrachte diagnostische oder therapeutische Maßnahmen zusammengefasst, die nicht (noch nicht oder nicht mehr) im Leistungskatalog der GKV festgeschrieben sind. Darunter fallen u. a. Atteste und Reiseimpfungen, die per Gesetz nicht zu den Aufgaben der GKV gehören, aber auch Leistungen, deren Kosten-Nutzen-Effekt nicht ausreichend belegt ist.

Dazu gehören z. B. über die gesetzlichen Vorgaben hinausgehende Ultraschalluntersuchungen in der Schwangerschaft (3D-Ultraschall), die Entfernung von Tätowierungen oder die Augeninnendruckmessung ohne Hinweis auf eine Augenerkrankung.

Diese Leistungen müssen von der Patientin selbst bezahlt werden, dürfen vom Arzt allerdings nur mit einer unterschriebenen Honorarvereinbarung in Rechnung gestellt werden. Das Angebot der IGeL-Leistungen wird zunehmend kritisch betrachtet, weil sich Patienten teilweise gedrängt fühlen, derartige Leistungen in Anspruch nehmen zu müssen und der eigentliche Nutzen dieser Angebote nur unzureichend bzw. gar nicht belegt ist.

Information

Der Medizinische Dienst des Spitzenverbandes Bund der Krankenkassen e. V. (MDS) bietet eine Informationsplattform, auf der für Interessierte aktuelle Bewertungen verschiedener Igel-Leistungen veröffentlicht werden:
https://www.igel-monitor.de/

4.4 Ambulante Psychiatrische und psychotherapeutische Versorgung

Die vertragsärztliche psychiatrische Versorgung wird von verschiedenen Berufsgruppen geleistet. Die Fachärztinnen für Psychiatrie, Fachärzte für Psychiatrie und Psychotherapie, Fachärzte für Nervenheilkunde (Neurologie und Psychiatrie) und Fachärztinnen für Kinder- und Jugendpsychiatrie haben nach einem abgeschlossenen Medizinstudium eine Facharztweiterbildung für Psychiatrie absolviert und sind im stationären wie im ambulanten Sektor tätig. Der Zugang zu diesen Berufsgruppen erfolgt in der Regel durch ärztliche Überweisung, z. B. durch den Hausarzt.

Ergänzt wird die ambulante Versorgung durch *Psychiatrische Institutsambulanzen (PIA)*. Laut § 118 SGB V sind sie ermächtigt, ambulante Leistungen zu erbringen, deren Leistungen außerhalb des vertragsärztlichen Budgets vergütet werden. Fast alle psychiatrischen Fachkrankenhäuser und Abteilungen in Deutschland unterhalten eine PIA.

Ambulante psychiatrische Versorgung

> **Definition: Psychiatrische Institutsambulanzen**
>
> Psychiatrische Institutsambulanzen (PIA) sind an psychiatrischen Fachkrankenhäusern und psychiatrischen Abteilungen in Allgemeinkrankenhäusern, an Universitätskliniken und Kliniken für Kinder- und Jugendpsychiatrie angesiedelt.

Die psychotherapeutische Versorgung wird von ärztlichen und psychologischen Psychotherapeutinnen geleistet. Ärztliche Psychotherapeuten sind Ärzte, die im Anschluss an ihr Medizinstudium eine Therapieausbildung absolviert haben, deren Inhalt und Umfang von den jeweiligen Landesärztekammern geregelt wird.

Psychologische Psychotherapeuten und Kinder- und Jugendlichenpsychotherapeuten müssen für die Berufszulassung ein abgeschlossenes Psychologiestudium und im Anschluss daran eine mindestens dreijährige spezifische Ausbildung nachweisen. Sie erhalten eine Approbation, d. h. die Voraussetzung für die Zulassung zur vertragsärztlichen Versorgung, also zur Behandlung der gesetzlich Krankenversicherten.

In der Vergangenheit hat sich aber immer wieder gezeigt, dass Patienten auch bei akutem psychotherapeutischem Behandlungsbedarf unverhältnismäßig lange Wartezeiten bis zum eigentlichen Therapiebeginn in Kauf nehmen mussten. In der seit April 2017 geltenden neuen Psychotherapie-Richtlinie werden psychotherapeutische Praxen jetzt verpflichtet, Sprechstunden als niedrigschwelligen Zugang zur ambulanten psychotherapeutischen Versorgung anzubieten. Auch die Möglichkeit der Akutbehandlung von psychischen Problemlagen wurde erweitert (G-BA 2016).

Ambulante Psychotherapeutische Versorgung

Kostenübernahme durch GKV nur für anerkannte Verfahren

Die Gesetzliche Krankenversicherung übernimmt unter bestimmten Voraussetzungen die Behandlungskosten. Die Psychotherapeutin muss über eine Approbation verfügen und zur kassenärztlichen Versorgung zugelassen sein. Zudem muss es sich um eine psychische Störung mit Krankheitswert handeln. Dazu gehören u. a. Angststörungen, Depressionen, Essstörungen und Suchtstörungen.

Erstattet werden nur wissenschaftlich anerkannte und wirtschaftliche Verfahren (*Richtlinienverfahren*). Dazu gehören bisher:

- Die analytische Psychotherapie (»Psychoanalyse«)
- Die tiefenpsychologisch fundierte Psychotherapie
- Die Verhaltenstherapie
- Die neuropsychologische Therapie

§

§ 27 SGB V Krankenbehandlung

»(1) Versicherte haben Anspruch auf Krankenbehandlung, wenn sie notwendig ist, um eine Krankheit zu erkennen, zu heilen, ihre Verschlimmerung zu verhüten oder Krankheitsbeschwerden zu lindern. Die Krankenbehandlung umfaßt

1. Ärztliche Behandlung einschließlich Psychotherapie als ärztliche und psychotherapeutische Behandlung [...]«

Psychotherapie-Richtlinie des GBA vom Februar 2009

»§ 1 Psychotherapeutische Leistungen können von Therapeutinnen und Therapeuten nach Absatz 2 im Rahmen dieser Richtlinie erbracht werden, soweit und solange eine seelische Krankheit (siehe § 2) vorliegt. [...]

Absatz 5 Psychotherapie ist keine Leistung der GKV und gehört nicht zur vertragsärztlichen Versorgung, wenn sie nicht dazu dient, eine Krankheit zu erkennen, zu heilen, ihre Verschlimmerung zu verhüten oder Krankheitsbeschwerden zu lindern.«

Die Psychotherapie ist eine antragspflichtige Leistung, das heißt, nach mehreren Probesitzungen (»probatorischen Sitzungen«) und entsprechender Diagnosestellung muss bei der Krankenkasse ein Antrag zur Bewilligung der Kostenübernahme weiterer Sitzungen gestellt werden.

Ambulante und psychiatrische Pflege

Ergänzend zur ärztlichen oder psychotherapeutischen Behandlung kann im Rahmen von § 37 SGBV eine ärztlich verordnete ambulante psychiatrische Pflege (APP) durch speziell geschulte Fachpflegekräfte erbracht werden, um auch mit einer psychiatrischen Erkrankung ein eigenständiges Leben zu Hause führen zu können.

Im Rahmen des 2016 vom Bundestag beschlossenen Gesetzes zur Weiterentwicklung der Versorgung und der Vergütung für psychiatrische und psychosomatische Leistungen (PsychVVG) soll die sektorenübergreifende Versorgung psychiatrisch Erkrankter durch eine stationsäquivalente Behandlung im häuslichen Umfeld (»Krankenhausbehandlung zuhause«, bzw. »Home-Treatment«) durch mobile Behandlungsteams eingeführt werden. Damit sollen stationäre Aufenthalte vermieden bzw. verkürzt werden.

4.5 Versorgung mit Heil- und Hilfsmitteln

> **Fallbeispiel**
>
> Der ambulante Pflegedienst empfiehlt Bernd K. die Beantragung einer regelmäßigen physiotherapeutischen Behandlung für seine Ehefrau. Bernd K. fürchtet, jetzt alle drei Wochen wegen eines Folgerezepts den Hausarzt seiner Frau aufsuchen zu müssen, aber da beruhigt ihn die Mitarbeiterin des Pflegedienstes. Wegen ihrer Erkrankung ergebe sich nach § 8a der Heilmittelrichtlinie ein langfristiger Heilmittelbedarf, der eine dauerhafte Verschreibung von Physiotherapie ermögliche.

> **§ 2 Heilmittelrichtlinie**
>
> »*Heilmittel sind persönlich zu erbringende medizinische Leistungen.*«
>
> **§ 3 Heilmittelrichtlinie**
>
> »*Die Abgabe von Heilmitteln zu Lasten der gesetzlichen Krankenkassen setzt eine Verordnung durch eine Vertragsärztin oder einen Vertragsarzt voraus.*«

Unter Heilmitteln werden persönlich zu erbringende, ärztlich verordnete medizinische Dienstleistungen wie *Krankengymnastik*, *Lymphdrainage*, *Stimm-*, *Sprech- und Sprachtherapie* oder *Ergotherapie* verstanden. Die Verordnungsfähigkeit von Heilmitteln wird durch die Heilmittel-Richtlinie des Gemeinsamen Bundesausschusses geregelt. Dort ist genau festgelegt, welche Leistungen zu Lasten der GKV verordnet und damit auch erbracht werden dürfen.

Als ambulant tätige Physiotherapeutin, Logopädin oder Ergotherapeutin unterliegt man keinem Sicherstellungsauftrag. Das heißt, es

Zu den Heilmitteln zählen Logopädie, Physio- und Ergotherapie

herrscht Niederlassungsfreiheit und eine Rund-um-die-Uhr-Versorgung wie im ärztlichen Bereich muss nicht sichergestellt werden. Allerdings haben die Patienten (noch) keine direkte Zugangsmöglichkeit zu Heilmittelerbringern, sondern können nur mit einer ärztlichen Verschreibung behandelt werden. Aktuelle gesundheitspolitische Diskussionen fordern aber eine direkte Zugangsmöglichkeit der Patienten insbesondere zu physiotherapeutischer Behandlung.

4.5.1 Heilmittel-Richtgrößen

Verschreibungsgrenzen für Heilmittel

Um den steigenden Ausgaben für Heilmittel zu begegnen, vereinbaren die Landesverbände der Krankenkassen gemeinsam mit der Kassenärztlichen Vereinigung (KV) jedes Jahr eine Heilmittelvereinbarung, die das Ausgabevolumen für Heilmittel bestimmt.

Dabei werden, analog zu den Regelleistungsvolumina, arztgruppenspezifische Richtgrößen festgelegt. Das sind im Voraus berechnete Durchschnittswerte für die Obergrenze von Heilmittelausgaben je Patientin und Kalenderjahr innerhalb einer medizinischen Fachgruppe (z. B. Orthopädie).

Überschreitet ein Vertragsarzt sein Richtgrößenvolumen um mehr als 15 Prozent, leitet die zuständige Prüfungsstelle ein Prüfverfahren ein. Eine mehr als 25-prozentige Überschreitung kann Regressforderungen der GKV an den Arzt nach sich ziehen.

4.5.2 Abrechnung von Heilmitteln

Über die Einzelheiten der Heilmittelversorgung wie Preise, Abrechenbarkeit oder die Fortbildungsverpflichtung der Leistungserbringer schließen die gesetzlichen Krankenkassen bzw. deren Zusammenschlüsse Rahmenverträge mit den Berufsverbänden der Leistungserbringer. Leistungen, die nicht zu den im SGB V festgeschriebenen Regelleistungen der Krankenkassen gehören, wie z. B. musiktherapeutische Behandlungen, können nach Einzelfallentscheidungen im Voraus (!) mit den Kassen vereinbart werden. Werden diese nicht durch die Krankenkasse genehmigt, muss die Patientin die Behandlung selbst zahlen.

Fallbeispiel

Bernd K. hat für seine pflegebedürftige Ehefrau Heike eine spezielle Dekubitusmatratze beantragt. Die Krankenkasse argumentiert, dass eine Matratze als Gebrauchsgegenstand des täglichen Lebens zu betrachten sei. Damit ist sie nur erstattungsfähig, wenn eine ärztliche Verschreibung die medizinische Notwendigkeit bestätigt.

4.5.3 Verordnung von Hilfsmitteln

Hilfsmittel sind *Gegenstände bzw. technische Hilfen* zum Einsatz am oder im Patienten. Dazu gehören z. B. Sehhilfen, Hörhilfen oder orthopädische Hilfsmittel. Sie können zu Lasten der Krankenkassen verordnet werden, um »den Erfolg der Krankenbehandlung zu sichern, einer drohenden Behinderung vorzubeugen oder (…) Krankheiten zu verhüten oder deren Verschlimmerung (…) oder Pflegebedürftigkeit zu vermeiden« (§ 3 Hilfsmittel-Richtlinie 2017). Anders als für Heilmittel gibt es für die Verschreibung von Hilfsmitteln keine Richtgrößen. Allerdings schließen die Krankenkassen über öffentliche Ausschreibungsverfahren Verträge mit Lieferanten von Hilfsmitteln. Die Patientin ist je nach Krankenkasse an bestimmte Lieferanten gebunden und kann nicht mehr jedes Hilfsmittel über jedes Sanitätshaus oder jede Apotheke beziehen (§ 127 Abs. 1 SGB V).

4.6 Rettungsdienst

> **Fallbeispiel**
>
> Der Gesundheits- und Krankenpfleger Klaus B. arbeitet in der Notfallambulanz einer Klinik in K. An einem heißen Sommerabend gegen 23.00 Uhr wird ein Patient nach einem Verkehrsunfall eingeliefert. Er ist noch bei Bewusstsein, von der Notärztin aber wegen seiner beidseitigen Unterschenkelfraktur mit starken Schmerzmedikamenten versorgt worden. Nachdem die Notärztin den Patienten an den aufnehmenden Chirurgen übergeben hat, kümmert sich nun das Ambulanzpersonal um die stationäre Aufnahme des Patienten und die weitergehende Diagnostik. Die Notärztin hat ihre Dokumente bereits ausgefüllt und die Klinik wieder verlassen. Währenddessen versuchen die Notfallsanitäter des Chirurgen habhaft zu werden, der bereits mit dem nächsten Notfall beschäftigt ist, damit dieser den Transportschein unterschreibt. Denn ohne den gibt es keine Erstattung der Transportkosten durch die Krankenkasse.

Die Aufgabe des Rettungsdienstes ist die »*Sicherstellung einer bedarfsgerechten Versorgung der Bevölkerung mit Leistungen der Notfallrettung und des Krankentransportes zu sozial tragbaren Benutzungsentgelten*« (§ 1 Abs. 1 Rettungsdienstgesetz Baden-Württemberg). Dieser Gesetzestext beschreibt schon das Wirtschaftlichkeitsgebot, das in allen Leistungsbereichen des Gesundheitswesens gesetzlich verankert ist. Zur Notfallrettung gehören das Einleiten von lebenserhaltenden Maßnahmen und die Herstellung der Transportfähigkeit der Patienten. Zum

Rettungsdienst ist Länderaufgabe

Krankentransport gehört die fachgerechte Betreuung während der Beförderung zu einer geeigneten, also nicht unbedingt zur nächstgelegenen Einrichtung zur Weiterbehandlung des Patienten.

Der Sicherstellungsauftrag für den Rettungsdienst liegt bei den Bundesländern, die auch für die Gesetzgebung verantwortlich sind. Das heißt, jedes Bundesland hat seine eigenen gesetzlichen Regelungen für den Rettungsdienst. Träger sind die Kreise und kreisfreie Städte oder kommunale Zusammenschlüsse (Rettungszweckverband), die die rettungsdienstlichen Aufgaben entweder selbst (z. B. durch ihre Berufsfeuerwehr) erbringen oder im Ausschreibungsverfahren entsprechende Leistungserbringer wie Hilfsorganisationen (DRK, Malteser Hilfsdienst etc.) oder auch private Unternehmen damit beauftragen.

Die Einsatzsteuerung erfolgt durch eine für den Rettungsdienst und den Brand- und Katastrophenschutz zuständige Zentrale Leitstelle, die unter der mittlerweile europaweit gültigen Notrufnummer 112 erreichbar ist. Je nach Bundesland gelten unterschiedliche Hilfsfristen, d. h. die Zeitspanne zwischen Eingang der Notfallmeldung in der Leitstelle und dem Eintreffen des Rettungsteams beim Patienten. Bundesweit gilt als Zielsetzung eine Hilfsfrist von 10 Minuten, 15 Minuten sollten nicht überschritten werden. Erfüllt sind diese Vorgaben, wenn die Eintreffzeit von 10 Minuten in mindestens 80 % und die Eintreffzeit von 15 Minuten in mindestens 95 % der Notfalleinsätze eingehalten werden kann. Zu diesem Zweck sind mit Rettungsdienstpersonal besetzte Rettungswachen über das gesamte Bundesgebiet verteilt. Die notärztliche Versorgung erfolgt in Ballungsgebieten i. d. R. über von Krankenhausträgern bereitgestelltes ärztliches Personal, in dünn besiedelten Gebieten häufig auch durch Vertragsärzte. Ist bei schweren Notfällen eine notärztliche Behandlung erforderlich, wird dieser meist im »Rendezvous-System« vom Rettungsdienst nachgefordert. Dann fahren die Notfall- und Rettungssanitäter im Rettungswagen (RTW) an den Einsatzort, die Notärztin fährt ggf. mit einem Fahrer in einem Notarzteinsatzfahrzeug (NEF) oder wird durch einen Rettungshubschrauber (RTH) an den Einsatzort gebracht.

4.6.1 Rettungsdienstpersonal

Neue Berufsgruppen im Rettungsdienst

Der Rettungsassistent war bisher ein gesetzlich geregelter Ausbildungsberuf mit einer Ausbildungsdauer von zwei Jahren. Zu den Aufgaben der Rettungsassistenten gehörten die Notfallversorgung von Patienten bis zum Eintreffen der Notärztin, die Assistenz bei Maßnahmen der Ärztin und die eigenverantwortliche Durchführung von Einsätzen, bei denen bis zum Eintreffen im Krankenhaus eine qualifizierte medizinische Betreuung nötig ist. Zur Verbesserung der Qualifikation der in der Notfallversorgung eingesetzten Fachkräfte und auch um Engpässe in der notärztlichen Versorgung zu überbrücken, wurde 2013 das Notfallsanitätergesetz (NotSanG) verabschiedet, das seit dem 1. Januar 2014 in Kraft ist. Es regelt die Ausbildungsinhalte neu und führt die neue Berufsbezeichnung Notfallsanitäter ein, die den bisherigen Rettungsassistenten ablöst. Die Ausbildung zum Notfallsanitäter wird auf 3 Jahre angehoben und schließt mit einer staatlichen Prüfung ab (§ 5 NotSanG). Im Rahmen einer Übergangsfrist sollten sich die bisherigen Rettungsassistenten mittels einer staatlichen Ergänzungsprüfung weiterqualifizieren. Notfallsanitäter sollen mit weiterreichenden Befugnissen ausgestattet werden und u. a. heilkundliche Maßnahmen, wie etwa die intravenöse Gabe von Medikamenten, eigenverantwortlich oder als delegierte Aufgaben durch den ärztlichen Leiter Rettungsdienst durchführen dürfen.

Daneben gibt es mit den Rettungssanitätern (Qualifikation durch 520-stündigen Lehrgang) und den Rettungshelfern (Qualifikation durch je nach Bundesland ca. 320 Stunden Ausbildung) weitere im Rettungsdienst und im Krankentransport eingesetzte Mitarbeiter und Mitarbeiterinnen.

4.6.2 Aufnahme der Patienten im Krankenhaus

Fallbeispiel

Gesundheits- und Krankenpfleger Klaus B. ist noch mit der Versorgung des Patienten mit Unterschenkelfraktur beschäftigt, da erreicht ihn ein Anruf. Das Team eines weiteren Rettungswagens meldet einen Patienten an, der bei einem Motorradunfall schwer verletzt wurde und bei dem der Verdacht auf innere Blutungen besteht. Klaus B. beschleicht der Verdacht, mit dem heutigen Nachtdienst kein gutes Los gezogen zu haben. Eilig, aber mit geübten Schritten, bereitet er mit seinen Kollegen die Ambulanz für die Aufnahme des Motorradfahrers vor und benachrichtigt die radiologische Abteilung und den Unfallchirurgen.

Notfallpatienten, deren medizinische Versorgung keine Verzögerung duldet, werden während des Transports im *nächstgelegenen geeigneten* Krankenhaus angemeldet. Auch wenn in dieser Klinik momentan keine Kapazitäten zur Verfügung stehen, weil z. B. alle Chirurgen im OP stehen oder alle Intensivbetten belegt sind, muss die Klinik den Patienten zumindest vorübergehend aufnehmen, wenn der Notarzt entscheidet, dass der Zustand des Patienten keine Weiterfahrt zulässt.

Die Verantwortung für den Patienten liegt so lange beim Rettungsdienstpersonal, bis die Übergabe an den Krankenhausaufnahmearzt erfolgt ist. Ist das Krankenhaus z. B. aufgrund mangelnder Kapazität außerstande den Patienten fachgerecht zu behandeln, kann der diensthabende Aufnahmearzt nach einer umfassenden Untersuchung hinsichtlich der Transportfähigkeit des Patienten und ggf. nach seiner Stabilisierung dessen Weitertransport in eine andere Klinik veranlassen.

4.6.3 Finanzierung der Rettungsdienste

Übernahme der Investitionskosten durch das Bundesland

Da der Sicherstellungsauftrag der Rettungsdienste beim Land liegt, übernimmt dieses 90 % der notwendigen Investitionskosten z. B. für den Neubau, Umbau oder ggf. notwendige Erweiterungsbauten von Rettungswachen. Die übrigen 10 % sind von den Hilfsorganisationen in Eigenleistung, üblicherweise über ehrenamtliche Leistungen, zu erbringen (§ 26 Rettungsdienstgesetz Baden-Württemberg). Die Krankenkassen übernehmen die Fahrkosten für den Patiententransport, wenn sie »aus zwingenden medizinischen Gründen notwendig sind und vom Arzt verordnet wurden« (§ 60 SGB V). Die zwingende Notwendigkeit wird mit der Unterschrift des Arztes auf dem Transportschein dokumentiert.

Finanzierung der Betriebskosten durch Vergütungssätze

Die Träger der Rettungsdienste, also die Kreise bzw. kreisfreien Städte oder kommunalen Zusammenschlüsse, vereinbaren mit den Krankenkassen bzw. deren Landesverbänden entsprechende Vergütungssätze, die je nach Region höchst unterschiedlich ausfallen können. Unabhängig davon gibt es, wie bei Medikamenten auch, eine gesetzlich vorgeschriebene Zuzahlung der Versicherten von 10 % des Fahrpreises, mindestens jedoch 5 und maximal 10 Euro.

Vom Rettungsdienst (Notfallrettung und Krankentransport) sind die sogenannten *Krankenfahrten* zu unterscheiden. Mit Krankenfahrten sind Liegendtaxen gemeint, bei welchen die Patienten nicht von medizinisch qualifiziertem Personal betreut werden. Die Sätze für diese Fahrten werden von den Kostenträgern und den Taxiunternehmen durch Vertrag direkt geregelt.

> **Für die Praxis**
>
> Die Anforderung von Krankentransporten erfolgt in einigen Bundesländern mittels KTW über die Telefonnummer:
>
> - (Ortsvorwahl +) 19222
>
> Für Notfälle gilt die Anforderung eines RTW (ggf. mit Notarzt) über die Notrufnummer:
>
> - 112

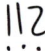

> **Fragen zum Mitarbeiten**
>
> - Wo ist der Standort der an Ihrem Wohnort nächstgelegenen Rettungswache und der für Ihren Bereich zuständigen Rettungsleitstelle?

- Welche Hilfsorganisation hat in Ihrem Wohnort den Auftrag zur rettungsdienstlichen Versorgung übernommen?
- Wie hoch sind die Gebührensätze für den Transport im Rettungswagen in Ihrer Region?
- Was kostet die Verlegung eines Patienten von einem Krankenhaus in eine andere stationäre Versorgungseinrichtung im KTW?

4.7 Qualitätsanforderungen an die ambulante Versorgung

Fallbeispiel

Cora H., 56, arbeitet als medizinische Fachangestellte in einer Kinderarztpraxis, ein Beruf, der ihr großen Spaß macht. Heute Nachmittag hat die Praxis geschlossen und neben der Kinderärztin und ihr sitzen noch zwei weitere Fachangestellte zur Besprechung zusammen, um die notwendigen Anpassungen in der Dokumentation zu besprechen, die sich durch die neue Qualitätsmanagement-Richtlinie des G-BA ergeben. Cora H. wünscht sich heimlich in die Zeit ihrer Ausbildung zurück, als sie noch nichts mit Qualitätsmanagement zu tun hatte. Allerdings kann sie nicht bestreiten, dass die strukturierte Dokumentation ihr die Arbeit mitunter deutlich erleichtert.

4.7.1 Gesetzliche Grundlagen

Seit 2004 sind alle Vertragsärzte und Vertragspsychotherapeuten gesetzlich verpflichtet, ein einrichtungsinternes Qualitätsmanagement einzuführen.

Arztpraxen müssen ein Qualitätsmanagement haben

> **§ 135a SGB V Verpflichtung der Leistungserbringer zur Qualitätssicherung**
>
> *»[...] (1) Vertragsärzte, medizinische Versorgungszentren, zugelassene Krankenhäuser, Erbringer von Vorsorgeleistungen oder Rehabilitationsmaßnahmen [...] sind nach Maßgabe der §§ 136 bis 136b und 137d verpflichtet,*

> 1. sich an einrichtungsübergreifenden Maßnahmen der Qualitätssicherung zu beteiligen, die insbesondere zum Ziel haben, die Ergebnisqualität zu verbessern und
> 2. einrichtungsintern ein Qualitätsmanagement einzuführen und weiterzuentwickeln, wozu in Krankenhäusern auch die Verpflichtung zur Durchführung eines patientenorientierten Beschwerdemanagements gehört.«

Laut § 135b SGB V sind die Kassenärztlichen Vereinigungen verpflichtet, entsprechende Maßnahmen zur Förderung der Qualität der vertragsärztlichen Versorgung durchzuführen und die Qualität der erbrachten Leistungen durch Stichproben zu prüfen.

Zur Verbesserung der intersektoralen Qualitätssicherung hat der G-BA im November 2016 eine neue Qualitätsmanagement-Richtlinie/QM-RL beschlossen, in der die grundlegenden Ziele eines Qualitätsmanagements, geeignete Instrumente zur Umsetzung und spezifische Bereiche zur Anwendung genannt werden. Kernelement ist das QM-Handbuch, in dem Verantwortlichkeiten, Prozessbeschreibungen und der Umgang mit spezifischen Risiken genau beschrieben werden. Maßgebliche Anwendungsbereiche in der Arztpraxis sind das Notfall- und Hygienemanagement, die Arzneimitteltherapiesicherheit und ein Risiko- und Fehlermanagement (G-BA 2016).

> **Fragen zum Mitarbeiten**
>
> Recherchieren Sie, welche Gesetze und Arbeitnehmerschutzvorschriften im Sinne des Qualitätsmanagements verpflichtend in allen Arztpraxen für die Arbeitnehmer offen zugänglich ausgelegt werden müssen.

4.7.2 Zertifizierungen

Keine Verpflichtung zur Zertifizierung für Arztpraxen

Die gesetzliche Pflicht zur Einführung eines einrichtungsinternen Qualitätsmanagements bedeutet nicht, dass sich die Praxen auch zertifizieren lassen müssen. Viele Praxen haben aber gleichzeitig mit der Einführung eines Qualitätsmanagementsystems eine Zertifizierung durchführen lassen, um diese öffentlichkeitswirksam einzusetzen. Welches der unterschiedlichen auf dem Markt befindlichen Systeme eingesetzt wird, schreibt der Gesetzgeber nicht vor. Neben den auch im stationären Bereich eingesetzten QM-Systemen nach DIN EN ISO bzw. dem KTQ (Kooperation für Transparenz und Qualität) wurde u. a. von der Kassenärztlichen Bundesvereinigung mit dem »QEP – Qualität und Entwicklung in Praxen®« ein spezifisch auf den ambulanten Bereich zugeschnittenes System entwickelt. Im Rahmen einer Zertifizierung wird die Praxis durch QM-Sachverständige (»Visitoren«) vor Ort hinsichtlich der Umsetzung der im QM-System festgelegten Anforderungen bewertet. Bei erfolgreicher Bewertung wird durch die Zertifizierungsstelle eine Zertifizierungsurkunde vergeben.

5 Stationäre Versorgung

Folgende Fragen können Sie im Anschluss beantworten:

1. Wer hat den Sicherstellungsauftrag in der stationären Versorgung?
2. Dürfen alle Krankenhäuser mit der GKV abrechnen?
3. Was steht im Landeskrankenhausplan?
4. Wie finanzieren Krankenhäuser ihre laufenden Kosten?
5. Wie finanzieren Krankenhäuser ihre Investitionskosten?
6. Was versteht man unter Fallpauschalen-Vergütung?
7. Was sind Diagnosis Related Groups (DRG)?
8. Wie werden Fallpauschalen ermittelt?
9. Was ist ein Landesbasisfallwert?
10. Was bedeuten die Begriffe »untere«, »mittlere« und »obere Grenzverweildauer«?
11. Was sind Sonderentgelte?
12. Was sind die häufigsten DRG in deutschen Krankenhäusern?
13. Was sind die häufigsten operativen Eingriffe?
14. Was ist der PKMS und was hat er mit der Vergütung der Krankenhäuser zu tun?
15. Was macht ein Krankenhaus-Controller?
16. Was bedeutet die Mindestmengenverordnung für Krankenhäuser?
17. Wer legt die Qualitätsanforderungen für Krankenhäuser fest?

Information: Daten und Fakten

1. Im Jahr 2016 gab es in Deutschland 1.948 Krankenhäuser mit rund 498.000 Betten. Dort wurden 19,5 Mio. Patienten stationär behandelt.
2. Die durchschnittliche Verweildauer der stationären Patienten betrug im Jahr 2016 7,3 Tage.
3. Berechnet in Vollzeitkräften arbeiteten dort 157.984 ärztliche und 325.181 pflegerische Mitarbeiter.
4. Die Kosten der stationären Krankenhausversorgung betrugen im Jahr 2016 rund 87,8 Mrd. Euro.

5. Bezogen auf die 2016 vollstationär im Krankenhaus behandelten Patienten lagen die stationären Krankenhauskosten je Fall bei durchschnittlich 4.497 Euro (2015 waren es noch 4.378 Euro).
6. Die Gesamtkosten der Krankenhäuser (inklusive der Kosten für Ambulanz, Ausbildung und Lehre sowie für wissenschaftliche Forschung) beliefen sich im Jahr 2016 auf 101,7 Mrd. Euro.
7. Im Jahr 2017 sind insgesamt 1.255 DRG für stationäre Krankenhausleistungen generiert worden, 35 mehr als im Jahr 2016.
8. Im Jahr 2015 lag der Landesbasisfallwert in Rheinland-Pfalz mit 3.396 Euro deutlich über dem in Nordrhein-Westfalen mit 3.190,81 Euro.

(Statistisches Bundesamt 2017)

5.1 Struktur der Krankenhauslandschaft

Gemäß Krankenhausfinanzierungsgesetz sind Krankenhäuser Einrichtungen, in denen »*durch ärztliche und pflegerische Hilfeleistung Krankheiten, Leiden oder Körperschäden festgestellt, geheilt oder gelindert werden sollen oder Geburtshilfe geleistet wird und in denen die zu versorgenden Personen untergebracht und verpflegt werden können*« (§ 2 Krankenhausfinanzierungsgesetz KHG).

Durch Zusammenschlüsse und Schließungen ist die Anzahl der Krankenhäuser in den letzten Jahren deutlich gesunken. Gab es im Jahr 2000 noch 2.242 Krankenhäuser in Deutschland, waren es im Jahr 2016 nur noch 1.948. Für diese Entwicklung gibt es mehrere Gründe. Zum einen verändert sich die Bevölkerungsstruktur durch die derzeitige demographische Entwicklung, d.h. über die letzten Jahrzehnte sind deutliche Überkapazitäten im stationären Bereich entstanden. Zum anderen hat die Umstellung der Vergütung stationärer Leistungen auf das Fallpauschalensystem der Diagnosis Related Groups (DRG) zur Schließung unrentabler Krankenhäuser, insbesondere kleinerer Kliniken im ländlichen Bereich, geführt.

5.1.1 Freie Krankenhauswahl

Fallbeispiel

Der 58-jährige Schreinermeister Rolf D. hat schon seit einiger Zeit Schmerzen in der rechten Leiste. Heute Morgen wurden die Schmerzen beim Heben einer schweren Kiste plötzlich stärker. Beim Toilet-

> tengang bemerkt er eine Schwellung in der Leiste und sucht noch am gleichen Nachmittag seinen Hausarzt auf. Aber wie durch Zauberei ist die Schwellung wieder verschwunden. Sein Hausarzt tastet seine Leiste ab und ist entgegen seiner Befürchtung, für einen Hypochonder gehalten zu werden, schnell mit der Diagnose Leistenbruch zur Hand. Er empfiehlt einen operativen Verschluss der Bruchpforte und schreibt eine Einweisung zur stationären Aufnahme aus. Rolf D. ist sich unsicher, in welchem Krankenhaus er sich operieren lassen soll und fragt seinen Hausarzt um Rat.

Nur zugelassene Krankenhäuser dürfen mit der GKV abrechnen

Grundsätzlich hat zwar jeder Versicherte das Recht auf die freie Wahl des Krankenhauses, in dem er sich behandeln lassen möchte, das gilt allerdings mit Einschränkungen. Ist auf der ärztlichen Einweisung das Krankenhaus angegeben, entscheidet sich der Patient aber für ein anderes Krankenhaus, können ihm die daraus entstehenden Mehrkosten teilweise oder ganz berechnet werden. Das findet in der Praxis aber so gut wie nie statt. Voraussetzung für die Kostenübernahme durch die GKV ist allerdings, dass das Krankenhaus zugelassen ist. Nur in Ausnahmefällen zahlt die GKV auch für Behandlungen in privaten Kliniken und das nur nach vorheriger (!) Genehmigung.

§

§ 108 SGB V: Zugelassene Krankenhäuser

»*Die Krankenkassen dürfen Krankenhausbehandlung nur durch folgende Krankenhäuser (zugelassene Krankenhäuser) erbringen lassen:*

1. *Krankenhäuser, die nach den landesrechtlichen Vorschriften als Hochschulklinik anerkannt sind,*
2. *Krankenhäuser, die in den Krankenhausplan eines Landes aufgenommen sind (Plankrankenhäuser), oder*
3. *Krankenhäuser, die einen Versorgungsvertrag mit den Landesverbänden der Krankenkassen und den Verbänden der Ersatzkassen abgeschlossen haben.*«

Es gibt verschiedene Wege, wie Patienten in die stationäre Betreuung eines Krankenhauses kommen. Beinahe die Hälfte (45 %) der Patienten kommen per Einweisung über die niedergelassenen Haus- oder Fachärztinnen ins Krankenhaus. Etwa ein Drittel der Patienten kommt als so genannte »Selbsteinweiser« über die Notfall-Ambulanz des Krankenhauses. Weitere 15 % werden von Rettungsdiensten als Notfälle ins Krankenhaus gebracht und ca. 10 % gelangen als Verlegung aus anderen Krankenhäusern oder Pflegeeinrichtungen (z. B. Altenheime) in die Klinik (▶ Abb. 5.1). Das zeigt die besondere Bedeutung einer guten Kommunikation und Zusammenarbeit zwischen Klinken, niedergelassenen Ärztinnen und Pflegeeinrichtungen (Salfeld 2010).

5.1 Struktur der Krankenhauslandschaft

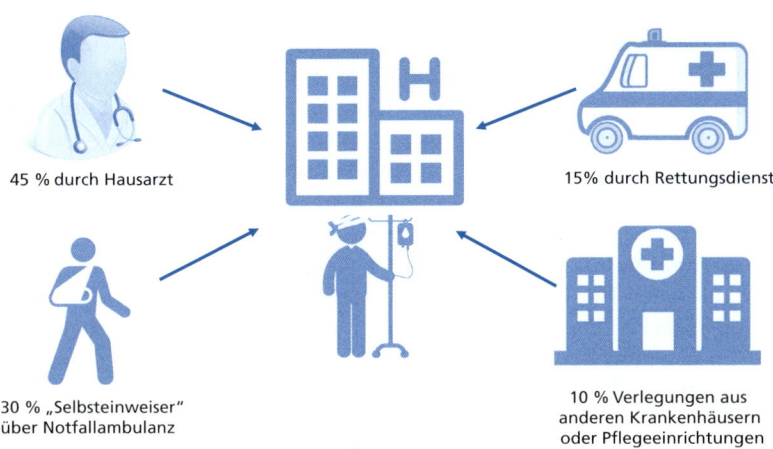

Abb. 5.1:
Zugangswege zur stationären Versorgung

45 % durch Hausarzt

15% durch Rettungsdienst

30 % „Selbsteinweiser" über Notfallambulanz

10 % Verlegungen aus anderen Krankenhäusern oder Pflegeeinrichtungen

5.1.2 Krankenhausarten

Unter einem *Akutkrankenhaus* versteht man ein Krankenhaus, bei dem für die Akutversorgung von Patienten sowohl Tag- als auch Nachtaufnahmebereitschaft besteht. Dafür müssen i. d. R. entsprechende Gerätschaften (Labor, Radiologische Diagnosemöglichkeiten) und Personal vorgehalten werden.

Davon abgegrenzt werden *Rehabilitations- und Vorsorgeeinrichtungen*, die keine Betreuung von Patienten mit akuten Gesundheitsstörungen bzw. Unfallverletzungen anbieten.

Universitätskliniken vergeben an Krankenhäuser, die an der Ausbildung von Medizinstudenten beteiligt sind, noch den Titel des *akademischen Lehrkrankenhauses*. Diese Krankenhäuser haben üblicherweise eine bessere personelle und finanzielle Ausstattung, da die Klinik für die Ausbildung der Studierenden Zuschüsse erhält.

Versorgungsstufen

Je nach Größe, Ausstattung und medizinischem Leistungsangebot unterscheidet man bei Krankenhäusern unterschiedliche Versorgungsstufen.

Krankenhäuser der *Grundversorgung* (Versorgungsstufe I) verfügen entweder über eine Abteilung der Fachrichtung Innere Medizin oder Chirurgie. Im Einzelfall sind bei Bedarf auch beide möglich. Eigene Abteilungen für Teilgebiete einer Fachrichtung werden nicht vorgehalten, gelegentlich werden aber *Belegärzte* eingesetzt.

Krankenhäuser der *Regelversorgung* (Versorgungsstufe II) müssen die Fachrichtungen Chirurgie und Innere Medizin umfassen. Darüber hinaus auch weitere Fachrichtungen wie Gynäkologie und Geburtshilfe, HNO, Augenheilkunde, Urologie oder Orthopädie.

Krankenhäuser der *Schwerpunktversorgung* (Versorgungsstufe III) oder Zentralversorgung erfüllen überörtliche Schwerpunktaufgaben. Sie verfügen über mindestens eine Abteilung für Innere Medizin, getrennte Abteilungen für Unfallchirurgie und Viszeralchirurgie (Bauchchirurgie), sowie Radiologie und Anästhesie. Neben den Fachrichtungen der Regelversorgung (s. o.) können auch Pädiatrie, Neurologie und Mund-, Kiefer- und Gesichtschirurgie vorgehalten werden.

Krankenhäuser der *Maximalversorgung* (Versorgungsstufe IV) müssen im Rahmen des Bedarfs mit ihren Leistungsangeboten über Krankenhäuser der III. Versorgungsstufe wesentlich hinausgehen. Sie sollen die entsprechenden hoch differenzierten medizinisch-technischen Einrichtungen, zum Beispiel auch medizinische Großgeräte wie Computertomographie oder Kernspintomographie vorhalten.

Zu Maximalversorgern gehören Universitätskliniken und Berufsgenossenschaftliche Unfallkliniken (BG-Krankenhäuser). Darüber hinaus nehmen Universitätskliniken neben der Krankenversorgung auch Aufgaben der Forschung und der Lehre wahr. Die theoretische und praktische Ausbildung der Medizinstudierenden und weiterer Gesundheitsberufe findet zu einem großen Teil an Universitätskliniken statt.

Versorgungsarten

In der stationären Versorgung werden mehrere Versorgungsarten unterschieden:

- *Vollstationär*: mit Unterkunft und Verpflegung, also der ›typische‹ Krankenhausaufenthalt.
- *Vorstationär*: alle medizinischen Leistungen ohne Unterkunft und Verpflegung, z. B. Untersuchungen, die vor der eigentlichen Krankenhausaufnahme erbracht werden, z. B. einige Tage vor Operationen, laut § 115 SGB V allerdings nicht länger als 3 Tage.
- *Nachstationär*: um im Anschluss an eine vollstationäre Krankenhausbehandlung den Behandlungserfolg zu sichern oder zu festigen (§ 115 SGB V).
- *Teilstationär*: mit Unterkunft und Verpflegung, aber nur tagsüber oder nachts. Z. B. Tageskliniken, die es v. a. in der psychiatrischen Betreuung gibt.
- *Ambulante Versorgung* im Krankenhaus, z. B. im Rahmen ambulant durchgeführter Operationen.

Für die ambulante Versorgung benötigen Krankenhäuser eine Zulassung

Im Gegensatz zu vielen anderen europäischen Gesundheitssystemen stellt die ambulante Versorgung im Krankenhaus außerhalb der Notfallversorgung in Deutschland eine Ausnahme dar. Grundsätzlich sind dafür die niedergelassenen Vertragsärzte zuständig. Eine Sonderstellung nehmen Hochschulambulanzen z. B. an Universitätskliniken ein, die laut § 117 SGB V zur ambulanten ärztlichen Behandlung in einem »für die

Notwendigkeiten von Lehre und Forschung erforderlichen Umfang« ermächtigt sind. Für die ambulante Behandlung ist eine Ermächtigung durch den Zulassungsausschuss der KV notwendig, die regelmäßig verlängert werden muss (Bundeszentrale für politische Bildung 2014).

Belegärzte

Eine Besonderheit ist die belegärztliche Leistung. *Belegärzte* sind niedergelassene Fachärztinnen, die mit einer Klinik einen gesonderten Vertrag geschlossen haben, um ihre Patienten dort zu behandeln, ohne in der Klinik angestellt zu sein. Derzeit sind ca. 6.200 Belegärzte (v. a. Frauenärzte, HNO-Ärzte, Orthopäden und Chirurgen) in deutschen Krankenhäusern tätig (Clade 2011). Auch die Anästhesisten sind häufig nicht Angestellte der Klinik, sondern selbständige als Belegärzte zugelassene Fachärzte. Sie nutzen die pflegerische Betreuung, die »Hotelleistung« wie Essen und Unterbringung und die operativen Versorgungskapazitäten wie Operationssäle, das entsprechende Personal und das notwendige technische Material.

Für Belegpatienten werden gesonderte Fallpauschalen und *Zusatzentgelte* (§ 17 b Krankenhausfinanzierungsgesetz) vereinbart. Die Abrechnung der medizinischen Leistung erfolgt über das ambulante Vergütungssystem der Kassenärztlichen Vereinigung (*vertragsärztliche Gesamtvergütung*), die stationären Leistungen wie Unterbringung und Essen werden über die stationären Vergütungssysteme erstattet (§ 121 SGB V). Der Patient würde, müsste er die Behandlung wie z. B. bei Privatpatienten selbst bezahlen, zwei Rechnungen erhalten, eine »ambulante« und eine »stationäre«.

5.1.3 Trägerschaft

Krankenhäuser können von unterschiedlichen Trägern betrieben werden. Man unterscheidet *öffentliche* Träger, *freigemeinnützige* Träger und *private* Träger. Krankenhäuser mit freigemeinnützigem Träger sind Einrichtungen, die von Trägern der kirchlichen und freien Wohlfahrtspflege, Kirchengemeinden, Stiftungen oder Vereinen unterhalten werden.

Krankenhäuser mit öffentlichem Träger sind Einrichtungen, die von Gebietskörperschaften (Bund, Land, Kreis, Gemeinde) oder von Sozialversicherungsträgern wie Landesversicherungsanstalten und Berufsgenossenschaften betrieben oder unterhalten werden. Auch zur GmbH umgewandelte kommunale Kliniken werden den öffentlichen Krankenhäusern zugerechnet.

Krankenhäuser mit privatem Träger sind Einrichtungen, die als gewerbliches Unternehmen einer Konzession nach § 30 Gewerbeordnung bedürfen. Dazu gehören Klinikträger wie die Rhön-Klinikum AG oder Fresenius Helios (Stüwe 2015) (▶ Abb. 5.2).

Abb. 5.2:
Krankenhäuser nach Trägerschaft, eigene Darstellung, Quelle: Statistisches Bundesamt 2015, Daten gerundet

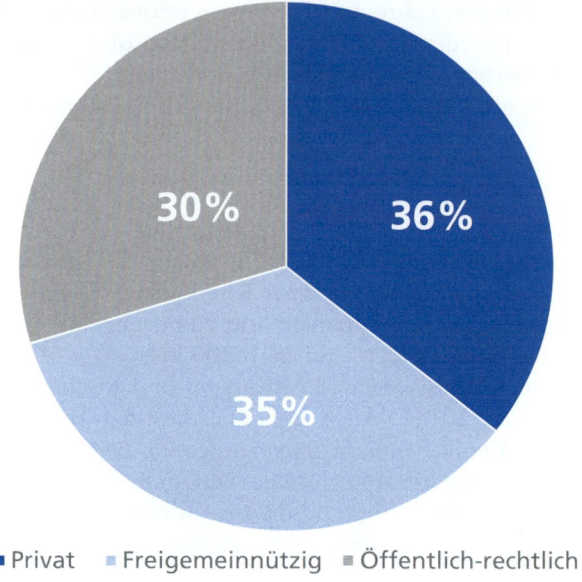

5.1.4 Der Landeskrankenhausplan

Die Bereitstellung ausreichender stationärer Kapazitäten ist Aufgabe der Bundesländer

Der *Sicherstellungsauftrag* für die stationäre Krankenhausversorgung obliegt den einzelnen Bundesländern, die damit für eine »bedarfsgerechte Versorgung der Bevölkerung mit leistungsfähigen, eigenverantwortlich wirtschaftenden Krankenhäusern« (§ 1 KHG) verantwortlich sind. Zu diesem Zweck verpflichtet das *Krankenhausfinanzierungsgesetz (KHG)* die Bundesländer, Krankenhauspläne aufzustellen. Jedes Bundesland legt entsprechend seiner Bevölkerungsstruktur fest, welche Anzahl stationärer Versorgungskapazitäten für die einzelnen Fachbereiche bereitgestellt werden muss. Berechnet wird die Zahl der notwendigen Krankenhausbetten nach der *Hill-Burton-Formel*, die die Einwohnerzahl, die Verweildauer der Patienten, die Häufigkeit eines Krankenhausaufenthalts und den Auslastungsgrad berücksichtigt. Diese Pläne werden regelmäßig an sich verändernde Strukturen angepasst.

> **§ 6 KHG Krankenhausplanung**
>
> »Die Länder stellen zur Verwirklichung der in § 1 genannten Ziele Krankenhauspläne und Investitionsprogramme auf [...].«

Bei der Planung der stationären Kapazitäten werden auch die vom G-BA festgelegten *Qualitätsindikatoren* zur Struktur-, Prozess- und Ergebnisqualität (§ 136c Absatz 1 SGB V) berücksichtigt, da bevorzugt Krankenhäuser mit hohem Qualitätsstandard gefördert werden sollen. Denn für die Krankenhäuser hat die Berücksichtigung im Landeskrankenhausplan eine wichtige Bedeutung. Ist ein Krankenhaus in den Landeskrankenhausplan aufgenommen, hat es die Zusicherung, dass die für gesetzlich Versicherte erbrachten medizinischen Leistungen von der GKV erstattet werden. Es hat gleichzeitig aber auch einen *Versorgungsauftrag,* das heißt die Verpflichtung, GKV-Patienten zu behandeln. Hat ein Krankenhaus auch für die Versorgung der Bevölkerung anderer Bundesländer eine wesentliche Bedeutung (also einen *übergeordneten Versorgungsauftrag* z. B. bei der Versorgung Schwerverbrannter), so wird die Krankenhausplanung zwischen den beteiligten Bundesländern abgestimmt.

> **Merke**
>
> Ein Anspruch auf Aufnahme in den Krankenhausplan besteht nicht!

Bei einer eventuellen Auswahl zwischen mehreren Krankenhäusern entscheidet die zuständige Landesbehörde unter Berücksichtigung der öffentlichen Interessen und der Vielfalt der Krankenhausträger nach eigenem Ermessen, welches Krankenhaus den Zielen der Krankenhausplanung des Landes am besten gerecht wird (§ 8 Krankenhausfinanzierungsgesetz KHG).

5.2 Krankenhausfinanzierung

5.2.1 Monistische Finanzierung

Bis zum Beginn der 1970er Jahre wurden Krankenhäuser in Deutschland monistisch, d. h. von einer Seite finanziert. Bei der monistischen Krankenhausfinanzierung werden die entstehenden Krankenhauskosten, also Kosten für Personal, Material, Ver- und Entsorgung und für Investitionen durch die Vergütung der Krankenkassen bzw. durch selbstzahlende Patienten getragen. Damit hatten die Krankenkassen als Kostenträger eine maßgebliche Entscheidungs- und Finanzierungsverantwortung für die laufenden Betriebskosten und Investitionskosten.

> **Merke**
>
> Bei der monistischen Krankenhausfinanzierung werden alle Krankenhauskosten einschließlich der Investitionskosten durch die Krankenversicherungen der behandelten Patienten getragen.

5.2.2 Duale Finanzierung

Investitionskosten werden durch die Bundesländer finanziert

Seit dem Krankenhausfinanzierungsgesetz von 1972 werden die Krankenhäuser in Deutschland »dual«, das heißt von zwei Seiten finanziert. Danach werden die *Investitionskosten* der Krankenhäuser, z. B. für Umbauten oder medizinische Großgeräte, von den Bundesländern gemäß dem jeweiligen Landeskrankenhausplan und Investitionsprogramm finanziert.

Betriebskosten werden über Behandlungsentgelte finanziert

Die *Betriebskosten*, also die laufenden Kosten für das Tagesgeschäft, z. B. für Personal, Energie, Reinigung, Verbrauchsmaterial, Medikamente etc. muss das Krankenhaus über seine erbrachte Behandlungsleistung selbst erbringen. Dafür erhält es durch die Zahlung von DRG-basierten Fallpauschalen für die behandelten Fälle eine Vergütung durch die Krankenkassen. Das Krankenhaus bekommt also quasi »die Ausstattung gestellt«, muss sich dann aber über Fallpauschalen, Pflegesätze und sonstige Entgelte selbst tragen (▶ Abb. 5.3).

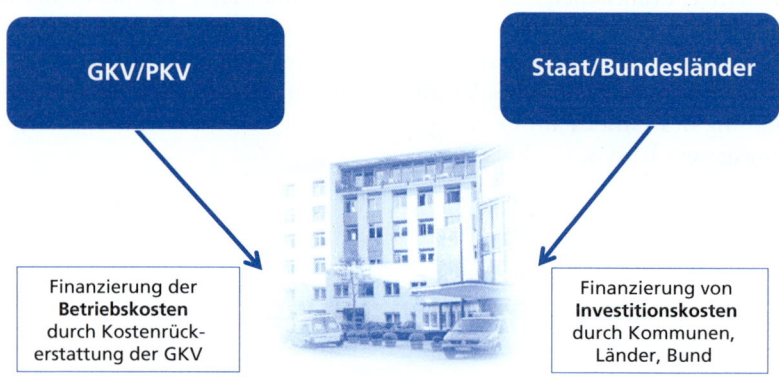

Abb. 5.3: Duale Finanzierung von Krankenhäusern

Anspruch auf Investitionsförderung mit Aufnahme in den Landeskrankenhausplan

Sobald das Krankenhaus in den Krankenhausplan des jeweiligen Bundeslandes aufgenommen worden ist, hat es laut Krankenhausfinanzierungsgesetz (KHG) einen Rechtsanspruch auf staatliche Förderung für Investitionen (§ 8 KHG). Da einzelne Bundesländer aus Finanznot nicht ausreichend Mittel für Investitionen zur Verfügung gestellt haben, kam es in der Vergangenheit immer mehr zu Verzögerungen bei Neu-Investitionen, was zu einem regelrechten *Investitionsstau* geführt hat. Dringende bauliche Maßnahmen konnten nicht durchgeführt, neue technische Geräte nicht angeschafft werden. Zum Teil müssen Kliniken mehrjährige Wartezeiten einkalkulieren, bevor Investitionszusagen für umfassende Bau- oder andere Investitionsmaßnahmen vom jeweiligen Bundesland erfolgen, die zudem häufig nicht bei Bau- bzw. Investitionsbeginn, sondern erst später und in Raten gewährt werden.

5.2 Krankenhausfinanzierung

> **Merke**
>
> Bei der dualen Finanzierung werden die Investitionskosten der im Landeskrankenhausplan aufgenommenen Kliniken durch das jeweilige Bundesland, die laufenden Betriebskosten durch die Vergütung der erbrachten Leistungen durch die Krankenkassen getragen.

Zu den Investitionen, die laut Krankenhausfinanzierungsgesetz (KHG) § 9 durch die Bundesländer gefördert werden, gehören

- die Errichtung und Erstausstattung von Krankenhäusern mit den für den Krankenhausbetrieb notwendigen Anlagegütern,
- die Wiederbeschaffung von Anlagegütern mit einer durchschnittlichen Nutzungsdauer von mehr als drei Jahren (z. B. medizinische Großgeräte wie CT/MRT),
- die Kosten für eine Umstellung von Krankenhäusern oder Krankenhausabteilungen auf andere Aufgaben, z. B. Umwidmung in Pflegeeinrichtungen oder selbständige, organisatorisch und wirtschaftlich vom Krankenhaus getrennte Pflegeabteilungen.

Die Kosten für die Wiederbeschaffung kurzfristiger Anlagegüter, d. h. bspw. Einrichtungsgegenstände oder medizinische Geräte mit einer durchschnittlichen Nutzungsdauer unter drei Jahren, sowie kleine bauliche Maßnahmen werden durch feste jährliche Pauschalbeträge gefördert.

> **Definition: Anlagegüter**
>
> *Anlagegüter* sind Gegenstände, die vom Krankenhaus für längere Zeit genutzt werden und durch eine einmalige Nutzung nicht verbraucht werden. Ihre Abnutzung wird durch steuerliche Abschreibung abgebildet. Davon zu unterscheiden sind *Gebrauchsgüter*, d. h. Gegenstände mit einer durchschnittlichen Nutzungsdauer bis zu drei Jahren und *Verbrauchsgüter*, d. h. Güter, die durch ihre Verwendung aufgezehrt oder unverwendbar werden (§ 2 Abgrenzungsverordnung – AbgrV von 1985).

Investitionsstau

Der Krankenhaus Rating Report 2016 hat die finanzielle Situation von mehr als 870 Krankenhäusern untersucht und sieht im Jahr 2014 bei einem Investitionsbedarf von 6,6 Mrd. Euro eine Förderlücke von 3,9 Mrd. Euro, bundesweit sogar einen Investitionsstau von 27,8 Mrd. Euro, da die Bundesländer ihren Verpflichtungen im Rahmen der dualen Finanzierung nur unzureichend nachkommen (Augurzky 2016). Dringend notwendige Investitionen z. B. für bauliche Maßnahmen oder neue Medizintechnik müssen notgedrungen von den Kliniken selbst erbracht werden, vorausgesetzt die Klinik ist dazu in der Lage. Verfügt die Klinik nicht über das notwendige Kapital, können Modernisierungsmaßnahmen bzw. Neuanschaffungen nicht getätigt werden. Einige Kliniken greifen mittlerweile auf alternative Finanzierungsmodelle zurück wie z. B. Leasing medizinischer Großgeräte bzw. ganzer Gebäude oder Public-Private-Partnership-Projekte (▶ Abb. 5.4).

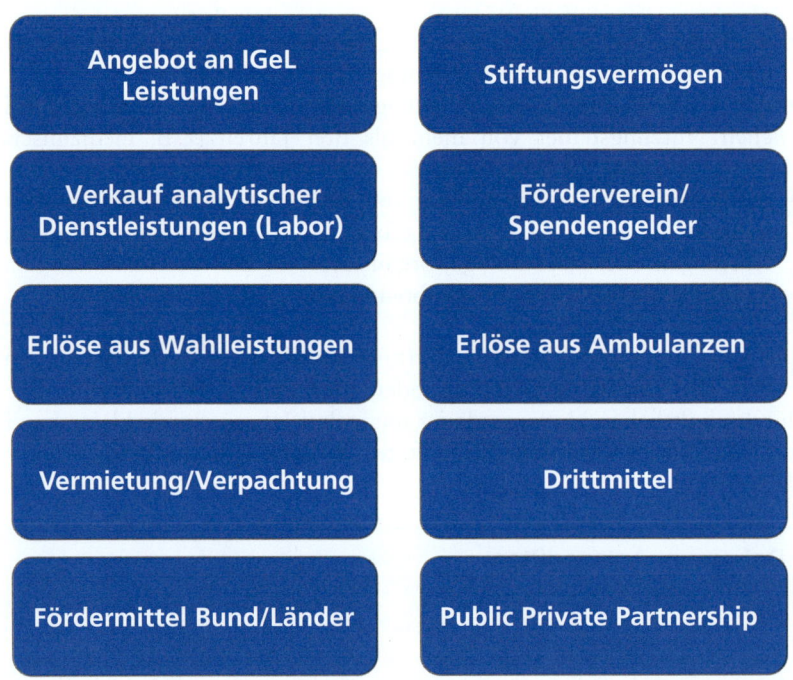

Abb. 5.4: Weitere mögliche Finanzierungsquellen von Krankenhäusern

Definition: Public Private Partnership

Public Private Partnership bezeichnet die i. d. R. projektbezogene Kooperation zwischen privater Wirtschaft und öffentlichem Träger. Wenn z. B. ein Privatunternehmen den Bau einer Versorgungseinheit (z. B. Strahlentherapie) finanziert, die anschließend vom Krankenhaus betrieben wird.

Ausbildungsfonds für ausbildendende Kliniken

Um die durch die Ausbildung von Gesundheits- und Krankenpflegern entstehenden Kosten z. B. durch Praxisanleitung so zu verteilen, dass die ausbildenden Kliniken keinen finanziellen Nachteil erleiden, wird von allen Kliniken, egal ob sie ausbilden oder nicht, ein einheitlicher Zuschlag für jeden voll- und teilstationären Behandlungsfall in einen Ausbildungsfonds abgeführt. Dieser wird von der Landeskrankenhausgesellschaft errichtet und verwaltet.

Kosten für die Ausbildung von Fachpersonal

> **§ 17 KHG Finanzierung von Ausbildungskosten**
>
> »[...] Bei ausbildenden Krankenhäusern vereinbaren die Vertragsparteien nach § 18 Abs. 2 für einen zukünftigen Zeitraum (Vereinbarungszeitraum) ein krankenhausindividuelles Ausbildungsbudget, mit dem die Ausbildungskosten finanziert werden. [...] Sie stellen dabei Art und Anzahl der voraussichtlich belegten Ausbildungsplätze fest. Das Budget soll die Kosten der Ausbildungsstätten bei wirtschaftlicher Betriebsgröße und Betriebsführung decken.«

Die Landeskrankenhausgesellschaft zahlt aus dem Ausgleichsfonds den nach Anzahl der belegten Ausbildungsplätze errechneten Betrag in monatlichen Raten an das ausbildende Krankenhaus, das diese Summe zweckgebunden für die Ausbildung verwenden muss.

Wirtschaftliche Zielsetzung

> **Krankenhausfinanzierungsgesetz § 1**
>
> »Zweck dieses Gesetzes ist die wirtschaftliche Sicherung der Krankenhäuser, um eine bedarfsgerechte Versorgung der Bevölkerung mit leistungsfähigen, eigenverantwortlich wirtschaftenden Krankenhäusern zu gewährleisten und zu sozial tragbaren Pflegesätzen beizutragen. Bei der Durchführung des Gesetzes ist die Vielfalt der Krankenhausträger zu beachten. Dabei ist nach Maßgabe des Landesrechts insbesondere die wirtschaftliche Sicherung freigemeinnütziger und privater Krankenhäuser zu gewährleisten. Die Gewährung von Fördermitteln nach diesem Gesetz darf nicht mit Auflagen verbunden werden, durch die die Selbständigkeit und Unabhängigkeit von Krankenhäusern über die Erfordernisse der Krankenhausplanung und der wirtschaftlichen Betriebsführung hinaus beeinträchtigt werden.«

Konkret bedeutet dies, dass Krankenhäuser unter wirtschaftlichen Gesichtspunkten und Zielsetzungen zu betreiben sind. Mit den gewährten Investitionsförderungen der Länder und den von den Krankenkassen erstatteten Leistungen sollen die Kliniken in der Lage sein, alle entstehenden Kosten des laufenden Betriebs zu decken und im Idealfall zusätzliche Mittel für Sonderausgaben, z. B. nicht förderfähige Investitionen, zusätzliches Personal oder innovative Ausbildungskonzepte zur Verfügung zu haben. Dieses Ziel erreichen aber längst nicht alle Kliniken. Nicht nur, dass keine Gewinne erwirtschaftet werden, mehr als 20 % der deutschen Krankenhäuser arbeiten defizitär (Augurzky 2016).

5.2.3 Vergütung nach Diagnosis Related Groups (DRG)

Fallbeispiel

Nora F., 19-jährige Schülerin der Gesundheits- und Krankenpflege, ist seit einer Woche auf der chirurgischen Station eingesetzt. Während der Mittagsübergabe vom Frühdienst an die Mitarbeiterinnen des Spätdienstes verfolgt sie die Klage einer Kollegin, die sich erbittert über »diese DRG« beschwert, die »unsere Pflegeleistung nicht wertschätzen, sondern den Patienten nur auf seine medizinische Diagnose beschränken«. Nora F. traut sich als »Neuling« nicht nach der für sie unbekannten Abkürzung DRG zu fragen und recherchiert zuhause.

Vor Einführung der DRG

Bis zur Einführung des pauschalierenden Vergütungssystems im Rahmen des GKV-Gesundheitsreformgesetzes 2000 wurden Krankenhausbehandlungen nach den jeweils erbrachten Leistungen finanziert. Zusätzlich zu den mit den Krankenkassen vereinbarten *Tagespauschalen* beziehungsweise Abteilungspflegesätzen wurden alle Leistungen einzeln aufgeführt und nach dem *Selbstkostendeckungsprinzip* als Gesamtrechnung der Krankenkasse in Rechnung gestellt. Die Finanzierung der Krankenhausleistungen orientierte sich also primär an den entstandenen Kosten. Das führte dazu, dass die Kliniken umso mehr Geld verdienten, je länger die Patienten stationär behandelt wurden, denn diese Abrechnungsform bot kaum Anreize, den Patienten frühzeitig zu entlassen. Im internationalen Vergleich hatten Patienten in Deutschland eine durchschnittliche stationäre Verweildauer, die deutlich über dem OECD Durchschnitt lag (OECD 2010). In den 1990er Jahren wurden zur Begrenzung der Ausgaben für stationäre Versorgung jährlich ausgehandelte feste Budgets für die Krankenhäuser festgesetzt (*Budgetdeckelung*), die an die Grundlohnsumme gekoppelt waren. Bei Überschreitung des mit der GKV vereinbarten Budgets durch eine vermehrte Erbringung stationärer Leistungen mussten die so entstandenen Mehrerlöse an die GKV zurückgezahlt werden (Behrens 2009). Damit hatten die Krankenhäuser nur wenig Anreiz durch wirtschaftliches Arbeiten Überschüsse zu erzielen, da diese zum größten Teil an die Krankenkassen zurückflossen.

> **Definition**
>
> Die Grundlohnsumme ist die Summe der beitragspflichtigen Löhne und Gehälter, aus denen die Krankenversicherungsbeiträge zu leisten sind. Steigt sie z. B. bei geringer Arbeitslosigkeit und höheren Tarifabschlüssen, steigen auch die Einnahmen der GKV.

Um die zunehmend steigenden Ausgaben für die stationäre Versorgung zu reduzieren und die Beitragssatzstabilität in der GKV zu sichern, wurde die Vergütung stationärer Leistungen auf ein *leistungsorientiertes Vergütungssystem* umgestellt. Ziel war es, Fehlanreize zur Verlängerung der Verweildauer zu beseitigen und die tatsächlich erbrachten medizinischen und pflegerischen Leistungen der einzelnen Krankenhäuser vergleichbarer zu machen (»gleicher Preis für gleiche Leistung«). Für definierte Fallgruppen (z. B. Blinddarmoperation) soll allen Krankenhäusern dieselbe Vergütung gezahlt werden. Auf diesem Weg soll der Wettbewerb zwischen den Krankenhäusern v. a. hinsichtlich einer wirtschaftlichen Leistungserbringung gesteigert werden.

Da schon einige Länder Erfahrung mit einem *Fallpauschalensystem* hatten, griff man in Deutschland auf das australische AR-DRG-System zurück, das als Vorlage für die Entwicklung des deutschen DRG-Systems diente. Ursprünglich verfügte das DRG-System 2003 über 642 verschiedene Fallpauschalen (Roeder 2003). Durch stetige Anpassungen und Ergänzungen ist die Zahl der abrechenbaren Fallpauschalen auf aktuell 1.220 gestiegen (GKV Spitzenverband 2016).

In Deutschland wurde das australische DRG-System übernommen

> **Empfehlung**
>
> Auf der Homepage der Bundeszentrale für politische Bildung finden Sie unter:
> http://www.bpb.de/politik/innenpolitik/gesundheitspolitik/72027/vergutung-von-krankenhausleistungen?p=all
> eine gut verständliche Übersicht über die Vergütung im stationären Gesundheitsbereich, die allerdings aus 2012 stammt und die neuesten Entwicklungen noch nicht berücksichtigt.

Stufenweise Einführung

Im Jahr 2003 erfolgte die stufenweise Umstellung der Vergütung stationärer Leistungen auf ein einheitliches Klassifizierungssystem. Zunächst konnten die Krankenhäuser ab 2003 freiwillig auf das neue Vergütungssystem umschalten. Ab 2004 war die Abrechnung von DRGs für alle

Konvergenzphase zur stufenweisen Einführung

Krankenhäuser und Kassen verpflichtend, zunächst aber noch budgetneutral. Im Zuge der Budgetverhandlungen wurden krankenhausindividuelle Preise, sogenannte Basisfallwerte, ausgehandelt. Multipliziert mit dem Kostenrelativgewicht der entsprechenden DRG aus dem Fallpauschalenkatalog, das die »Fallschwere« abbildet, errechnete sich so der Erlös des Krankenhauses für die einzelne Leistung. In der Konvergenzphase der darauffolgenden Jahre erfolgte bis 2009 die schrittweise Anpassung der zunächst für jedes Krankenhaus individuell ermittelten Basisfallwerte an ein landesweites Vergütungsniveau, den *Landesbasisfallwert*. Diese unterschiedlichen Landesbasisfallwerte wurden bis 2014 an einen bundeseinheitlichen Basisfallwert angeglichen. Statt eines ursprünglich geplanten einheitlichen festen Wertes wird ein *Basisfallwertkorridor* angegeben, der zwischen +2,5 und -1,25 Prozent des einheitlichen Basisfallwerts liegt. Für das Jahr 2017 wurde von den Vertragspartnern ein *Bundesbasisfallwert* von 3.376,11 Euro vereinbart, mit einer oberen Korridorgrenze von 3.460,51 Euro und einer unteren Grenze von 3.341,67 Euro (GKV Spitzenverband 2017).

> **Definition: Landesbasisfallwert**
>
> Der Landesbasisfallwert bezeichnet den mittleren Fallpreis (Basispreis) für die einzelnen DRG-Leistungen. Er wird in jedem Bundesland zwischen den Vertragsparteien (Landesverbände der GKV, Ersatzkassen, PKV und Landeskrankenhausgesellschaft) jährlich prospektiv auf Landesebene ausgehandelt.

Die jeweilige DRG ist mit einem entsprechenden Relativgewicht bewertet, das durch die jährliche Weiterentwicklung des DRG-Katalogs variieren kann. Diesem Relativgewicht ist ein in Euro ausgedrückter Basisfallwert zugeordnet. Aus der Multiplikation von Relativgewicht und Basisfallwert ergibt sich der Preis, den das Krankenhaus von der Krankenkasse vergütet bekommt.

> **Berechnung der Vergütung stationärer Leistungen**
>
> Basisfallwert x Relativgewicht der DRG=Vergütung

Zuordnung in Fallgruppen

Alle Patienten werden gemäß ihrer medizinischen Diagnose einer bestimmten Fallgruppe zugeordnet. Um den jeweiligen Ressourcenverbrauch, also den ökonomischen Aufwand der Behandlung abzubilden, werden die DRG gewichtet. Kommt es zu Komplikationen oder hat der Patient erschwerende Begleiterkrankungen (Komorbiditäten), werden diese über eine Einteilung in Schweregrade berücksichtigt. Das bedeutet, dass sich die Krankenhausvergütung nicht mehr wie zuvor nach der Zahl der Pflegetage richtet. Stattdessen orientiert sich die Honorierung der Leistung am Aufwand der Versorgung (»Geld folgt der Leistung«), um gleiche Leistungen, egal von welchem Krankenhaus sie erbracht werden, auch gleich zu vergüten.

> **Merke**
>
> In den Diagnosis Related Groups werden medizinische Leistungen (Diagnosen) nach ihrem durchschnittlichen ökonomischen Aufwand (Ressourcenverbrauch) zusammengefasst. Der ökonomische Aufwand ergibt sich u. a. aus der erbrachten ärztlichen und pflegerischen Leistung, dem Verbrauch an Material, der Nutzung medizinischer Geräte und den Kosten für verabreichte Medikamente.

Zur Zuordnung einer bestimmten DRG werden folgende Angaben benötigt (▶ Abb. 5.5):

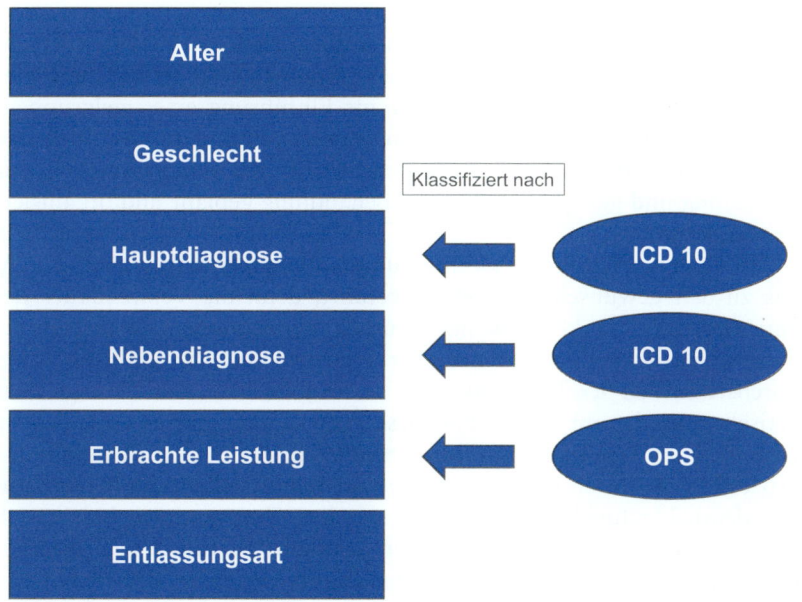

Abb. 5.5: Notwendige Angaben zur DRG Zuordnung

Als *Hauptdiagnose* (MDC, Major Diagnostic Category) zählt die Diagnose, »die nach Analyse als diejenige festgestellt wurde, die hauptsächlich für die Veranlassung des stationären Krankenhausaufenthaltes des Patienten verantwortlich ist. [...] Die nach Analyse festgestellte Hauptdiagnose muss nicht der Aufnahmediagnose oder Einweisungsdiagnose entsprechen«. Als *Nebendiagnose* gilt »eine Krankheit oder Beschwerde, die entweder gleichzeitig mit der Hauptdiagnose besteht oder sich während des Krankenhausaufenthaltes entwickelt« (Kodierrichtlinien 2015).

> **Merke**
>
> Um das DRG System bundesweit einzuführen und kontinuierlich weiterzuentwickeln wurde 2001 das *Institut für das Entgeltsystem im Krankenhaus (InEK GmbH)* mit Sitz in Siegburg gegründet, das regelmäßig den aktualisierten *Fallpauschalenkatalog*, das Definitionshandbuch zur konkreten Anwendung und die jeweils aktuellen *Kodierrichtlinien* für Krankenhäuser bzw. für die Psychiatrie/Psychosomatik veröffentlicht.

Kostentransparenz

Die Idee dieser Gruppenzuteilung ist es, über eine maximale *Leistungs- und Kostentransparenz* (welche Kosten verursacht die Diagnose und Behandlung einer bestimmten Erkrankung wann und in welcher Funktionseinheit, wer erbringt diese Leistung?) eine konsequente Kostenanalyse durchführen und Optimierungs- und Einsparpotentiale nutzen zu können.

Dafür benötigten die Kliniken den Aufbau eines qualifizierten Managements zur internen Leistungs- bzw. Ressourcensteuerung und Planung. Das führte in vielen Kliniken zur Einführung eines zielgruppenspezifischen zentralen Patientenmanagements, mit dem der Weg der Patienten von der ersten Datenaufnahme bei der Anmeldung bis zur Entlassung und ggf. poststationären Behandlung geplant und organisiert werden kann.

Sinkende Verweildauer und steigende Arbeitsbelastung

Die eingeführten Prozessoptimierungsmaßnahmen haben zwar durchaus zu den gewünschten Effekten geführt, denn die Verweildauer der Patienten im Krankenhaus hat deutlich abgenommen. Während die durchschnittliche Verweildauer aller Patienten im Jahr 2000 noch bei durchschnittlich 9,7 Tagen lag, sank sie im Jahr 2016 auf 7,3 Tage (Statistisches Bundesamt 2017). Für diese Entwicklung gibt es verschiedene Gründe. Zum einen konnten durch eine Verbesserung der Behandlungsprozesse, z. B. durch eine Reduktion von Schnittstellen, die Behandlungen deutlich schneller durchgeführt werden. Zum anderen haben sich auch medizinische Therapieverfahren geändert. So führte u. a. die Einführung minimalinvasiver Operationsverfahren zu einer schnelleren Genesung der Patienten.

Allerdings haben viele Maßnahmen auch zu einer deutlichen Arbeitsverdichtung für das ärztliche und pflegerische Personal geführt. Diese wird verstärkt durch die Tatsache, dass viele Krankenhäuser zu Beginn der Umstellung eine Kostenreduktion primär durch die Reduktion von Personal erreicht haben. Insgesamt werden also heute mehr Patienten in kürzerer Zeit von weniger Personal versorgt, als vor Einführung der

DRG. Damit es bei aller Prozessoptimierung und Liegedauerverkürzung nicht zu Qualitätseinbußen in der Patientenversorgung kommt, hat der Gesetzgeber die Kliniken verpflichtet, Maßnahmen zur Qualitätssicherung einzuführen (▶ Kap. 5.3, Qualitätsanforderungen an Einrichtungen der stationären Versorgung).

Relativgewicht (Cost Weight)

Das Relativgewicht gibt den ökonomischen Schweregrad eines Falls wieder. Die Höhe ergibt sich aus den Daten der *Kalkulationskrankenhäuser*, die Informationen zu den tatsächlich angefallenen Kosten für die einzelnen Fallpauschalen an das InEK übermitteln. Um die Repräsentativität der Krankenhäuser zu erhöhen, wurden 2017 per Losentscheid weitere Krankenhäuser in die Liste der bisher freiwillig teilnehmenden Kliniken aufgenommen.

Ökonomische Fallschwere

> **Definition: Kalkulationskrankenhäuser**
>
> Kalkulationskrankenhäuser stellen dem InEK auf freiwilliger Basis die Informationen über jeden einzelnen Fall und die jeweils damit verbundenen Kosten, unterteilt nach Kostenarten (Personalkosten, Sachkosten) und Kostenstellen zur Verfügung.

Jede DRG wird mit einem Relativgewicht bewertet, das beschreibt, um wie viel der ökonomische Aufwand der Behandlung über oder unter dem Mittel, das mit 1,0 definiert wird, liegt. ›Schwere‹ Fälle erhalten also ein höheres Relativgewicht als ›leichte‹ Fälle und damit eine höhere Vergütung. Ein Fall mit einem niedrigeren Relativgewicht entspricht einem nicht so aufwendigen Fall im Krankenhaus.

Case Mix Index

Zählt man alle Relativgewichte der innerhalb einer bestimmten Zeit in einem Krankenhaus behandelten Patienten zusammen, erhält man den *Case-Mix*, also eine Aussage über die Zusammensetzung der Patienten, den »Patienten-Mix« der Klinik.

Durchschnittliche Fallschwere einer Klinik

> **Definition: Case-Mix**
>
> Der Case-Mix ist die Summe aller Relativgewichte eines Krankenhauses (oder einer Fachabteilung).

Teilt man den Case Mix durch die Gesamtfallzahl des Krankenhauses ergibt sich mit dem *Case-Mix-Index (CMI)* ein Abbild der durchschnittlichen *Fallschwere* der Klinik und damit des Ressourcenaufwandes, der zur Behandlung der Fälle geleistet werden musste.

> **Berechnung des Case-Mix-Index**
>
> $$\frac{\text{Relativgewichte aller behandelten Fälle (Case Mix)}}{\text{Anzahl der behandelten Patienten}} = \text{Case Mix Index}$$

Ein CMI eines Krankenhauses größer 1,0 bedeutet demnach, dass die durchschnittliche Fallschwere dieses Krankenhauses über dem theoretischen Durchschnittswert liegt. Im Vergleich mehrerer Einrichtungen untereinander bietet der CMI die Möglichkeit, nur anhand dieser einen Ziffer die durchschnittliche Fallschwere und damit den erforderlichen Ressourceneinsatz (z. B. verbrauchtes Operationsmaterial, Pflege, Behandlung von Begleiterkrankungen) der betreffenden Einrichtungen unmittelbar miteinander zu vergleichen.

> **Merke**
>
> Der Case-Mix-Index ist ein Maß für den Ressourcenverbrauch im Rahmen der Patientenbehandlung.

Aufbau des DRG Fallpauschalenkatalogs

Vierstelliger Code der DRG

Im Fallpauschalenkatalog von 2017 sind insgesamt 1.255 DRG für stationäre Krankenhausleistungen festgelegt. Sie werden durch einen vierstelligen alphanumerischen Code bezeichnet. Der Buchstabe an erster Stelle steht für eine der 23 Hauptdiagnosegruppen. Die zweite und dritte Stelle des DRG-Codes bezeichnet die Art der Behandlung, also operativ, invasiv (z. B. Darmspiegelung) oder konservativ. Der Buchstabe an der vierten Stelle (Buchstaben A–I) bezeichnet den ökonomischen Schweregrad, also den Ressourcenverbrauch. Dabei steht A für den höchsten Aufwand, also eine teure Behandlung, B für den zweithöchsten Ressourcenverbrauch usw. Hier fließen u. a. Nebendiagnosen (CCL), die Beatmungsdauer, durchgeführte Prozeduren, das Alter des Patienten und die Verweildauer ein. Der Buchstabe Z kennzeichnet DRG, die nicht weiter differenziert sind. Je näher der letzte Buchstabe einer DRG-Klassifikation beim Buchstaben »A« liegt, umso höher ist die Vergütung innerhalb der Basis DRG (▶ Abb. 5.6).

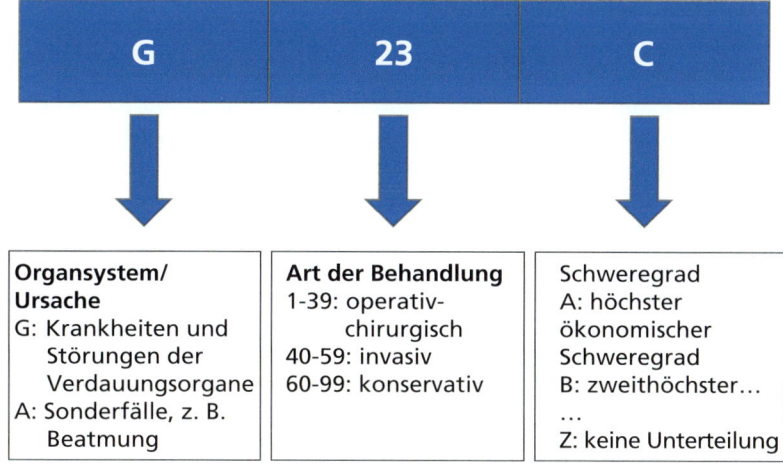

Abb. 5.6:
Aufbau der DRG Akute »Appendizitis«

Hat der Patient aber z. B. neben seiner Blinddarmentzündung auch noch eine Bauchfellentzündung (Peritonitis) und muss auf der Intensivstation beatmet werden, ändert sich nicht nur die Fallschwere, sondern durch eine geänderte Hauptdiagnose auch die gesamte DRG.

Die Eingruppierung des einzelnen Behandlungsfalles erfolgt also nach einem komplexen Verfahren. Glücklicherweise muss der Kodierer nicht alles allein anhand von Tabellen herausfinden, sondern kann auf spezielle Software-Programme zugrückgreifen, die sogenannten *Grouper*. Nichtsdestotrotz zeigen die unzähligen Einträge in diversen Internetforen, dass der Interpretationsspielraum beträchtlich ist und immer wieder Fragen zur korrekten Kodierung auftauchen.

Zuordnung durch Grouper

> **Definition: Grouper**
>
> Der Grouper ist ein EDV-Programm, das anhand eines vom InEK erstellten Algorithmus die jeweilige DRG berechnet. Verwendet werden dürfen nur vom InEK zertifizierte Grouper.

> **Empfehlung**
>
> Auf der Homepage der Universität Münster finden Sie einen kostenlosen Web-Grouper, um die Berechnung eines Beispielpatienten einmal selbst durchzuführen:
> http://drg.uni-muenster.de/index.php?option=com_webgrouper&Itemid=112&view=webgrouper

Schweregrad einer Erkrankung

Das Vorhandensein von Komplikationen und/oder Komorbiditäten (CC, Comorbidity and Complication) kann die Behandlung von Krankheiten erschweren und verteuern. Deshalb ist es für eine DRG-Klassifikation wesentlich, die unterschiedliche Schwere einer Erkrankung entsprechend zu berücksichtigen. Für alle Nebendiagnosen sind Schweregradstufen (CCL, Comorbidity and Complication Level) vorgegeben, deren Wert zwischen 0 und 4 für operative und neonatologische Behandlungsepisoden und zwischen 0 und 3 für medizinische Behandlungsepisoden variieren kann. Übersetzt gibt dieser Wert den Schweregrad der Komorbiditäten und Komplikationen wieder. Je nach Basis-DRG kann ein und dieselbe Nebendiagnose auch unterschiedlich hohe Werte aufweisen.[7]

Eine Nebendiagnose wird abhängig von der Basis-DRG als leichte, mäßig schwere, schwere oder äußerst schwere CC eingestuft mit einem der folgenden CCL-Werte (▶ Tab. 5.1):

Tab. 5.1: Kodierung der Komplikationen und Nebenerkrankungen CCL

CCL	Bezeichnung
0	Keine oder direkt mit der Hauptdiagnose verbundene Komorbidität
1	Leichte Komorbidität
2	Mäßig schwere Komorbidität
3	Schwere Komorbidität
4	Äußerst schwere Komorbidität

Die Kodierrichtlinien

Die Deutschen Kodierrichtlinien legen die Regeln für die korrekte Dokumentation von Krankenhausbehandlungsfällen zu Abrechnungszwecken fest. Dies geschieht durch die Selbstverwaltungspartner (Deutsche Krankenhausgesellschaft, GKV-Spitzenverband und Verband der privaten Krankenversicherungen) gemeinsam mit dem InEK in Abstimmung mit Bundesärztekammer und Deutschem Pflegerat. Sie werden fortlaufend überarbeitet und jährlich vom InEK in der aktuell gültigen Version veröffentlicht. Die Einhaltung dieser Regeln führt bei der Kodierung eines Falles in die vom InEK ermittelte korrekte Fallpauschale. Werden diese Regeln aus welchen Gründen auch immer nicht eingehalten, führt das zu einer Beanstandung der Rechnung durch den MDK.

---

7 So hat z. B. die Nebendiagnose J96.0 (Akute respiratorische Insuffizienz) in der Basis-DRG B70 (Apoplexie) einen CCL-Wert von 2, während sie in der Basis-DRG B71 (Erkrankungen an Hirnnerven und peripheren Nerven) einen CCL-Wert von 3 aufweist.

5.2 Krankenhausfinanzierung

Abrechnungsprüfung durch den MDK

> **§ 17c KHG Prüfung der Abrechnung von Pflegesätzen**
>
> »Der Krankenhausträger wirkt durch geeignete Maßnahmen darauf hin, dass
>
> 1. keine Patienten in das Krankenhaus aufgenommen werden, die nicht der stationären Krankenhausbehandlung bedürfen, und bei Abrechnung von tagesbezogenen Pflegesätzen keine Patienten im Krankenhaus verbleiben, die nicht mehr der stationären Krankenhausbehandlung bedürfen (Fehlbelegung),
> 2. eine vorzeitige Verlegung oder Entlassung aus wirtschaftlichen Gründen unterbleibt,
> 3. die Abrechnung der nach § 17b vergüteten Krankenhausfälle ordnungsgemäß erfolgt. Prüfverfahren nach § 275 Absatz 1c SGB V.«

Zu- oder Abschläge über die Verweildauer

Für alle DRG wurde eine durchschnittliche Verweildauer festgelegt, die aus den gemittelten Daten aller Krankenhäuser errechnet wurde. Die Verweildauer einer jeden DRG ist mit einer oberen (OGV) und unteren Grenzverweildauer (UGV) sowie mit einer mittleren Verweildauer versehen.

> **Definition: Verweildauer**
>
> Die Verweildauer ist die Zeit des stationären Aufenthalts des Patienten im Krankenhaus. Der Entlassungstag wird allerdings nicht zur Gesamtdauer des stationären Aufenthaltes gerechnet.

> **§ 8 KHEntG Berechnung der Entgelte**
>
> »[...] Werden Patientinnen oder Patienten, für die eine Fallpauschale abrechenbar ist, wegen einer Komplikation im Zusammenhang mit der durchgeführten Leistung innerhalb der oberen Grenzverweildauer wieder aufgenommen, hat das Krankenhaus eine Zusammenfassung der Falldaten zu einem Fall und eine Neueinstufung in eine Fallpauschale vorzunehmen. [...]«

Merke

Bei Wiederaufnahme eines Patienten innerhalb der oberen Grenzverweildauer darf das Krankenhaus nur eine DRG abrechnen, erhält also keine zusätzliche Vergütung

Empfehlung

Unter https://www.gkv-spitzenverband.de/krankenversicherung/krankenh¬aeuser/krankenhaeuser_abrechnung/zu_abschlaege/zu_abschlaege.jsp finden Sie eine Übersicht über die möglichen Zu- und Abschläge, die das Krankenhaus mit der GKV abrechnen kann.

Abb. 5.9:
Die fünf häufigsten Fallpauschalen 2014, Statistisches Bundesamt (2015)

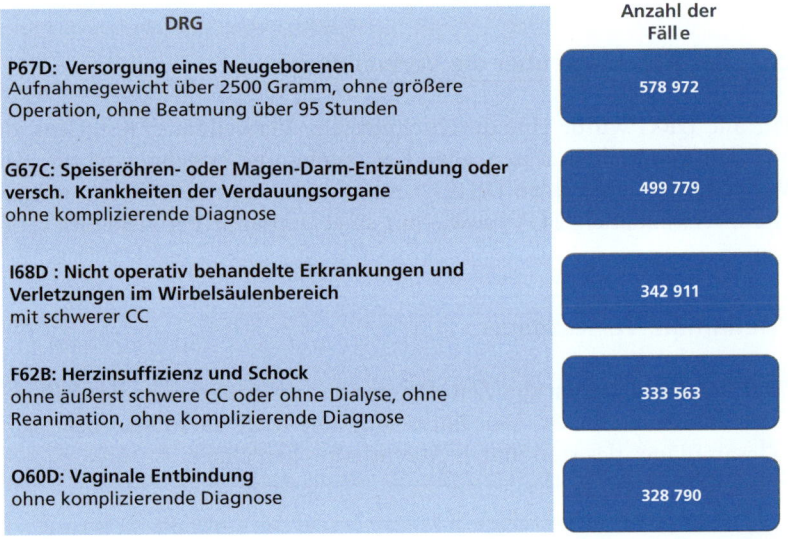

Insgesamt unterziehen sich mehr als ein Drittel (38 %) aller stationär aufgenommenen Patienten einer Operation. Die häufigsten operativen Eingriffe waren 2015:

- Operationen am Darm
- Arthroskopische Operationen am Knie
- Endoskopische Operationen der Gallenblase
- Implantation einer Endoprothese am Hüftgelenk
  (Statistisches Bundesamt 2016)

Mehrleistungsabschläge

Um zu verhindern, dass Kliniken durch eine Ausweitung stationärer Leistungen Kostenvorteile erzielen, hat der Spitzenverband der GKV bis zum Jahr 2016 mit den Kliniken ein jährliches Erlösbudget für voll- und teilstationäre Leistungen verhandelt. Innerhalb dieses Budgets wurden die erbrachten Leistungen normal vergütet. Für alle Leistungen, die das vereinbarte Budget überstiegen, mussten die Kliniken Mehrleistungsabschläge von 25 Prozent hinnehmen. Das heißt, jede weitere über dem Budget liegende erbrachte Leistung wurde nur noch mit 75 Prozent vergütet. In die Berechnung dieses Budgets flossen die DRG für voll- und teilstationäre Leistungen und die Zusatzentgelte ein. Nicht budgetrelevant waren die Zusatzentgelte für die Behandlung von Blutern und die Vergütung im Rahmen der integrierten Versorgung, denn die wollte der Gesetzgeber gerade fördern.

Ausweitung stationärer Leistungen soll verhindert werden

§ 4 KHEntgG Vereinbarung eines Erlösbudgets

»[...] Abweichend von Absatz 2 Satz 1 und 2 gilt für Leistungen, die im Vergleich zur Vereinbarung für das laufende Kalenderjahr zusätzlich im Erlösbudget berücksichtigt werden, ab dem Jahr 2013 ein Vergütungsabschlag von 25 Prozent (Mehrleistungsabschlag).«

Diese Mehrleistungsabschläge werden ab 2017 vom *Fixkostendegressionsabschlag* abgelöst, der das gleiche Ziel hat und im 2016 beschlossenen Krankenhausstrukturgesetz (KHSG) beschrieben wird. Die Höhe des dreijährigen Abschlags, der auf zusätzliche Leistungen erhoben wird, wird auf Landesebene von den Vertragsparteien bis zum 30. September jeden Jahres vereinbart und gilt krankenhausspezifisch. Ausgenommen von dem Abschlag sind Transplantationen, Polytraumata, schwer brandverletzte Patienten und die Versorgung von Frühgeborenen.

§ 10 KHEntG

»Die Vertragsparteien vereinbaren bis zum 30. September jeden Jahres, erstmals bis zum 30. September 2018, einen von den Vertragsparteien nach § 11 für die Vereinbarung zusätzlicher Leistungen anzuwendenden Abschlag in Höhe des für zusätzliche Leistungen geschätzten durchschnittlichen Anteils der fixen Kosten an den Fallpauschalen (Fixkostendegressionsabschlag), wobei der Abschlag jeweils für drei Jahre erhoben wird. [...] Für die Jahre 2017 und 2018 wird die Höhe des Abschlags auf 35 Prozent festgesetzt.«

5.2.4 Entgeltsystem Psychiatrie, Psychotherapie und Psychosomatik (PEPP-System)

Abrechnung im Bereich der Psychiatrie und Psychosomatik

In der Vergangenheit wurden die in stationären Einrichtungen der Psychiatrie und Psychosomatik behandelten Patienten gemäß der Bundespflegesatzverordnung nach krankenhausindividuell ausgehandelten Abteilungspflegesätzen (für die ärztliche und pflegerische Leistung) und Basispflegesätzen (für Unterkunft und Verpflegung) abgerechnet.

Im Jahr 2009 wurde die Einführung eines pauschalierenden Entgeltsystems auch für voll- und teilstationäre Behandlungen der Psychiatrie und Psychosomatik beschlossen. Das InEK wurde beauftragt, ein Entgeltsystem für die Psychiatrie und Psychosomatik zu entwickeln, das angelehnt an die in der somatischen Medizin geltenden DRG eine leistungsbezogene Vergütung ermöglichen soll. Auch hier finden ICD Kodierungen der Diagnosen und durchgeführte Prozeduren nach OPS Berücksichtigung bei der Zuordnung in die entsprechende DRG. Diese neue Vergütungsform soll »gleiche Leistungen mit gleichen Erlösen honorieren« (Maier et al 2015, S.12).

Im Anschluss an eine Übergangsphase soll das neue Vergütungssystem bis zum 1. Januar 2018 verbindlich an allen Krankenhäusern eingeführt werden (§ 17d KHG). Während der Konvergenzphase wird aus den an das InEK gemeldeten Daten der Kliniken ein Landesbasisentgeltwert ermittelt. Dieser soll dann bis 2020 die bisherigen krankenhausindividuellen Werte ablösen. Parallel zur Einführung dieser geänderten Vergütung werden zurzeit begleitende Forschungsprojekte durchgeführt, um Daten zu den Auswirkungen des neuen Entgeltsystems und die ersten Anwendungserfahrungen zu gewinnen.

5.2.5 Sonder- bzw. Zusatzentgelte

Besonders aufwendige Verfahren

Manche Behandlungsverfahren sind allerdings so teuer, dass sie sich nicht sachgerecht über eine DRG-Fallpauschale abbilden lassen. Zu den Leistungen mit besonders hohem Sachkostenanteil gehören z.B. die Behandlung von Bluterkranken oder spezielle Verfahren der Chemotherapie mit monoklonalen Antikörpern. Für diese Leistungen können nach Antragstellung zusätzlich zur DRG klinikspezifische Zusatzentgelte abgerechnet werden. Die zwischen dem Krankenhaus und den Kostenträgern im Rahmen der jährlichen Budgetverhandlung ausgehandelten Preise sind jeweils für ein Jahr gültig.

> § **§ 17b KHG: 17b Einführung eines pauschalierenden Entgeltsystems für DRG-Krankenhäuser**
>
> »[...] Soweit dies zur Ergänzung der Fallpauschalen in eng begrenzten Ausnahmefällen erforderlich ist, können die Vertragsparteien

> nach Absatz 2 Satz 1 Zusatzentgelte für Leistungen, Leistungskomplexe oder Arzneimittel vereinbaren, insbesondere für die Behandlung von Blutern mit Blutgerinnungsfaktoren oder für eine Dialyse, wenn die Behandlung des Nierenversagens nicht die Hauptleistung ist. Sie vereinbaren auch die Höhe der Entgelte; diese kann nach Regionen differenziert festgelegt werden.«

5.2.6 Neue Untersuchungs- und Behandlungsmethoden (NUBs)

Gerade im Bereich medikamentöser, aber auch operativer Behandlungsverfahren bzw. der Strahlentherapie fanden in der Vergangenheit enorme wissenschaftliche Fortschritte statt. Bis dann aber diese neu entwickelten Verfahren in das DRG-System Eingang finden, vergeht einige Zeit. »Bis zur Umsetzung einer Innovation im DRG-System [besteht eine Lücke Anm. d. Verf.] von ca. drei Jahren für hochpreisige Produktinnovationen, da von der Einführung einer neuen Therapie über die Einführung eines neuen Operationsschlüssels und dessen Verwendung in dem entsprechenden Datenjahr bis hin zur Kalkulation der DRG trotz verkürzter Verfahren Zeit vergeht« (GKV Spitzenverband 2016).

Innovative Verfahren

> **§ 6 KHEntgG Vereinbarung sonstiger Entgelte**
>
> »Für die Vergütung neuer Untersuchungs- und Behandlungsmethoden, die mit den Fallpauschalen und Zusatzentgelten […] noch nicht sachgerecht vergütet werden können und die nicht gemäß § 137c des Fünften Buches Sozialgesetzbuch von der Finanzierung ausgeschlossen worden sind, sollen die Vertragsparteien nach § 11 zeitlich befristete, fallbezogene Entgelte oder Zusatzentgelte außerhalb des Erlösbudgets […] vereinbaren.«

Anfragen zur Kostenübernahme im Rahmen der NUBs stellen die Kliniken an das InEK, das diese Anfragen prüft. Bei positiver Bewertung durch das InEK verhandeln die Vertragsparteien direkt mit dem Krankenhaus die Entgelte für die Innovationen. Auch hier gelten die vereinbarten Entgelte nur für das beantragende Krankenhaus und nur für ein Jahr.

5.2.7 Der Pflegekomplex-Maßnahmen-Score (PKMS)

Die Abrechnung nach Fallpauschalen bildet wie oben beschrieben im Wesentlichen die medizinische Diagnose nach ICD und die durchgeführten diagnostischen und operativen Maßnahmen nach OPS ab. Der pfle-

Berücksichtigung des Pflegeaufwands in der Vergütung

gerische Aufwand für Patienten, der z. B. bei multimorbiden Patienten oder bei bestimmten Erkrankungen wie Demenz besonders hoch sein kann, fand ursprünglich keine Berücksichtigung.

Um aber auch besonders aufwendige Pflegemaßnahmen in der Leistungsabrechnung zu berücksichtigen, wurde 2010 der Pflegekomplex-Maßnahmen-Score (PKMS) entwickelt, der als OPS Kodierung 9-20 vergütungsrelevant abgebildet ist. Im Bereich der »allgemeinen Pflege« werden Gründe und Maßnahmen der hochaufwendigen Pflege in den folgenden Leistungsbereichen erfasst:

- Körperpflege
- Ernährung
- Ausscheidung
- Bewegen/Lagern/Mobilisieren/Sicherheit
- Kommunizieren/Beschäftigen

Zu Maßnahmen der »speziellen Pflege« zählen kreislaufunterstützende Maßnahmen für Patienten mit Hemi-, Para- oder Tetraplegie, ein aufwendiges Wundmanagement und atemunterstützende Maßnahmen bei respiratorischer Beeinträchtigung (DIMDI 2017). Um den Pflegebedarf der verschiedenen Altersgruppen abzubilden, wurden drei unterschiedliche PKMS entwickelt:

1. *PKMS-E* für Erwachsene ab dem Beginn des 19. Lebensjahres.
2. *PKMS-J* für Kinder und Jugendliche ab dem Beginn des 7. Lebensjahres bis zum Ende des 18. Lebensjahres.
3. *PKMS-K* für Kleinkinder ab dem Beginn des 2. Lebensjahres bis zum Ende des 6. Lebensjahres.

Zukünftig sollen auch hochaufwendige Pflegeleistungen bei Frühgeborenen, Neugeborenen und Säuglingen bis zum Ende des 1. Lebensjahres im *PKMS-F* erfasst werden, die allerdings voraussichtlich erst 2019 erlösrelevant werden.

Da die besonders aufwendige Pflege auf Intensivstationen bzw. Stroke-Units bereits in der jeweiligen DRG abgebildet wird, ist eine zusätzliche Abrechnung des PKMS bei diesen Patienten nicht möglich.

Voraussetzung ist, dass die Pflegeleistung durch examinierte Pflegekräfte bzw. unter deren Verantwortung, also nicht durch andere Berufsgruppen (z. B. Physiotherapeuten), erbracht wurde. Die Pflegeleistungen werden nach einem Punktesystem bewertet. Erlösrelevant werden diese Maßnahmen aber erst dann, wenn *mindestens 43 Aufwandspunkte* über den gesamten stationären Aufenthalt erreicht werden. Das ist i. d. R. erst bei einem mehrtägigen Aufenthalt der Fall. Kurz liegende pflegeaufwendige Patienten wirken sich also nicht auf die Vergütung aus. Zudem wird häufig die zeitaufwendige Dokumentation der PKMS kritisiert, die nicht immer in Relation zum erbrachten Erlös steht.

Allerdings berücksichtigt der seit 2017 geltende neue OPS 9-20 einen erhöhten Pflegeaufwand in insgesamt 11 DRG Fallgruppen und wird damit vergütungsrelevant. Zudem ändert sich der Schweregrad (CCL) bei den Diagnosen *motorische Funktionseinschränkung* und *kognitive Funktionseinschränkung* und beeinflusst damit das Relativgewicht, wenn der Pflegebedarf mit entsprechenden Assessmentinstrumenten (z. B. Barthel-Index, Minimal Mental Status Test (MMSE), Funktionale Selbständigkeitsmessung (FIM)) dargestellt wird.

> **Merke**
>
> Die pflegerischen Leistungen bei besonders pflegeaufwendigen Patienten können über den OPS Code 9-20 als Zusatzentgelt vergütungsrelevant werden. Bei Patienten auf der Intensivstation kann der PKMS nicht abgerechnet werden. Zur speziellen Pflege gehören die Bereiche Kreislauf, Wundversorgung und Atmung.

5.3 Qualitätsanforderungen an Einrichtungen der stationären Versorgung

> **Fallbeispiel**
>
> Susanne K., 34-jährige stellvertretende Stationsleitung auf der neurologischen Intensivstation, bekommt Besuch vom Qualitätsmanager der Klinik, der mit ihr besprechen möchte, welche Daten er für die Erstellung des jährlichen Qualitätsberichts benötigt. Insbesondere fragt er nach Teilnahmenachweisen der Stationsmitarbeiterinnen an Fort- und Weiterbildungen.

5.3.1 Gesetzliche Grundlagen

Mit der Umstellung auf Fallpauschalen hat sich für die Krankenhäuser der ökonomische Druck verschärft. Um zu verhindern, dass durch die politisch gewollte Verkürzung der Verweildauer die medizinische Versorgungsqualität sinkt, hat der Gesetzgeber mit der Einführung der DRG auch weitreichende gesetzliche Regelungen zur Qualitätssicherung erlassen.

Krankenhäuser müssen ein Qualitätsmanagement haben

Die gesetzlichen Grundlagen zur Sicherung der Qualität im medizinischen Versorgungsbereich sind im 5. Sozialgesetzbuch festgelegt. Laut § 135 a SGB V sind die Leistungserbringer »zur Sicherung und Weiterentwicklung der Qualität der von ihnen erbrachten Leistungen verpflichtet. Die Leistungen müssen dem jeweiligen Stand der wissenschaftlichen Erkenntnisse entsprechen und in der fachlich gebotenen Qualität erbracht werden« (▶ Kap. 4.7.1).

Das betrifft neben den niedergelassenen Vertragsärzten im ambulanten Bereich auch alle zugelassenen Krankenhäuser und Rehabilitationskliniken. Sie alle verpflichten sich dazu, sich …

> § *»an einrichtungsübergreifenden Maßnahmen der Qualitätssicherung zu beteiligen, die insbesondere zum Ziel haben, die Ergebnisqualität zu verbessern und einrichtungsintern ein Qualitätsmanagement einzuführen und weiterzuentwickeln, wozu in Krankenhäusern auch die Verpflichtung zur Durchführung eines patientenorientierten Beschwerdemanagements gehört«* (§ 137 SGB V).

Für die Festlegung einheitlicher Richtlinien zur Qualitätssicherung »sowie die grundsätzlichen Anforderungen an ein einrichtungsinternes Qualitätsmanagement« und für die »Mindestanforderungen an die Struktur-, Prozess- und Ergebnisqualität« ist laut § 136 des SGB V der Gemeinsame Bundesausschuss G-BA zuständig. Er setzt sich aus Vertretern der Vertragsärzte und Zahnärzte, der gesetzlichen Krankenkassen und der Krankenhäuser zusammen. Der G-BA fasst Beschlüsse zur Qualitätsbeurteilung und macht Vorgaben zu Auswahl, Umfang und Verfahren der Qualitätsprüfung (▶ Kap. 3.3).

5.3.2 Internes Qualitätsmanagement

Internes Qualitätsmanagement zur Eigenanalyse

Zunächst wurden die Krankenhäuser im Jahr 2002 dazu verpflichtet, ein internes Qualitätsmanagement einzuführen, das die Bereiche Prozess- Struktur- und Ergebnisqualität umfasst. Das interne Qualitätsmanagement dient damit der einrichtungsspezifischen und zielgerichteten Problemerkennung, um mittels geeigneter Maßnahmen interne Strukturen und Prozesse weiterzuentwickeln und so die Ergebnisqualität verbessern zu können. Dabei hat das Krankenhaus die Wahl, für welches der unterschiedlichen auf dem Markt angebotenen Qualitätsmanagementsysteme es sich entscheiden möchte. Wie im ambulanten Bereich spielt auch im stationären Versorgungsbereich die Darstellung der spezifischen Prozesse (Diagnostik, Therapie, Kommunikation, Pflege etc.) und der jeweiligen Verantwortlichkeiten in Form eines QM-Handbuchs eine zentrale Rolle.

5.3.3 Externes Qualitätsmanagement

Zudem wurde ein externes Qualitätsmanagement eingeführt, um die medizinischen und pflegerischen Leistungen des Krankenhauses mit denen anderer Häuser vergleichen zu können. Die Daten von Patienten einer bestimmten Indikation werden anhand zuvor festgelegter Qualitätsindikatoren wie z. B. Liegedauer, OP-Dauer oder Infektionsrate erfasst. Diese Daten werden zentral an ein unabhängiges Institut übermittelt und dort ausgewertet. Zu diesem Zweck wurde 2014 das *Institut für Qualitätssicherung und Transparenz im Gesundheitswesen* (IQTIG) gegründet, das im Auftrag des G-BA Maßnahmen zur einrichtungs- und sektorenübergreifenden Qualitätssicherung erarbeitet (IQTIG 2016).

Externes Qualitätsmanagement für die Vergleichbarkeit von Kliniken

Die Ergebnisse der Auswertung werden den Krankenhäusern zurückgespiegelt. So hat jedes Krankenhaus die Möglichkeit, den eigenen Leistungsstand in Relation zu anderen einzuschätzen und konkrete Ansätze für die Qualitätsverbesserung zu entwickeln. Zudem gibt es in jedem Bundesland Fachgruppen, die die Ergebnisse ebenfalls analysieren und bei auffälligen Daten Gespräche mit den Krankenhäusern führen. Im Rahmen eines »Strukturierten Dialogs« werden die Gründe für die auffälligen Ergebnisse untersucht. Bei Bedarf werden mit dem Krankenhaus Zielvereinbarungen zur Verbesserung der Qualität getroffen.

Bei Nichteinhaltung von Qualitätsanforderungen durch die Krankenhäuser hat der Gesetzgeber folgende Maßnahmen vorgesehen:

---

§ 137 Durchsetzung und Kontrolle der Qualitätsanforderungen des Gemeinsamen Bundesausschusses

»*Vergütungsabschläge,*

1. *der Wegfall des Vergütungsanspruchs für Leistungen, bei denen Mindestanforderungen nach § 136 Absatz 1 Satz 1 Nummer 2 nicht erfüllt sind,*
2. *die Information Dritter über die Verstöße,*
3. *die einrichtungsbezogene Veröffentlichung von Informationen zur Nichteinhaltung von Qualitätsanforderungen.*«

Das heißt konkret, dass den Krankenhäusern bei Nichterfüllung der Qualitätsvorgaben die erbrachten Behandlungen nur mit Abschlägen oder ggf. gar nicht vergütet werden, bzw. dass der Gesetzgeber sich vorbehält, die Öffentlichkeit, also die Krankenversicherer und die Patienten, über die unzureichende Qualität einzelner Kliniken zu informieren.

5.3.4 Qualitätsberichte

Verpflichtung zur Information von Patienten und Versicherern

Die grundsätzliche Forderung des § 135a SGB V zur Implementierung eines QM-Systems ist kein Selbstzweck. Das zentrale Anliegen des Gesetzgebers ist es, Transparenz sowohl für Patienten, Mitarbeiter der Einrichtungen und die Kostenträger zu schaffen. Erklärtes Ziel ist es, mögliche Verbesserungspotenziale aufzudecken und Kosten zu sparen.

Sowohl die Krankenversicherungen als Kostenträger wie auch die Patienten und die zuweisenden Haus- und Fachärztinnen haben ein Interesse daran, Krankenhäuser anhand der Qualität der erbrachten Leistungen bewerten zu können. Zu diesem Zweck sind die Krankenhäuser nach § 136 b SGB V verpflichtet, jedes Jahr strukturierte Qualitätsberichte zu veröffentlichen, in denen der aktuelle Stand der Qualitätssicherung dargestellt wird. In diese Berichte fließen die Daten ein, die im Zuge der externen stationären Qualitätssicherung erhoben werden. Für das Erfassungsjahr 2015 wurden 233 Qualitätsindikatoren festgelegt, die in den Qualitätsberichten der Krankenhäuser verpflichtend dargestellt werden müssen. Der Bereich der Pflegequalität spiegelt sich z. B. im Qualitätsindikator Dekubitusprophylaxe wider, mit dem die Anzahl der Patienten erfasst wird, die während des Krankenhausaufenthalts ein Druckgeschwür eines definierten Schweregrades erwarben (IQTIG 2016).

Weitere Angaben beziehen sich auf die Strukturqualität in Form der technischen und räumlichen Ausstattung und auf die personelle Ausstattung und die Qualifikation der Mitarbeiter. Erfasst werden z. B. die Art und Anzahl der angebotenen Fortbildungsmaßnahmen und wie viele Mitarbeiterinnen daran teilgenommen haben.

Gesetzliche Fortbildungspflicht

> § **136b SGB V: Beschlüsse des Gemeinsamen Bundesausschusses zur Qualitätssicherung im Krankenhaus**
>
> »Der Gemeinsame Bundesausschuss fasst [...] Beschlüsse über die im Abstand von fünf Jahren zu erbringenden Nachweise über die Erfüllung der Fortbildungspflichten der Fachärzte, der Psychologischen Psychotherapeuten und der Kinder- und Jugendlichenpsychotherapeuten.«

Klinikärzte müssen sich regelmäßig weiterbilden

Klinikärzte müssen ebenso wie niedergelassene Vertragsärzte die Teilnahme an Fortbildungsaktivitäten in Form von CME-Punkten (Continuing Medical Education) dokumentieren. Innerhalb von 5 Jahren müssen 250 CME-Punkte durch die Teilnahme an Fortbildungen erworben und gegenüber der jeweiligen Landesärztekammer nachgewiesen werden.

5.3 Qualitätsanforderungen an Einrichtungen der stationären Versorgung

Für Pflegekräfte gibt es zusätzlich zu den allgemeinen Verpflichtungen zur Weiterbildung im Rahmen der Qualitätssicherung (noch) keine bundeseinheitlichen Regelungen. Entsprechende Fortbildungsverpflichtungen werden entweder im Arbeitsvertrag festgehalten oder unterliegen landesrechtlichen Bestimmungen. Einen Sonderfall stellen Datenschutzbelehrungen, Hinweise zum Strahlenschutz und im Umgang mit biochemischen Substanzen i. S. der Gefahrstoffverordnung dar.

Um dem Weiterbildungsbedarf der Pflegekräfte Rechnung zu tragen, wurde in den USA das *Certified Nursing Education* (CNE) als Fortbildungskonzept für die professionelle Gesundheits- und Krankenpflege entwickelt und mittlerweile auch in Deutschland übernommen. Pflegekräfte erhalten für ihre Teilnahme an Fortbildungen entsprechende Fortbildungspunkte, mit denen sie ihre kontinuierliche Weiterqualifikation belegen können. Die Teilnahme an diesem Programm ist freiwillig, wurde aber bereits von einigen Kliniken in das Personalentwicklungskonzept integriert.

> **Information**
>
> Weitere Hinweise der gesetzlichen Verpflichtung zur Qualitätssicherung finden Sie unter:
> http://www.g-ba.de/
> Eine Übersicht über die verpflichtend zu veröffentlichenden Qualitätsindikatoren finden Sie unter:
> https://iqtig.org/downloads/sqb/2015/Qualitaetsindikatoren_SQB_2¬015.pdf

5.3.5 Mindestmengenvereinbarung

Davon ausgehend, dass Tätigkeiten, die man häufig ausübt, mit größerer Routine und damit größerer Sicherheit und Qualität durchgeführt werden, hat der G-BA die so genannte Mindestmengenvereinbarung erlassen. Seit 2004 gilt diese für bestimmte operative Eingriffe wie z. B. Transplantationen oder für die Behandlung von Frühgeborenen.

Spezielle planbare Operationen bzw. Behandlungen sollen bevorzugt an Zentren mit hoher Fallzahl durchgeführt werden

> **§ 136b SGB V: Beschlüsse des Gemeinsamen Bundesausschusses zur Qualitätssicherung im Krankenhaus**
>
> »*Der Gemeinsame Bundesausschuss fasst [...] Beschlüsse über einen Katalog planbarer Leistungen, bei denen die Qualität des Behandlungsergebnisses von der Menge der erbrachten Leistungen abhängig ist, sowie Mindestmengen für die jeweiligen Leistungen je Arzt oder Standort eines Krankenhauses oder je Arzt und Standort eines Krankenhauses [...]*«

Bei den vom G-BA festgelegten Eingriffen bzw. Behandlungen spielen für die Behandlungsqualität nicht nur das Geschick und die Erfahrung der Operateurin bzw. Fachärztin, sondern v. a. die eingespielte Routine und Erfahrung des gesamten behandelnden Teams inklusive des Pflegepersonals eine bedeutende Rolle. Die Mindestmengenvereinbarung hat zum Ziel, durch optimierte Prozessabläufe eine verbesserte medizinische Versorgung zu gewährleisten. Zudem sollen kürzere Verweildauern zur Senkung der Fallkosten beitragen (G-BA 2016).

Die Kliniken vereinbaren mit den Landesverbänden der Krankenkassen vorab Mindestmengen für planbare Leistungen, die voraussichtlich erreicht werden. Wird in einem Krankenhaus die vorgegebene Mindestmenge unterschritten, können die gesetzlichen Krankenkassen den Kliniken im Folgejahr die Vergütung dieser Behandlungsverfahren reduzieren bzw. verweigern.

> **§ 137b Absatz 4**
>
> »*Wenn die nach Absatz 1 Satz 1 Nummer 2 erforderliche Mindestmenge bei planbaren Leistungen voraussichtlich nicht erreicht wird, dürfen entsprechende Leistungen nicht bewirkt werden. Einem Krankenhaus, das die Leistungen dennoch bewirkt, steht kein Vergütungsanspruch zu.*«

Ein Beleg für die Annahme, dass höhere Fallzahlen automatisch die Behandlungsqualität steigern, ließ sich bisher in Studien allerdings noch nicht eindeutig nachweisen.

5.3.6 Qualitätsabhängige Vergütung

Pay For Performance

Aktuell finden gesundheitspolitische Diskussionen statt, die eine Koppelung der Vergütung an die Qualität der erbrachten medizinischen bzw. pflegerischen Leistung fordern (pay for performance). Zurzeit erarbeitet der G-BA *Qualitätsindikatoren*, die geeignet sein sollen, die Qualität der von den Krankenhäusern erbrachten medizinischen Leistungen für bestimmte Indikationen (z. B. Hüftgelenkimplantationen) zu messen und zu vergleichen. Denkbar ist ein Modell, nachdem Krankenhäuser, deren erbrachte Qualität unterhalb der definierten Mindeststandards liegt, Abschläge in der Vergütung hinnehmen müssen oder ggf. ganz von der Leistungserbringung ausgeschlossen werden. Kliniken, die innerhalb der definierten Standards liegen, erhalten die volle Vergütung. Krankenhäuser, die besonders gute Ergebnisse erzielen, sollen über Selektivverträge mit den Krankenkassen eine zusätzliche finanzielle Vergütung als Anreiz erhalten (GKV Spitzenverband 2014).

5.3 Qualitätsanforderungen an Einrichtungen der stationären Versorgung

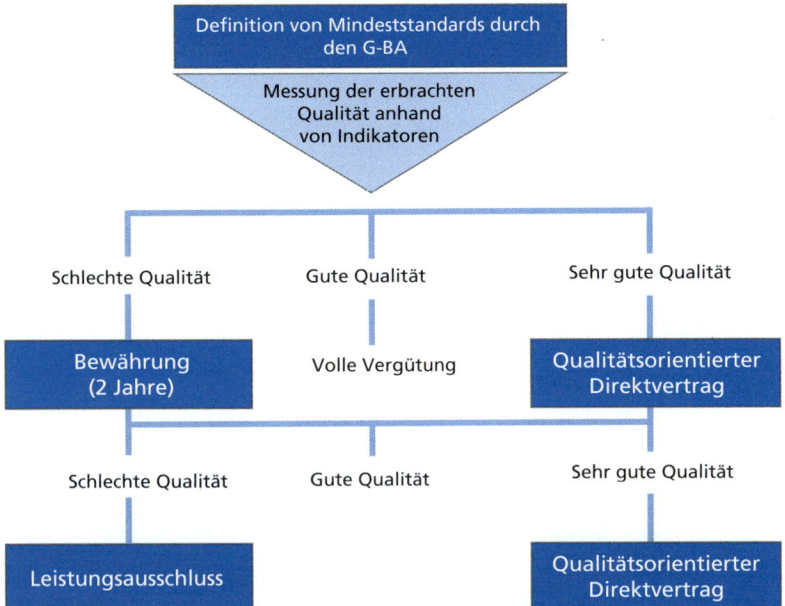

Abb.5.10:
Mögliche qualitätsorientierte Vergütung von Krankenhäusern, eigene Darstellung nach GKV Spitzenverband 2014«

> **§ 136b Absatz 9**
>
> »*Der Gemeinsame Bundesausschuss hat die Festlegungen zu den Leistungen oder Leistungsbereichen [...], die sich für eine qualitätsabhängige Vergütung eignen, erstmals bis spätestens zum 31. Dezember 2017 zu beschließen. [...] Der Gemeinsame Bundesausschuss regelt ein Verfahren, das den Krankenkassen und den Krankenhäusern ermöglicht, auf der Grundlage der beschlossenen Festlegungen Qualitätszuschläge für außerordentlich gute und Qualitätsabschläge für unzureichende Leistungen zu vereinbaren. Hierfür hat er insbesondere jährlich Bewertungskriterien für außerordentlich gute und unzureichende Qualität zu veröffentlichen [...].*«

§

6 Rehabilitation

Folgende Fragen können Sie im Anschluss beantworten:

1. Was bedeutet Rehabilitation?
2. Was ist der Unterschied zwischen einer Rehabilitationsmaßnahme und einer Anschlussheilbehandlung?
3. Wer darf eigentlich Rehabilitationsmaßnahmen in Anspruch nehmen und wer entscheidet darüber?
4. Wie lange darf man »in Reha gehen«?
5. Darf man sich die Rehabilitationsklinik selbst aussuchen?
6. Warum werden Rehabilitationsleistungen von ganz unterschiedlichen Kostenträgern bezahlt?
7. Wer hat den Sicherstellungsauftrag für die Bereitstellung ausreichender Kapazitäten?
8. Was unterscheidet medizinische Rehabilitation von beruflicher Rehabilitation?
9. Wann bezahlt die GKV, wann die gesetzliche Unfallversicherung und wann die Rentenversicherung? Und was unterscheidet die Leistungen voneinander?
10. Wie finanzieren sich Rehabilitationskliniken?
11. Woraus werden die Kosten für z. B. Modernisierungs- oder Umbaumaßnahmen in einer Reha-Klinik finanziert?
12. Wer legt die Qualitätsanforderungen an Reha-Erbringer fest?

Information: Daten und Fakten

- 2016 gab es in Deutschland 1.149 Rehabilitationskliniken mit insgesamt 165.223 Betten.
- 2016 wurden dort insgesamt 1.984.020 Patienten behandelt, davon 740.000 Rehabilitationsfälle der gesetzlich Krankenversicherten.
- 2015 standen den 781.974 stationär durchgeführten Leistungen zur medizinischen Rehabilitation für Versicherte in der Gesetzlichen Rentenversicherung 147.783 ambulant durchgeführte Maßnahmen gegenüber, das entspricht einem Anteil ambulanter Leistungen von knapp 19 % (Gesundheitsberichterstattung des Bundes GBE 2016).

- Die gesetzliche Rentenversicherung (DRV) und die Gesetzliche Krankenversicherung (GKV) tragen gemeinsam mehr als zwei Drittel der Ausgaben. 2012 entfielen knapp 40 % (3,45 Mrd. Euro) auf die Rentenversicherung und 30,0 % (2,62 Mrd. Euro) auf die GKV (SVR 2014).
- Die durchschnittliche Verweildauer der Patienten in Vorsorge- und Rehabilitationseinrichtungen in Deutschland beträgt seit Jahren stabil 25,3 Tage.
- Ein Drittel der Reha-Leistungen durch die Rententräger wurden aufgrund von Erkrankungen von Muskeln, Skelett und Bindegewebe durchgeführt (DRV 2015).
- Die häufigsten Diagnosen für die Genehmigung von Rehabilitationsleistungen insgesamt sind Muskel-Skelett-Erkrankungen, psychische Erkrankungen und Tumorerkrankungen (Robert Koch Institut 2015).
- Das durchschnittliche Alter bei Inanspruchnahme von Leistungen der medizinischen Rehabilitation liegt bei Männern und Frauen bei ca. 52 Jahren.
- Mehr als die Hälfte der Rehabilitationseinrichtungen befindet sich in privater Trägerschaft.
(Statistisches Bundesamt 2015)

Definition: Rehabilitation

Der Begriff Rehabilitation bedeutet Wiederherstellung. Im Sozialgesetzbuch Nr. IX werden damit Sozialleistungen zur Wiedereingliederung einer kranken, körperlich oder geistig behinderten oder von Behinderung bedrohten Person in das berufliche und gesellschaftliche Leben bezeichnet. Medizinisch bedeutet Rehabilitation das Ergreifen von Maßnahmen, um Pflegebedürftigkeit zu verhindern oder hinauszuzögern, Krankheitsfolgen zu mindern oder ganz zu beseitigen.

6.1 Gesetzliche Grundlagen der Rehabilitation

Unter Rehabilitation werden Maßnahmen verstanden, die der Wiedereingliederung einer kranken, körperlich oder geistig behinderten oder von Behinderung bedrohten Person in das berufliche und gesellschaftliche Leben dienen. Die gesetzlichen Grundlagen der Rehabilitation und Teilhabe behinderter Menschen sind im Sozialgesetzbuch 9 (IX) be-

Keine Vorversicherungsfrist für Rehabilitationsleistungen

schrieben, die Grundlagen der medizinischen Rehabilitation finden sich im SGB V und werden im Folgenden genauer betrachtet.

> **§ 11 SGB V Leistungsarten**
>
> »Versicherte haben auch Anspruch auf Leistungen zur medizinischen Rehabilitation sowie auf unterhaltssichernde und andere ergänzende Leistungen, die notwendig sind, um eine Behinderung oder Pflegebedürftigkeit abzuwenden, zu beseitigen, zu mindern, auszugleichen, ihre Verschlimmerung zu verhüten oder ihre Folgen zu mildern [...]«

> **Merke**
>
> Alle Versicherten haben einen Anspruch auf Leistungen zur medizinischen Rehabilitation, wenn dadurch eine Pflegebedürftigkeit abgewendet bzw. die Folgen einer Erkrankung gemindert werden können.

Es besteht keine Vorversicherungsfrist für Rehabilitationsleistungen. Mit Aufnahme in die Gesetzliche Krankenversicherung hat man also einen Anspruch auf medizinische Rehabilitation, unabhängig davon, wie lange man schon versichert ist.

Ambulant vor Stationär

In § 40 SGB V werden die Leistungen genauer beschrieben. Die Krankenkasse erbringt ambulante medizinische Rehabilitationsleistungen, wenn eine normale ambulante Krankenbehandlung zur Erreichung der o. g. Ziele nicht ausreichend ist. Wenn auch das nicht ausreicht, können Rehabilitationsleistungen auch stationär erbracht werden. Das gilt nicht nur für Patienten sondern z. B. auch für pflegende Angehörige, die durch die Belastungen der Pflegesituation rehabilitationsbedürftig werden. In diesen Fällen wird auch für den Pflegebedürftigen eine stationäre Kurzzeitpflege in der entsprechenden Einrichtung zur Verfügung gestellt. Allerdings dürfen diese Leistungen nur von zertifizierten Rehabilitationseinrichtungen erbracht werden, mit denen die entsprechende Krankenkasse vorab einen Versorgungsvertrag (nach § 111c SGB V) abgeschlossen hat.

> **§ 19 SGB IX Rehabilitationsdienste und -einrichtungen**
>
> »Die Rehabilitationsträger wirken gemeinsam unter Beteiligung der Bundesregierung und der Landesregierungen darauf hin, dass die fachlich und regional erforderlichen Rehabilitationsdienste und -einrichtungen in ausreichender Zahl und Qualität zur Verfügung stehen«.

Der *Sicherstellungsauftrag* für Rehabilitationsmaßnahmen liegt somit bei den Rehabilitationsträgern. Sie sind unter Beteiligung der Bundes- und Landesregierungen dafür verantwortlich, dass die fachlich und regional erforderlichen Einrichtungen in ausreichender Zahl und Qualität zur Verfügung stehen.

Die Rehabilitationsleistungen

Die Entscheidung über Art, Dauer, Umfang, Beginn und Durchführung der Leistungen liegt bei den Krankenkassen bzw. den Rententrägern. Ambulante Leistungen werden im Regelfall für längstens *20 Behandlungstage*, stationäre Leistungen für längstens *drei Wochen* erbracht und das nur, wenn innerhalb der letzten vier Jahre keine derartige Leistung in Anspruch genommen wurde. Bei Vorliegen besonderer medizinischer Gründe ist jedoch sowohl eine Verlängerung der Maßnahme als auch ein kürzeres Zeitintervall möglich.

Anschlussheilbehandlung (AHB) oder Anschlussrehabilitation

Die Anschlussheilbehandlung bzw. Anschlussrehabilitation kann ambulant oder stationär durchgeführt werden und schließt *unmittelbar*, d. h. mit maximal zwei Wochen Abstand, an einen stationären Krankenhausaufenthalt an. Ziel ist es, verlorengegangene Funktionen und Fähigkeiten wiederzuerlangen, um das Alltags- und Berufsleben zu meistern. Häufig werden AHB z. B. nach Operationen oder Krebserkrankungen durchgeführt. Voraussetzung ist die Verordnung durch die behandelnde Krankenhausärztin, die eine ausführliche schriftliche Begründung an die Krankenkasse senden muss.

Der Versicherungsträger, also die Krankenkasse, Pflegekasse oder Rentenversicherung entscheidet darüber, wann, wo und wie lange welche Reha-Maßnahme durchgeführt werden darf. Die Bundesregierung hat mit dem *Versorgungsstärkungsgesetz* 2015 das Wahlrecht der Versicherten im Bereich der medizinischen Rehabilitation ausgeweitet. Versicherte können selbst eine zertifizierte Reha-Einrichtung auswählen, auch wenn diese keinen Versorgungsvertrag mit der Krankenkasse abgeschlossen hat. Daraus entstehende Mehrkosten müssen dann allerdings selbst getragen werden.

> Über die Dauer der Rehabilitation entscheidet der Kostenträger

Damit besteht ein so genannter *gelenkter Bedarf*, da kein freier Zugang zu Rehabilitationsleistungen besteht. Auch die Häufigkeit der Inanspruchnahme von Reha-Leistungen ist beschränkt. Zwischen zwei von den Kostenträgern finanzierten Reha-Maßnahmen – egal ob ambulant oder stationär – muss in der Regel ein Zeitraum von vier Jahren liegen. Ausnahmen sind bei medizinisch dringender Erforderlichkeit möglich, müssen aber vom verschreibenden Arzt begründet werden. Anträge zu Rehabilitationsmaßnahmen können jedoch trotz medizinischer und ärztlich festgestellter Indikation von den Kostenträgern abgelehnt werden. Dann bleibt der Patientin nur noch eine Klage vor dem Sozialgericht, um eine Reha-Maßnahme zu erstreiten.

> **Merke**
>
> Ambulante Reha-Leistungen werden im Regelfall für 20 Tage, stationäre Leistungen für drei Wochen genehmigt.

> **Merke**
>
> Eine Rehabilitation darf erst angetreten werden, wenn sie vor dem Antritt genehmigt worden ist, wenn also eine Kostenübernahmeerklärung durch den Kostenträger vorliegt!

6.2 Kostenträger der Rehabilitation

> **Fallbeispiel**
>
> Gesundheits- und Krankenpfleger Wolfgang H., 48 Jahre, klagt schon seit längerem über Rückenschmerzen und fällt immer wieder für einige Tage wegen Krankheit aus. Als alleinerziehender Vater zweier schulpflichtiger Kinder ist er aber auch ziemlich belastet. Sein Kollege Klaus B. macht sich Sorgen um ihn und würde ihn am liebsten »in Kur« schicken. Dabei fragt er sich, wer denn eigentlich eine solche Maßnahme bezahlen würde und wo man diese beantragen müsste.

Für Rehabilitation kommen verschiedene Kostenträger in Frage

Je nachdem, ob man berufstätig, arbeitslos oder berentet ist und ob die Rehabilitation wegen eines Arbeitsunfalls oder einer Berufskrankheit notwendig wurde, kommen unterschiedliche Kostenträger für die Rehabilitation in Frage.

Kostenträger sind z. B. die Gesetzliche Rentenversicherung, die Gesetzliche oder Private Krankenversicherung, die Gesetzliche Unfallversicherung, die Kriegsopferfürsorge, die Sozialhilfe oder bei Beamten die Beihilfe. Ist man berufstätig und in einer gesetzlichen Krankenkasse versichert, werden die Kosten von dem zuständigen Rentenversicherer übernommen. Das ist in erster Linie die Deutsche Rentenversicherung (DRV), die aus verschiedenen Rentenversicherern besteht, u. a. den Landesversicherungsanstalten (LVA), der Bundesversicherungsanstalt für

Angestellte (BfA) und der Bundesknappschaft. Bei Rentnern werden die Kosten von der Gesetzlichen Krankenkasse übernommen (▶ Tab. 6.1).

Tab. 6.1: Kostenträger der Rehabilitation

Kostenträger	Zuständig für
Rentenversicherung	Berufstätige, gesetzlich und privat versichert
Gesetzliche Krankenversicherung	gesetzlich versicherte Rentner, Kinder, mitversicherte Familienangehörige ohne Berufstätigkeit
Gesetzliche Unfallversicherung	Arbeitsunfälle, Berufskrankheiten
Private Krankenversicherung	Beamte, privat versicherte Rentner[8]
Beihilfe	Beamte
Bundesagentur für Arbeit	Arbeitsuchende
Sozialhilfeträger + Jugendhilfe	Bezieher von Sozialleistungen
Träger der Kriegsopferfürsorge	Soldaten

Nach der Antragstellung durch die Ärztin klären die Kostenträger untereinander die jeweilige Zuständigkeit ab. Ist der zuerst angesprochene Leistungsträger nicht zuständig, ist er nach § 14 SGB IX verpflichtet, den Reha-Antrag innerhalb einer Frist von 14 Tagen an den zuständigen Leistungsträger weiterzuleiten.

Dieses System der unterschiedlichen und sich teilweise überschneidenden Zuständigkeiten führt mitunter zu Unklarheiten, welcher Kostenträger im Einzelfall für die Finanzierung der Reha-Leistungen zuständig ist. Zudem bemängelt der Sachverständigenrat zur Begutachtung der Entwicklung im Gesundheitswesen in seinem Gutachten von 2014, dass es aufgrund der fehlenden Beteiligung der Pflegekassen am Reha-System für die Gesetzlichen Krankenkassen nur wenige Anreize gibt, Leistungen zur Vermeidung von Pflegebedürftigkeit zu finanzieren (SVR 2014).

Medizinische Rehabilitationsmaßnahmen

Ziele der medizinischen Rehabilitation sind zum einen die *Vorsorge*, um

- die Gesundheit zu stärken und einer absehbaren Erkrankung vorzubeugen,
- einer Gefährdung der gesundheitlichen Entwicklung eines Kindes entgegenzuwirken und
- eine Pflegebedürftigkeit zu vermeiden

---

8 wenn im Vertrag eingeschlossen

und zum anderen die *Therapie,* um

- Krankheiten zu erkennen, zu heilen oder eine Verschlimmerung zu verhüten und/oder Beschwerden zu lindern,
- einer drohenden Behinderung vorzubeugen oder eine bestehende Behinderung zu beseitigen, zu verbessern oder ihre Verschlechterung zu vermeiden und
- eine Pflegebedürftigkeit zu verringern oder zu vermeiden.

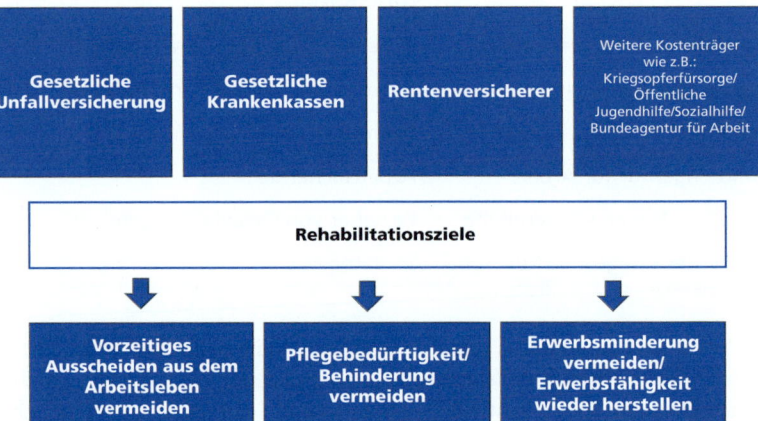

Abb. 6.1: Kostenträger und Rehabilitationsziele

Merke

Bei der Bereitstellung von Rehabilitationsleistungen gelten folgende Grundsätze:

- »Rehabilitation vor Rente«
- »Rehabilitation vor Pflege«
- »ambulant vor stationär«(§ 23 SGB V)

Das heißt konkret: Erst wenn ambulante Maßnahmen nicht ausreichen, sollen Rehabilitationsleistungen stationär erbracht werden!

6.3 Stationäre Rehabilitationseinrichtungen

Fallbeispiel

Die medizinische Fachangestellte Cora H, 56 Jahre, hat seit Jahren Probleme in der linken Hüfte. Mittlerweile fällt ihr das Gehen schwer, was ihre Arbeit in einer Kinderarztpraxis beeinträchtigt. Eine radiologische Untersuchung ergibt den Befund einer massiven Hüftgelenksarthrose. Ihr Orthopäde empfiehlt dringend einen operativen Gelenkersatz, damit sie wieder schmerzfrei laufen kann. Einige Wochen später erhält sie in der orthopädischen Klinik eine Hüftgelenkendoprothese. Nach einem 8-tägigen Krankenhausaufenthalt wird sie zunächst nach Hause entlassen, soll aber in der darauffolgenden Woche eine Anschlussheilbehandlung in einer stationären Reha-Klinik antreten.

Vorsorge- oder Rehabilitationseinrichtungen gehören neben den Krankenhäusern zu den Einrichtungen der stationären Versorgung. Sie nehmen nicht an der medizinischen Akutversorgung bei Notfällen teil, sondern führen Anschlussheilbehandlungen, Entwöhnungsbehandlungen oder Kinderheilbehandlungen durch. Der überwiegende Teil der medizinischen Rehabilitationen wird stationär durchgeführt. Zu Rehabilitationskliniken gehören beispielsweise Berufsgenossenschaftliche Kliniken, Sanatorien, Kurkliniken, Schwerpunktkliniken oder Einrichtungen der Rentenversicherungsträger oder des Müttergenesungswerks.

Rehabilitationskliniken nehmen nicht an der Notfallversorgung teil

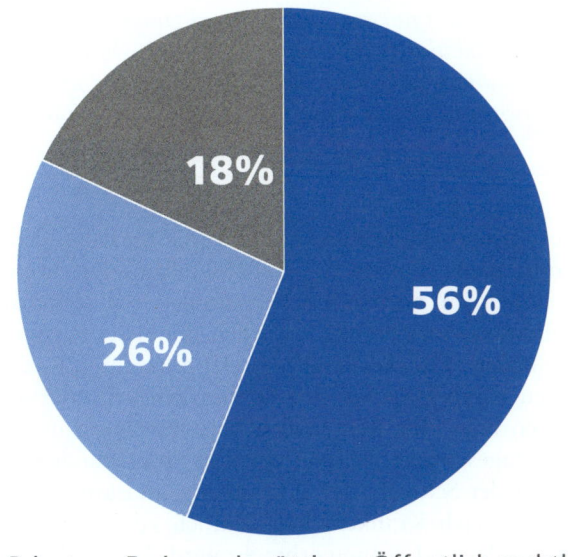

Abb. 6.2: Rehabilitationseinrichtungen nach Trägerschaft, Daten des Statistischen Bundesamtes (2015)

Unterschieden werden Vorsorge- oder Rehabilitationseinrichtungen je nachdem, ob sie einen *Versorgungsvertrag* mit den Landesverbänden der Krankenkassen und den Verbänden der Ersatzkassen d. h. eine Zulassung für die Versorgung gesetzlich krankenversicherter Patienten haben oder nicht. Häufig sind die Kostenträger selbst Träger der Reha-Einrichtungen, d. h., die DRV oder Berufsgenossenschaften betreiben eigene Einrichtungen. Der Großteil der Reha-Kliniken befindet sich in der Trägerschaft privater Anbieter, die insgesamt fast zwei Drittel aller stationären Reha-Betten stellen.

Finanzierung von Rehabilitationsanbietern

> **§ 111 SGB V Versorgungsverträge mit Vorsorge- oder Rehabilitationseinrichtungen**
>
> »*(1) Die Krankenkassen dürfen [...] Leistungen zur medizinischen Rehabilitation einschließlich der Anschlußheilbehandlung (§ 40), die eine stationäre Behandlung, aber keine Krankenhausbehandlung erfordern, nur in Vorsorge- oder Rehabilitationseinrichtungen erbringen lassen, mit denen ein Versorgungsvertrag nach Absatz 2 besteht. [...]*
> *(2) Die Landesverbände der Krankenkassen und die Ersatzkassen gemeinsam schließen mit Wirkung für ihre Mitgliedskassen einheitliche Versorgungsverträge über die Durchführung der [...] Leistungen mit Vorsorge- oder Rehabilitationseinrichtungen [...]*
> *(4) Mit dem Versorgungsvertrag wird die Vorsorge- oder Rehabilitationseinrichtung für die Dauer des Vertrages zur Versorgung der Versicherten mit stationären medizinischen Leistungen zur Vorsorge oder Rehabilitation zugelassen. Der Versorgungsvertrag kann von den Landesverbänden der Krankenkassen und den Ersatzkassen gemeinsam mit einer Frist von einem Jahr gekündigt werden [...].*«

Vergütung von Rehabilitationsleistungen erfolgt nach ausgehandelten Behandlungssätzen

Im Gegensatz zu den Akutkrankenhäusern (die im Landeskrankenhausplan aufgeführt sind) gibt es für Rehabilitationseinrichtungen bisher kein bundeseinheitlich normiertes Vergütungs- und Finanzierungssystem. Rehabilitationseinrichtungen werden monistisch, d. h. nur von einer Seite finanziert. Für die Vergütung der erbrachten Rehabilitationsleistung werden vorab zwischen den Landesverbänden der Krankenkassen/Ersatzkassen bzw. den Rentenversicherungsträgern und dem Krankenhausträger tagesgleiche Vergütungssätze ausgehandelt. Diese sind unabhängig von der Schwere der Erkrankung und können sich je nach Bundesland bzw. nach Krankenkasse deutlich voneinander unterscheiden, obwohl die gleiche Leistung erbracht wird. Eine Reha-Klinik erhält von den jeweiligen Krankenkassen für die erbrachte Leistung also unterschiedliche Vergütungen, je nachdem welche Preise ausgehandelt wurden. Diese verhandelten indikationsspezifischen Tages- oder Fallpauschalen berücksichtigen kaum die tatsächliche Kostenstruktur einer Rehaklinik, wie steigende Energiekosten, geänderte Tarifvereinbarungen oder auch zusätzliche Maßnahmen zur Erfüllung neuer gesetzlicher Anforderungen im Bereich der Hygiene oder der Qualitätssicherung. Zudem müssen sie neben den laufenden Betriebskosten auch die Investitionskosten einschließen (rechtliche Grundlage sind hierbei das Krankenhausfinanzierungsgesetz, das Krankenhausentgeltgesetz und die Bundespflegesatzverordnung), denn da der Sicherstellungsauftrag bei den Kostenträgern liegt, findet anders als bei Akutkrankenhäusern auch keine Investitionskostenförderung durch die Länder statt. Das hat in der Vergangenheit dazu geführt, dass Investitionskosten tendenziell zu niedrig und nicht kostenadäquat vergütet wurden. Damit stehen den Rehabilitationseinrichtungen kaum Reserven zur Modernisierung, Erneuerung und für Umbaumaßnahmen zur Verfügung. Viele Kliniken haben also einen Modernisierungsbedarf, der durch die erzielten Einnahmen nicht ausreichend gedeckt werden kann. Die Arbeitsgemeinschaft Medizinische Rehabilitation SGB IX (AG Med Reha), in der verschiedene Bundesverbände von Rehabilitationsanbietern zusammengeschlossen sind, rechnet nach einer bundesweiten Befragung von Rehabilitationskliniken im Jahr 2016 mit einem zusätzlichen Investitionsbedarf zwischen 885–1.029 Mio. EUR pro Jahr für die nächsten fünf Jahre (AG Med Reha 2016).

Zuzahlung durch die Versicherten

Wie im akutstationären Bereich müssen die Versicherten auch in Rehabilitationskliniken Zuzahlungen leisten. Bis zu *28 Tage* müssen von Patienten, die das 18. Lebensjahr erreicht haben, zehn Euro pro Tag geleistet werden. Bereits geleistete Krankenhauszuzahlungen, z.B. im Rahmen eines vorangegangenen stationären Krankenhausaufenthaltes, werden allerdings darauf angerechnet (▶ Tab. 6.2).

Kategorie	Reha-Klinik	Akut-Krankenhaus
Relevante Gesetzliche Grundlagen	• SGB V und SGB IX	• SGB V
Sicherstellungsauftrag	• Kostenträger: Kranken- und Rentenversicherungen, Gesetzliche Unfallversicherung	• Bundesländer
Träger	• Private Träger • Rentenversicherungsträger • Berufsgenossenschaften	• Länder/Bund • Berufsgenossenschaften • Private Träger • Freigemeinnützige Träger

Tab. 6.2: Wesentliche Unterschiede zwischen Rehabilitationskliniken und akutstationären Krankenhäusern

Tab. 6.2: Wesentliche Unterschiede zwischen Rehabilitationskliniken und akutstationären Krankenhäusern – Fortsetzung

Kategorie	Reha-Klinik	Akut-Krankenhaus
Zugangsweg	• Über Antragstellung • Erst nach Genehmigung durch den Kostenträger	• Einweisung • Notfall (Rettungsdienst oder Selbsteinweisung)
Leistungsspektrum	• Vorsorgemaßnahmen • Rehabilitationsleistungen	• Diagnostik • Therapie (operativ und konservativ) • Neurologische Früh-Rehabilitation als spezielles Leistungsangebot
Vergütung der erbrachten Leistung	• Nach vereinbarten tagesgleichen indikationsspezifischen Fallpauschalen (Tagessätze)	• Nach DRG • Sonderentgelte
Finanzierung der Investitionskosten	• Aus der Gesamtvergütung der Tagessätze	• Investitionskostenzuschuss durch Bundesländer wenn im Landeskrankenhausplan aufgenommen

Fragen zum Mitarbeiten

Sie diskutieren mit dem Verwaltungschef einer Rehabilitationseinrichtung über die Ihrer Meinung nach indizierte Ausweitung therapeutischer Angebote (z. B. Musiktherapie o. ä.) für Reha-Patienten, um die Versorgungsqualität zu verbessern. Er kontert mit nicht kostendeckenden Tagessätzen. Was meint er damit? Recherchieren Sie die Tagessätze einer Reha-Klinik Ihrer Wahl! Welche Argumentation spricht für Sie? Welche gegen Sie?

6.4 Berufliche Rehabilitation

Fallbeispiel

Silke K. hat ihre Ausbildung zur Gesundheits- und Krankenpflegerin erfolgreich absolviert und arbeitet seit 2 Jahren im Krankenhaus auf der internistischen Station. Schon seit längerem hat sie Probleme mit nässenden und juckenden Hautstellen, insbesondere an Händen und Unterarmen. Diese infizieren sich immer wieder, weswegen sie häufig von ihrem Hausarzt krankgeschrieben wird. Ein Wechsel auf haut-

> verträgliche Desinfektionsmittel, spezielle latexfreie Handschuhe und ein Sammelsurium von Salben und Hautpflegeprodukten hat leider nicht zur Besserung geführt. Die Betriebsärztin, bei der sie sich vorstellt, bespricht aufgrund der ärztlichen Untersuchungsbefunde, die eine massive allergische Reaktion auf Desinfektionsmittel belegen, eine berufliche Rehabilitationsmaßnahme mit ihr.

Unter beruflicher Rehabilitation (*Leistungen zur Teilhabe am Arbeitsleben*) werden Maßnahmen verstanden, die nach überstandener Erkrankung oder bei gesundheitlicher Einschränkung oder Behinderung die Teilnahme am Arbeitsleben ermöglichen sollen. Dazu können Umschulungen oder Weiterbildungsangebote gehören, die Umgestaltung des bisherigen oder die Einrichtung eines neuen Arbeitsplatzes oder eben auch das Angebot medizinischer Rehabilitationsleistungen, die zur Wiederaufnahme einer beruflichen Tätigkeit befähigen sollen.

Eine berufliche Rehabilitationsmaßnahme wird dann von den Rentenversicherern finanziert, wenn

- die weitere Erwerbsfähigkeit massiv bedroht ist und durch eine Reha-Maßnahme abgewendet werden kann,
- eine bereits geminderte Erwerbsfähigkeit wesentlich verbessert werden kann,
- bei bereits geminderter Erwerbsfähigkeit der Arbeitsplatz erhalten werden kann,
- ohne Reha-Maßnahme eine Rente wegen verminderter Erwerbsfähigkeit gezahlt werden müsste.

Handelt es sich jedoch um die Folge eines Arbeitsunfalls bzw. um eine Berufskrankheit (wie im Fallbeispiel zu vermuten), erfolgt die Kostenübernahme nach offizieller Anerkennung als Berufskrankheit durch die gesetzliche Unfallversicherung.

Empfehlung

Auf der Homepage der Berufsgenossenschaft für Gesundheitsdienst und Wohlfahrtspflege finden Sie weitere Informationen zu anerkannten Berufskrankheiten bei Pflegepersonal:
www.bgw-online.de

6.5 Ambulante Rehabilitationseinrichtungen

> **Fallbeispiel**
>
> Tobias M. hat seine Kreuzbandoperation gut überstanden und tritt eine ambulante Rehabilitation an. Morgens holt ihn der Fahrdienst des ambulanten Reha-Zentrums zu Hause ab. Von montags bis freitags nimmt er an Physiotherapie und medizinischer Trainingstherapie teil.

Ambulante Rehabilitation in vertraglich zugelassenen Kliniken und Praxen

Der Anteil der ambulanten Leistungen zur medizinischen Rehabilitation für Versicherte der Gesetzlichen Rentenversicherung nimmt seit Jahren zu. Schon aus Kostengründen spielt die ambulante Rehabilitation eine große Rolle, da sie i. d. R. deutlich preiswerter durchgeführt werden kann als stationäre Maßnahmen. Zudem ist eine wohnortnahe Behandlung für viele Patienten attraktiv, wenn familiäre Verpflichtungen bestehen oder die Nähe zum bestehenden sozialen Umfeld zur Genesung beitragen kann. Zu den Anbietern ambulanter Rehabilitationsleistungen zählen Rehakliniken mit Kassenzulassung und örtliche Rehabilitationszentren, also z. B. für die ambulante Rehabilitation zugelassene Physiotherapiezentren. Genehmigt werden ambulante Reha-Maßnahmen, wenn eine ambulante Krankenbehandlung für den angestrebten Reha-Erfolg nicht ausreicht. Häufig werden ambulante Reha-Maßnahmen nach operativen Eingriffen durchgeführt, wenn die Patienten nicht mehr stationär versorgt werden müssen, aber noch medizinisch-therapeutische Unterstützung benötigen, um wieder selbständig ihren Alltag bewältigen zu können oder ihre Arbeitsfähigkeit wieder zu erlangen.

Voraussetzung für die Erbringung ambulanter Reha-Leistungen ist, dass die ambulante Reha-Einrichtung einen Versorgungsvertrag mit den Landesverbänden der Krankenkassen und der Ersatzkassen geschlossen hat. Grundlage für diesen Versorgungsvertrag sind die Rahmenempfehlungen der *Bundesarbeitsgemeinschaft für Rehabilitation (BAR)* zur ambulanten Rehabilitation (BAR 2016). In diesem Rahmenvertrag werden z. B. die Angebotsstruktur und die personellen, räumlichen und apparativen Anforderungen an eine ambulante Rehabilitationseinrichtung beschrieben. Auch die Bereitstellung eines *Versorgungsmanagements* nach § 11 SGB V gehört zu den Aufgaben der ambulanten Reha. Durch die Vermittlung geeigneter Nachsorgeangebote (z. B. Rehabilitationssport, Kontakt zu Selbsthilfegruppen etc.) soll der Übergang zu den nachversorgenden Bereichen erleichtert und der Reha-Erfolg langfristig gesichert werden.

Die Vergütung für die Leistungen der ambulanten medizinischen Rehabilitation richtet sich nach der mit den zuständigen Krankenkassenverbänden oder Krankenkassen getroffenen *Vergütungsvereinbarung*. Das heißt, genau wie im stationären Reha-Bereich unterscheiden sich je nach ausgehandelten Preisen die Vergütungssätze für ein und dieselbe Leistung abhängig davon, bei welcher Krankenkasse der Patient versichert ist.

> **Merke**
>
> Ambulante Rehabilitationsanbieter müssen einen Versorgungsvertrag mit einer Krankenkasse abschließen, um Leistungen abrechnen zu können. Die Vergütung dieser Leistung wird mit den Krankenkassen im Rahmen von Vergütungsvereinbarungen ausgehandelt.

6.6 Qualitätsanforderungen an Erbringer von Rehabilitationsleistungen

6.6.1 Gesetzliche Grundlagen

Zur kontinuierlichen Verbesserung der Versorgungsqualität wurden die Erbringer von Rehabilitationsmaßnahmen, ebenso wie im akutstationären und ambulanten Versorgungsbereich, gesetzlich verpflichtet, sich an einrichtungsübergreifenden Maßnahmen der Qualitätssicherung zu beteiligen (§ 135a SGB V) und ein einrichtungsinternes Qualitätsmanagement einzuführen. Für die Anbieter von Rehabilitationsleistungen wurden spezifische Regelungen im 9. Sozialgesetzbuch (IX) festgeschrieben. Die das Gesundheitssystem betreffenden im SGB V vorgeschriebenen Maßnahmen zur »Qualitätssicherung bei der ambulanten und stationären Vorsorge oder Rehabilitation« (§ 137d SGB V) wurden daher auf der Grundlage der Empfehlungen des SGB IX entwickelt (§ 20 Abs. 1 SGB IX).

Rehabilitationsanbieter müssen ein Qualitätsmanagement haben

> **§ 20 SGB IX Qualitätssicherung**
>
> *»Die Rehabilitationsträger [...] vereinbaren gemeinsame Empfehlungen zur Sicherung und Weiterentwicklung der Qualität der Leistungen, insbesondere zur barrierefreien Leistungserbringung, sowie für die Durchführung vergleichender Qualitätsanalysen als Grundlage für ein effektives Qualitätsmanagement der Leistungserbringer.[...].«*

6.6.2 Internes Qualitätsmanagement

Gesetzliche Verpflichtung zur Zertifizierung für Reha-Kliniken

Um einen Vergleich verschiedener Einrichtungen (*Benchmark*) zu ermöglichen, müssen von den Rehabilitationsanbietern interne Qualitätskriterien erfasst werden. Die Träger von Rehabilitationseinrichtungen sind zudem verpflichtet, ein Qualitätsmanagement sicherzustellen, »das durch zielgerichtete und systematische Verfahren und Maßnahmen die Qualität der Versorgung gewährleistet und kontinuierlich verbessert« (§ 20 SGB IX). Die grundsätzlichen Anforderungen an ein solches einrichtungsinternes Qualitätsmanagement werden von den Spitzenverbänden der Rehabilitationsträger im Rahmen der Bundesarbeitsgemeinschaft für Rehabilitation festgelegt. Im Gegensatz zu Krankenhäusern der Akutversorgung sind Rehabilitationskliniken zudem verpflichtet, sich an einem von der BAR anerkannten Zertifizierungsverfahren zu beteiligen, mit dem die erfolgreiche Umsetzung des Qualitätsmanagements nachgewiesen wird und das innerhalb von jeweils drei Jahren als Re-Zertifizierung wiederholt werden muss.

> **Merke**
>
> Für stationäre Rehabilitationskliniken besteht eine Zertifizierungspflicht!

Ambulante Anbieter von Reha-Leistungen leisten Selbstauskunft

Auch die Erbringer ambulanter Vorsorgeleistungen oder Rehabilitationsmaßnahmen müssen ein einrichtungsinternes Qualitätsmanagement einführen. Eine Zertifizierungspflicht, wie sie für die stationären Rehabilitationsanbieter gilt, besteht im ambulanten Bereich nicht. Allerdings müssen die Anbieter ambulanter Rehabilitationsleistungen, die Leistungen für gesetzlich Versicherte erbringen, seit 2014 den Nachweis der Umsetzung dieser Verpflichtung in Form einer schriftlichen Selbstauskunft (»*Selbstbewertung*«) erbringen. Eine Überprüfung dieser Selbstbewertung durch die Landesverbände der Krankenkassen findet im Rahmen von Stichproben z. B. durch Visitationen externer, unabhängiger Beauftragter statt. Verfügt die Einrichtung über eine anerkannte Zertifizierung des Qualitätsmanagement-Systems, entfällt diese Verpflichtung zur schriftlichen Selbstbewertung.

> **Merke**
>
> Für ambulante Reha-Anbieter besteht keine Pflicht zur Zertifizierung. Sie weisen die Umsetzung der Qualitätsanforderungen gegenüber den Krankenkassen in Form einer Selbstauskunft nach!

> **Merke**
>
> Für die Zulassung von speziell auf ambulante Rehabilitationseinrichtungen ausgelegte Zertifizierungsverfahren ist nicht die BAR, sondern der GKV-Spitzenverband zuständig!

6.6.3 Externes Qualitätsmanagement

Um sowohl für die Kostenträger als auch für die Patienten die Leistungen der medizinischen Rehabilitation transparent und vergleichbar zu machen, wurden Maßnahmen der externen Qualitätssicherung verpflichtend für die Anbieter von Rehabilitation eingeführt. Bundesweit verbindlich gilt das im Auftrag der Spitzenverbände der Krankenkassen entwickelte QS-Reha®-Verfahren. Alle Vertragspartner der gesetzlichen Krankenversicherungen, die medizinische Rehabilitationsleistungen für gesetzlich Versicherte im ambulanten oder stationären Bereich erbringen, müssen sich an diesem Verfahren beteiligen. Das QS-Reha®-Verfahren beinhaltet eine *externe, einrichtungsvergleichende Prüfung der indikationsspezifischen Struktur-, Prozess- und Ergebnisqualität* einschließlich der Patientenzufriedenheit. Die Ergebnisse dieses Verfahrens sind für alle Krankenkassen zugänglich und sollen eine qualitätsorientierte Belegungs- und Vertragsgestaltung und eine fundierte Beratung der Versicherten gewährleisten.

> **Information**
>
> Weitere Informationen zum QS-Reha®-Verfahren finden Sie unter: http://www.qs-reha.de

6.6.4 Die Bundesarbeitsgemeinschaft für Rehabilitation (BAR)

In der Bundesarbeitsgemeinschaft für Rehabilitation (BAR) sind die wesentlichen Rehabilitationsträger zusammen geschlossen. Die o. g. medizinische Rehabilitation stellt neben der Teilhabe am Arbeitsleben für Menschen mit Behinderung und am Leben in der Gemeinschaft lediglich einen Teilaspekt dar. Ziel der BAR ist der Erfahrungsaustausch und die Kooperation aller an der Rehabilitation Beteiligten. Insbesondere soll so die inhaltliche und strukturelle Weiterentwicklung der Rehabilitation gefördert werden. Der Arbeitsbereich medizinische Rehabilitation in der BAR initiiert zu diesem Zweck wissenschaftliche Untersuchungen, konzipiert Arbeitshilfen für die Rehabilitationspraxis und erarbeitet indika-

Zusammenschluss der wesentlichen Rehabilitationsträger zu einer Arbeitsgemeinschaft

tionsbezogene Rehabilitationskonzepte. Zur Sicherung der Qualität wurden von der BAR Mindeststandards für Rehabilitationseinrichtungen (s. u.) definiert, die seit dem 1.10.2009 verbindlich für alle Rehabilitationserbringer gelten.

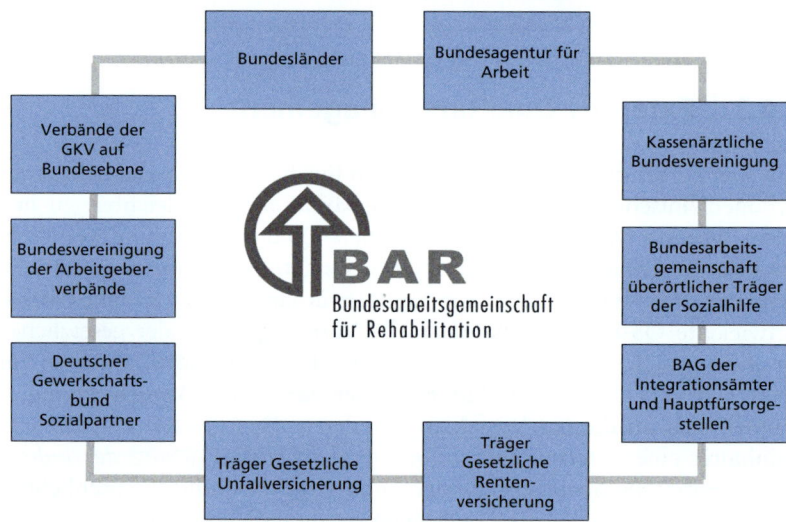

Abb. 6.3: Mitglieder der Bundesarbeitsgemeinschaft Rehabilitation, BAR Frankfurt (2016)

> **Merke**
>
> Um die Kooperation und den Austausch untereinander zu verbessern, und die Rehabilitation weiterzuentwickeln haben sich die Rehabilitationsträger zur Bundesarbeitsgemeinschaft für Rehabilitation zusammengeschlossen. Diese erarbeitet Rehabilitationskonzepte und Mindeststandards.

6.6.5 Qualitätsmanagementsysteme in der Rehabilitation

Anerkannte Zertifizierungsverfahren

Aktuell (Januar 2017) sind 34 Zertifizierungsverfahren unterschiedlicher Anbieter von der BAR anerkannt. Neben den von privaten (Stiftungen, Vereine, GmbH) und freigemeinnützigen Anbietern (u. a. Diakonie, Caritas, AWO) entwickelten QM-Systemen ist der Deutsche Rentenversicherungs Bund (DRV) der Herausgeber des rehabilitationsspezifischen Qualitätsmanagementverfahrens QMS-REHA®(»Qualitätsmanagement der Reha-Zentren der Deutschen Rentenversicherung Bund«), das an die DIN EN ISO 9001:2015 angelehnt ist.

Information

Eine Liste der auf der Ebene der BAR anerkannten QM-Verfahren und ihre herausgebenden Stellen mit Stand vom 3. Januar 2017 finden Sie unter:
http://www.bar-frankfurt.de/fileadmin/dateiliste/datenbanke_und_v¬erzeichnisse/Zertifizierung/downloads/2017-01-03_Liste_anerkann¬te_QM_Verfahren.pdf (Abruf 9.1.2017)

6.6.6 Standards in der Rehabilitation (RTS)

Auch im Rehabilitationsbereich finden medizinische Leitlinien Anwendung, um evidenzbasierte Behandlungsverfahren für spezifische Indikationen anbieten und die Vergleichbarkeit von Therapien verbessern zu können. In Zusammenarbeit mit medizinischen Fachgesellschaften wurden im Auftrag der Deutschen Rentenversicherung (DRV) *Rehabilitations-Therapiestandards (RTS)* für einzelne Indikationsbereiche der Rehabilitation entwickelt und 2016 aktualisiert.

Evidenzbasierte Behandlungsverfahren in der Rehabilitation

Die bisherigen Therapiestandards umfassen die Indikationsbereiche:

- Alkoholabhängigkeit
- Brustkrebs
- Chronischer Rückenschmerz
- Depressive Störungen
- Diabetes mellitus Typ II
- Hüft- und Knie-TEP
- Koronare Herzkrankheit
- Schlaganfall – Phase D
- Kinder und Jugendliche

Im Gegensatz zu den auf Therapiealgorithmen für individuelle Behandlungsentscheidungen basierenden Leitlinien z. B. der AWMF (Arbeitsgemeinschaft der Wissenschaftlichen Medizinischen Fachgesellschaften e. V.) fokussieren die Reha-Leitlinien den Behandlungsprozess einer ganzen Patientengruppe während des Aufenthaltes in einer Reha-Einrichtung. Aufgrund ihrer zum Teil niedrigen Evidenzstufe werden sie durchaus kritisch betrachtet und unterliegen einer kontinuierlichen wissenschaftlichen Weiterentwicklung (Schliehe et. al. 2010, S.120).

Zu diesen RTS der genannten Indikationsbereiche wurden *Evidenzbasierte Therapiemodule (ETM)* formuliert, die jeweils aus folgenden Angaben bestehen (▶ Tab. 6.3):

- der Beschreibung der therapeutischen Inhalte
- der Beschreibung der Mindestdauer und Mindesthäufigkeit von Therapieleistungen

- der Beschreibung der KTL-Leistungseinheiten
- der Beschreibung des Mindestanteils entsprechend zu behandelnder Rehabilitanden

Tab. 6.3: Aufbau der Evidenzbasierten Therapiemodule ETM

Struktureller Aufbau der ETM	
Therapeutische Inhalte	Zielsetzungen und eingesetzte therapeutische Verfahren.
Formale Ausgestaltung	Mindestdauer der Leistungen in Minuten. Mindesthäufigkeit der Leistungen pro Woche oder pro Rehabilitation.
KTL-Leistungseinheiten	Auflistung aller für das ETM in Frage kommenden bzw. möglichen Interventionen in Form von KTL-Codes. Daraus können die am besten geeigneten Behandlungselemente ausgewählt werden.
Mindestanteil entsprechend zu behandelnder Rehabilitanden	Prozentsatz an Rehabilitanden, der mindestens Leistungen aus dem jeweiligen ETM in der angegebenen Menge erhalten soll, um den Mindestanforderungen entsprechend rehabilitiert zu sein.

Der Rehabilitations-Therapiestandard (RTS) für die Rehabilitation bei chronischem Rückenschmerz beinhaltet z. B. das Angebot von u. a. Bewegungstherapie, Massage, krankheitsspezifischer Patientenschulung, psychologischen Interventionen, Entspannungsverfahren und Maßnahmen zur Schmerzbewältigung. Für die genannten Verfahren ist eine Mindestdauer und -anzahl der Maßnahmen und eine Mindestanzahl der zu behandelnden Patienten definiert (z. B. Bewegungstherapie mind. 450 Min. pro Woche, mind. 5 Mal bei mindestens 90 % der behandelten Patienten).

Die Umsetzung dieser Therapiestandards wird von den Kostenträgern im Rahmen einer Qualitätsprüfung, u. a. durch die Befragung von Rehabilitanden systematisch überprüft und ermöglicht durch die Transparenz therapeutischer Prozesse einen Vergleich der einzelnen Rehabilitationsanbieter.

6.6.7 Klassifikationssystem in der Rehabilitation

Dokumentationssystem in der Rehabilitation

Zur Dokumentation der erbrachten Rehabilitationsleistungen nach definierten Qualitätsmerkmalen wurde ein eigenes Klassifikationssystem entwickelt, die *Klassifikation therapeutischer Leistungen (KTL)*, nach dem die während einer Rehabilitation durchgeführte Behandlung codiert wird. Im KTL-Code, der aus einem Buchstaben und einer Zahl besteht, werden die Therapieleistungen eindeutig zugeordnet (▶ Tab. 6.4).

6.6 Qualitätsanforderungen an Erbringer von Rehabilitationsleistungen

Kapitel	Leistungsbezeichnung
A	Sport- und Bewegungstherapie
B	Physiotherapie
C	Information, Motivation, Schulung
D	Klinische Sozialarbeit, Sozialtherapie
E	Ergo-, Arbeits- und andere funktionelle Therapie
F	Klinische Psychologie, Neuropsychologie
G	Psychotherapie
H	Reha-Pflege und Pädagogik
K	Physikalische Therapie
L	Rekreationstherapie
M	Ernährungsmedizinische Leistungen

Tab. 6.4: Klassifikation therapeutischer Leistungen nach Leistungsbezeichnung

Der Großbuchstabe an der ersten Stelle entspricht dem Kapitel, aus dem die Leistungseinheit stammt. Die darauffolgenden drei nummerischen Ziffern bezeichnen die genaue Leistung innerhalb des Kapitels. Darüber hinaus werden Angaben über die Dauer der therapeutischen Leistung und die Häufigkeit während der medizinischen Reha-Maßnahme gemacht. Auch die Dauer der Maßnahme wird mit einem Großbuchstaben bezeichnet (DRV 2015) (▶ Abb. 6.4; ▶ Tab. 6.5).

Dauer therapeutische Leistungen			
A 5 Min.	F 30 Min.	L 60 Min.	R 150 Min.
B 10 Min.	G 35 Min.	M 75 Min.	S 180 Min.
C 15 Min.	H 40 Min.	N 90 Min.	T 240 Min.
D 20 Min.	I 45 Min.	P 100 Min.	U 300 Min.
E 25 Min.	K 50 Min.	Q 120 Min.	W > 360 Min.

Tab 6.5: Kodierung der Dauer der jeweiligen therapeutischen Leistung

Für jeden KTL-Code sind Mindestanforderungen an die berufliche Qualifikation der Leistungserbringer, an die Dauer pro Anwendung und die Frequenz der Maßnahme definiert. Im Kapitel H werden z. B. Pflegekräfte als Leistungserbringer genannt, die dann spezifische berufliche Qualifikationen nachweisen müssen.

Abb. 6.4:
Klassifikation therapeutischer Leistungen, Beispiel-»Anleitung zur Inhalation durch Pflegepersonal 5 Mal für jeweils 15 Minuten«

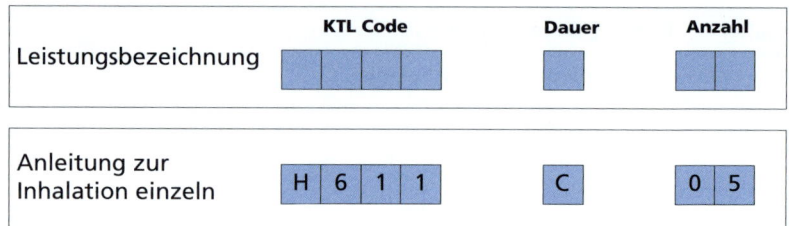

Beispiel Schlaganfall

Für die Behandlung von Patienten mit Schlaganfall wurde beispielsweise ein Rehabilitations-Therapiestandard (RTS) entwickelt, der aus mehreren evidenzbasierten Therapiemodulen besteht und je nach erbrachter Leistung in Form von KTL codiert wird. Dieser ist jedoch nicht zu verwechseln mit den medizinischen Leitlinien zur Diagnostik und Therapie des Schlaganfalls, sondern stellt eine Ergänzung der Leitlinien der Fachgesellschaften dar (Ringleb & Veltkamp 2015) (▶ Tab. 6.6).

Tab. 6.6: DRV-Reha-Therapiestandard Schlaganfall – Phase D für die medizinische Rehabilitation der Rentenversicherung, Stand März 2016

ETM	Bezeichnung	Mindestdauer	Mindestanteil
01	Bewegungstherapie	mind. 180 Min. pro Woche	mind. 80 %
02	Alltagstraining	mind. 50 Min. pro Woche	mind. 60 %
03	Funktionelle und arbeitsweltbezogene Therapien	mind. 60 Min. pro Woche	mind. 50 %
04	Kognitive Therapie	mind. 120 Min. pro Woche	mind. 60 %
05	Therapie kommunikativer Störungen und Schluckstörungen	mind. 300 Min. pro Woche	mind. 10 %
06	Physikalische Therapie	mind. 60 Min. pro Woche	mind. 30 %
07	Krankheitsspezifische Patientenschulung	mind. 90 Min. pro Reha	mind. 80 %
08	Gesundheitsbildung	mind. 150 Min. pro Reha	mind. 80 %
09	Ernährungstherapeutische Leistungen	mind. 120 Min. pro Reha	mind. 40 %
10	Psychologische Interventionen und Künstlerische Therapien	mind. 60 Min. pro Woche	mind. 50 %
11	Entspannungsverfahren	mind. 60 Min. pro Woche	mind. 20 %
12	Tabakentwöhnung	mind. 200 Min. pro Reha	mind. 50 %
13	Leistungen zur sozialen und beruflichen Integration	mind. 45 Min. pro Reha	mind. 80 %
14	Vorbereitung nachgehender Leistungen	mind. 15 Min. pro Reha	mind. 80 %

7 Pflege und Altenpflege

Folgende Fragen können Sie im Anschluss beantworten:

1. Welche Versorgungsformen gibt es für Pflegebedürftige?
2. Wie werden Altenpflegeeinrichtungen finanziert?
3. Welche Kosten muss eine Bewohnerin einer stationären Pflegeeinrichtung selbst bezahlen, was übernimmt die Pflegeversicherung?
4. Was ist der Unterschied zwischen medizinischer Grundpflege und Behandlungspflege?
5. Welchen Qualitätsanforderungen unterliegen die Erbringer von ambulanten bzw. stationären Pflegeleistungen?

Information: Daten und Fakten

- Ende 2015 waren in Deutschland 2,86 Mio. Menschen im Sinne des Pflegeversicherungsgesetzes pflegebedürftig.
- Davon wurden 72 % (2,07 Mio.) zu Hause versorgt, 27,4 % (783 Tsd.) befanden sich in vollstationärer Betreuung.
- Den 13.596 Pflegeheimen (darunter 11.164 vollstationäre Einrichtungen) standen 13.323 ambulante Pflegedienste gegenüber.
- Die durchschnittliche Vergütung in Pflegeheimen für vollstationäre Dauerpflege betrug 2015 pro Person und Tag 49,02 Euro.
- In stationären Pflegeeinrichtungen arbeiteten 730.145 Mitarbeiter/innen, davon 209.881 Vollzeitbeschäftigte.
- In ambulanten Pflegediensten arbeiteten 355.613 Mitarbeiter/innen, davon 96.701 Vollzeitbeschäftigte.
- Frauen leisten den größten Anteil an häuslicher Pflege. Ein Viertel der Pflegebedürftigen wird überwiegend von der Tochter gepflegt, 8 % durch die Schwiegertochter, 19 % durch die (Ehe-)Partnerin und 10 % durch die Mutter. In 28 % der Fälle wird die Hauptpflege durch einen Mann geleistet. In zwei Drittel der Pflegesituationen lebt die Hauptpflegeperson im gleichen Haushalt wie die pflegebedürftige Person (Nowossadeck & Engstler 2016).
(Statistisches Bundesamt 2017, alle Daten für 2015)

7.1 Pflegebedürftigkeit

Pflegebedürftigkeit steigt mit zunehmendem Lebensalter

Laut Sozialgesetzbuch gelten Menschen dann als pflegebedürftig, wenn sie »*gesundheitlich bedingte Beeinträchtigungen der Selbständigkeit oder der Fähigkeiten aufweisen und deshalb der Hilfe durch andere bedürfen*« (§ 14 Abs. 1 SGB XI). Voraussetzung für eine Anerkennung der Pflegebedürftigkeit i. S. des SGB sind *dauerhafte* körperliche, kognitive, psychische oder gesundheitliche Belastungen, die der Betroffene nicht selbständig kompensieren kann.

Das Risiko einer Pflegebedürftigkeit steigt mit zunehmendem Lebensalter an. Die Ursachen dafür liegen vor allem in der Zunahme von meist chronischen Erkrankungen. Dazu gehören Einschränkungen der Mobilität z. B. in Folge eines Schlaganfalls oder durch kardiovaskuläre bzw. pulmonale Erkrankungen und die Abnahme der kognitiven Fähigkeiten z. B. durch Demenz. »Während bei den 70- bis unter 75-Jährigen »nur jeder Zwanzigste (5 %) pflegebedürftig war, beträgt die Quote für die ab 90-Jährigen 66 %« (Statistisches Bundesamt 2017, Pflegestatistik 2015, S.8).

Das Statistische Bundesamt berichtet in der Pflegestatistik 2015, dass Ende 2015 knapp 2,9 Mio. Menschen in Deutschland pflegebedürftig waren, davon mit 64 % mehrheitlich Frauen.

Pflege wird überwiegend durch Angehörige geleistet

Der überwiegende Anteil der pflegebedürftigen Personen möchte auch weiterhin im gewohnten häuslichen Umfeld leben. Dabei wird Pflege überwiegend durch Familienangehörige geleistet. Fast drei Viertel (73 % bzw. 2,08 Mio.) der Pflegebedürftigen wurden durch Angehörige bzw. gemeinsam mit ambulanten Pflegediensten zu Hause versorgt (▶ Abb. 7.1).

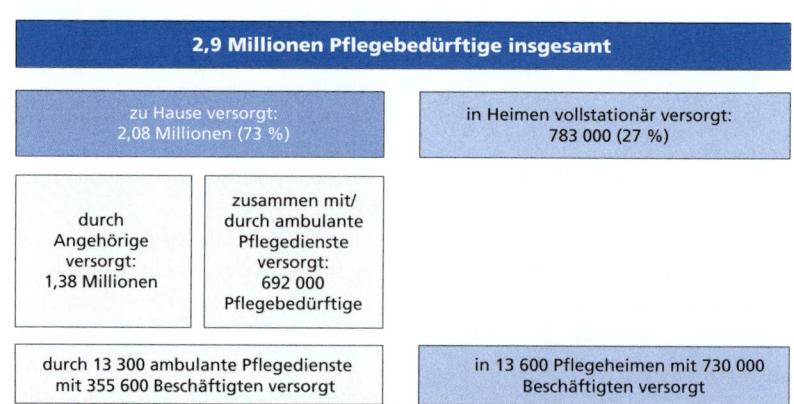

Abb. 7.1: Pflegestatistik 2015, Statistisches Bundesamt (2017)

7.2 Ambulante Pflege

7.2.1 Ambulante Behandlungspflege

Fallbeispiel

Der alleinlebende Rentner Karl-Heinz B., 76 Jahre, hat schon seit längerem Durchblutungsstörungen in beiden Beinen. Der Hausarzt hat bei ihm eine periphere arterielle Verschlusskrankheit (pAVK) diagnostiziert, die durch seinen Diabetes verstärkt wird. Beim Reinigen des Badezimmers rutscht er aus und fällt in den herumstehenden Wäscheständer. Neben Prellungen hat er eine großflächige Wunde am rechten Unterschenkel zurückbehalten, die auch im Anschluss an seinen zweitägigen Krankenhausaufenthalt partout nicht heilen will und ihn stark in seiner Bewegungsfähigkeit beeinträchtigt. Die behandelnde Assistenzärztin im Krankenhaus entlässt ihn unter der Auflage nach Hause, dass sich in den nächsten Tagen ein Pflegedienst um ihn kümmert und neben der Versorgung der Wunde auch eine Unterstützung im Haushalt für ihn übernimmt. Herr B. wehrt sich und will auf keinen Fall einen Pflegegrad beantragen und Leistungen der Pflegeversicherung in Anspruch nehmen. Aber da kann ihn die Ärztin beruhigen – eine vorübergehende Pflegebedürftigkeit sei eine Leistung der Krankenkasse.

> **§ 69 SGB XI Sicherstellungsauftrag**
>
> »*Die Pflegekassen haben im Rahmen ihrer Leistungsverpflichtung eine bedarfsgerechte und gleichmäßige, dem allgemein anerkannten Stand medizinisch-pflegerischer Erkenntnisse entsprechende pflegerische Versorgung der Versicherten zu gewährleisten (Sicherstellungsauftrag). Sie schließen hierzu Versorgungsverträge sowie Vergütungsvereinbarungen mit den Trägern von Pflegeeinrichtungen (§ 71) und sonstigen Leistungserbringern. [...]*«

Im Anschluss an Krankenhausaufenthalte, bei eingeschränkter körperlicher oder geistiger Belastbarkeit oder bei schwerwiegenden bzw. chronischen Erkrankungen benötigen viele Patienten besondere Unterstützung im häuslichen Bereich durch ambulante Pflege. Im Sozialgesetzbuch werden zwei Formen der Pflegeleistung unterschieden, die unterschiedlich verordnet und auf verschiedene Weise finanziert werden.

Zum einen gibt es im Rahmen der durch die Pflegeversicherung abgedeckten Leistungen die sogenannte *Grundpflege*, d. h. pflegerische Unterstützung in den Bereichen

Grundpflege beinhaltet Unterstützung bei alltäglichen Grundverrichtungen

- der Körperpflege: also z. B. Hilfe beim Waschen,
- der Ernährung: also Hilfe bei der Zubereitung und Aufnahme von Nahrung
- der Mobilität: also z. B. beim Aufstehen und Zu-Bett-Gehen, Umlagern oder An- und Auskleiden.

Häusliche Krankenpflege beinhaltet zusätzlich medizinische Pflege

Davon zu unterscheiden ist die *häusliche Krankenpflege*, die in der Regel die Grund- und Behandlungspflege (z. B. Medikamentengabe, Wundversorgung) sowie eine hauswirtschaftliche Versorgung umfasst (G-BA 2014). Sie darf nur von dazu zugelassenen Pflegediensten erbracht werden.

Die häusliche Krankenpflege wird durch niedergelassene Vertragsärzte, i. d. R. die Hausärztin, aber auch durch Krankenhausärzte verordnet. Im Gegensatz zur Grundpflege wird die häusliche Krankenpflege auf einem speziellen Rezept verordnet und von den Krankenkassen vergütet (§ 37 SGB V). Sie dient dazu, dem Versicherten den Verbleib bzw. eine frühzeitige Rückkehr in den häuslichen Bereich zu erlauben (*Krankenhausvermeidungspflege*) oder das Ergebnis einer ambulanten ärztlichen Behandlung zu ermöglichen bzw. zu sichern (*Sicherungspflege*). Üblicherweise werden Erstverordnungen für maximal 14 Tage erstellt, Folgeverordnungen sind bei medizinischer Notwendigkeit aber möglich. Das gilt auch für psychisch Kranke, wenn die Erkrankung durch eine häusliche Krankenpflege positiv beeinflusst werden kann bzw. wenn »zu erwarten ist, dass das mit der Behandlung verfolgte Therapieziel von der oder dem Versicherten manifest umgesetzt werden kann« (G-BA 2014).

> **§ 37 SGB V Häusliche Krankenpflege**
>
> *»(1) Versicherte erhalten [...] häusliche Krankenpflege durch geeignete Pflegekräfte, wenn Krankenhausbehandlung geboten, aber nicht ausführbar ist, oder wenn sie durch die häusliche Krankenpflege vermieden oder verkürzt wird. [..] Die häusliche Krankenpflege umfaßt die im Einzelfall erforderliche Grund- und Behandlungspflege sowie hauswirtschaftliche Versorgung. Der Anspruch besteht bis zu vier Wochen je Krankheitsfall. In begründeten Ausnahmefällen kann die Krankenkasse die häusliche Krankenpflege für einen längeren Zeitraum bewilligen, wenn der Medizinische Dienst (§ 275) festgestellt hat, daß dies aus den in Satz 1 genannten Gründen erforderlich ist.*
> *(1a) Versicherte erhalten [...] wegen schwerer Krankheit oder wegen akuter Verschlimmerung einer Krankheit, insbesondere nach einem Krankenhausaufenthalt, nach einer ambulanten Operation oder nach einer ambulanten Krankenhausbehandlung, soweit keine Pflegebedürftigkeit mit Pflegegrad 2, 3, 4 oder 5 im Sinne des Elften Buches vorliegt, die erforderliche Grundpflege und hauswirtschaftliche Versorgung. [...].*

(3) Der Anspruch auf häusliche Krankenpflege besteht nur, soweit eine im Haushalt lebende Person den Kranken in dem erforderlichen Umfang nicht pflegen und versorgen kann. [...]«

Merke

Häusliche Krankenpflege wird von der Ärztin per Rezept verordnet

7.2.2 Ambulante Grundpflege

Mehr als 70 % der pflegebedürftigen Personen werden in Deutschland in der häuslichen Umgebung versorgt. Diese Pflegeleistung wird überwiegend von Familienangehörigen oder nahestehenden Personen erbracht, die dabei auch von ambulanten Pflegediensten unterstützt werden. Zunehmend wird die Pflege auch von Einzelpflegekräften übernommen, die häufig aus dem (ost-)europäischen Ausland stammen und die entweder auf selbständiger Basis arbeiten, von den Familienangehörigen eingestellt werden oder bei einer Vermittlungsagentur angestellt sind. Deren Leistungen werden nicht durch die *Pflegesachleistung* abgedeckt, können aber in Form des ausgezahlten *Pflegegeld*es zumindest teilweise vergütet werden. Zugelassene ambulante Pflegedienste können über die Pflegesachleistung direkt mit den Pflegeversicherungen abrechnen.

Von den insgesamt 13.300 zugelassenen ambulanten Pflegediensten befindet sich der überwiegende Teil (65 %) in privater Trägerschaft. Ein Drittel der Pflegedienste wird von freigemeinnützigen Trägern (z. B. Diakonie oder Caritas) betrieben. Der Anteil der öffentlichen Träger ist mit 1 % hingegen verschwindend gering.

Zulassung ambulanter Pflegedienste

Um ihre Pflegeleistung mit den Pflegekassen abrechnen zu können, benötigen die Betreiber ambulanter Pflegedienste eine Zulassung des Pflegedienstes durch den Landesverband der Pflegekassen des jeweiligen Bundeslandes, denn die Pflegekassen dürfen Pflege nach dem Sozialgesetzbuch XI nur durch Pflegeeinrichtungen gewähren, mit denen ein Versorgungsvertrag besteht. Der Betreiber des Pflegedienstes muss für diese Zulassung einiges nachweisen. Zum einen muss er belegen, dass er dauerhaft in der Lage ist, eine ausreichende und gleichmäßige pflegerische Versorgung der Pflegebedürftigen in der verlangten Qualität zu gewährleisten. Zudem muss der Pflegedienst unter ständiger Verantwortung einer ausgebildeten Pflegefachkraft stehen, für die bei einem etwaigen Ausfall (z. B. Krankheit, Urlaub) eine entsprechende Pflege-

Ambulante Pflegedienste benötigen eine Zulassung der Pflegekasse

fachkraft als Vertretung zur Verfügung steht. Neben den organisatorischen Voraussetzungen (u. a. Anzeige der Aufnahme der Tätigkeit beim zuständigen Gesundheitsamt, der Berufsgenossenschaft für Gesundheitsdienst und Wohlfahrtspflege, diversen Versicherungsbestätigungen und einem polizeilichem Führungszeugnis) müssen auch Nachweise über die fachliche Qualifikation erbracht werden. Dazu gehören z. B. die Erstellung einer Pflegeplanung, das Führen einer geeigneten Pflegedokumentation, die Sicherstellung der fachlichen Qualität durch regelmäßige Fort- und Weiterbildungen und die Zusammenarbeit mit weiteren Institutionen bzw. Beteiligten des Gesundheitswesens wie Krankenhäusern, Ärzten oder Sozialdiensten.

7.3 Teilstationäre und stationäre Pflege

7.3.1 Formen der teilstationären Pflege

Unterscheidung teilstationärer Pflege nach Dauer und Tageszeit

In teilstationären Pflegeeinrichtungen erhält die Pflegebedürftige hingegen Pflege und Betreuung zeitlich befristet. Unterschieden wird hier nach Tages- bzw. Nachtpflege.

§

§ 41 SGB XI Tagespflege und Nachtpflege

»(1) Pflegebedürftige der Pflegegrade 2 bis 5 haben Anspruch auf teilstationäre Pflege in Einrichtungen der Tages- oder Nachtpflege, wenn häusliche Pflege nicht in ausreichendem Umfang sichergestellt werden kann oder wenn dies zur Ergänzung oder Stärkung der häuslichen Pflege erforderlich ist. Die teilstationäre Pflege umfaßt auch die notwendige Beförderung des Pflegebedürftigen von der Wohnung zur Einrichtung der Tagespflege oder der Nachtpflege und zurück.
(2) Die Pflegekasse übernimmt im Rahmen der Leistungsbeträge nach Satz 2 die pflegebedingten Aufwendungen der teilstationären Pflege einschließlich der Aufwendungen für Betreuung und die Aufwendungen für die in der Einrichtung notwendigen Leistungen der medizinischen Behandlungspflege. […]
(3) Pflegebedürftige der Pflegegrade 2 bis 5 können teilstationäre Tages- und Nachtpflege zusätzlich zu ambulanten Pflegesachleistungen, Pflegegeld oder der Kombinationsleistung nach § 38 in Anspruch nehmen, ohne dass eine Anrechnung auf diese Ansprüche erfolgt.«

Tagespflege

Die *Tagespflege* als teilstationäre Versorgungsform kann dann in Anspruch genommen werden, wenn die ambulante Pflege zu Hause nicht mehr ausreicht, aber eine stationäre Pflege im Pflegeheim noch nicht notwendig ist. Das ist häufig bei der Betreuung von Demenzkranken der Fall, die weiterhin in der heimischen Umgebung bleiben können, da sie abends bzw. nachts wieder in der eigenen Wohnung sind. Oder wenn die pflegende Person weiterhin einer beruflichen Tätigkeit nachgeht und die Betreuung tagsüber nicht ausreichend gewährleistet ist. Die meisten Tagespflege-Einrichtungen bieten eine stunden- oder tageweise Betreuung in Gruppen, mehrere Mahlzeiten und Pflege- und Betreuungsleistungen der Grundpflege. Ergänzt wird das Angebot durch gemeinsame Freizeit- und Beschäftigungsprogramme. Voraussetzung ist, dass die Patienten transportfähig und nicht bettlägerig sind. Für das Angebot einer Tagespflege ist ein Versorgungsvertrag mit der Pflegekasse erforderlich.

Nachtpflege

Benötigen Pflegebedürftige, die zuhause versorgt werden, auch nachts eine intensive Betreuung, weil sie wie viele Demenzpatienten nachts unruhig sind oder wie Palliativpatienten besondere Pflegemaßnahmen benötigen, besteht die Möglichkeit einer *Nachtpflege*. In diesem Fall kann entweder die nächtliche Betreuung zuhause durch einen Pflegedienst übernommen werden oder der Pflegebedürftige verbringt die Nacht in einer stationären Einrichtung und wird morgens wieder zurück nach Hause gebracht.

Kurzstationäre Pflege

Wenn pflegende Angehörige für einen begrenzten Zeitraum die Pflege von Pflegebedürftigen der Pflegegrade 2 bis 5 nicht wahrnehmen können, weil sie z. B. selbst krank sind oder Erholungsurlaub benötigen, besteht die Möglichkeit der Kurzzeitpflege, d. h., dass Pflegebedürftige *bis zu 8 Wochen* in einer Pflegeeinrichtung vollstationär betreut werden können. Die Pflegekasse übernimmt die Kosten bis zu einem Gesamtbetrag von 1.612 Euro im Kalenderjahr (§ 42 SGB XI Kurzzeitpflege). Kurzzeitpflege kommt aber auch dann in Frage, wenn Menschen nach einem Krankenhausaufenthalt noch nicht alleine leben können und zu Hause nicht entsprechend versorgt werden können, wenn sich eine Krankheit so verschlimmert, dass vorübergehend eine intensivere Betreuung notwendig wird oder wenn bei Pflegebedürftigkeit noch kein geeigneter Heimplatz gefunden wurde. Grundsätzlich beinhaltet eine Kurzzeitpflege die gleichen Leistungen wie eine normale vollstationäre Pflege. Auch für das Angebot einer Kurzzeitpflege benötigt die Pflegeeinrichtung eine Zulassung der Pflegekassen.

Verhinderungspflege

Fallbeispiel

Bernd K. pflegt seine Ehefrau Heike seit deren Unfall zuhause. Heike K. hat Pflegegrad 3, das heißt eine schwere Beeinträchtigung ihrer Selbständigkeit, mit der sie ständig auf Hilfe angewiesen ist. Am Freitagabend lädt ihn die gemeinsame Tochter anlässlich seines Geburtstags zu einem Opernabend ein. Für die Zeit seiner Abwesenheit springt die befreundete Nachbarin ein, die für diese Pflegetätigkeit auch entlohnt werden kann.

Wenn die Pflegeperson für einen kurzen Zeitraum, z. B. auch nur stundenweise für Arztbesuche, die Pflege nicht wahrnehmen kann, besteht die Möglichkeit der *ambulanten Verhinderungspflege*. Voraussetzung ist, dass die pflegebedürftige Person mindestens Pflegegrad 2 hat und zuvor mindestens sechs Monate in häuslicher Umgebung versorgt wurde (§ 39 SGB XI Häusliche Pflege bei Verhinderung der Pflegeperson). Die Verhinderungspflege kann sowohl durch ambulante Pflegedienste als auch durch vertraute Angehörige, Freunde oder Nachbarn geleistet werden. Die Pflegekasse erstattet dafür Kosten in Höhe von maximal 1.612 € pro Jahr für max. 42 Tage (soweit tageweise abgerechnet wird). Ist die Pflegeperson nur zeitweise (stundenweise, unter 8 Stunden pro Tag) verhindert, erfolgt keine Anrechnung auf die Gesamtpflegetage, sondern nur auf die verfügbare Geldsumme, die für die Verhinderungspflege zur Verfügung steht.

7.3.2 Stationäre Pflegeeinrichtungen

Von den rund 13.600 in Deutschland nach SGB XI zugelassenen voll- bzw. teilstationären Pflegeheimen befindet sich die Mehrzahl (53 %) in der Hand freigemeinnütziger Träger. In privater Trägerschaft befinden sich 42 %, öffentliche Träger haben nur einen Anteil von 5 % (Statistisches Bundesamt 2015). Laut Gesundheitsberichterstattung des Bundes (GBE) werden unter vollstationären Einrichtungen die Pflegeeinrichtungen erfasst, »in denen Pflegebedürftige unter ständiger Verantwortung einer ausgebildeten Pflegefachkraft gepflegt werden und ganztägig (vollstationär) untergebracht und verpflegt werden können« (GBE 2017) (▶ Abb. 7.2).

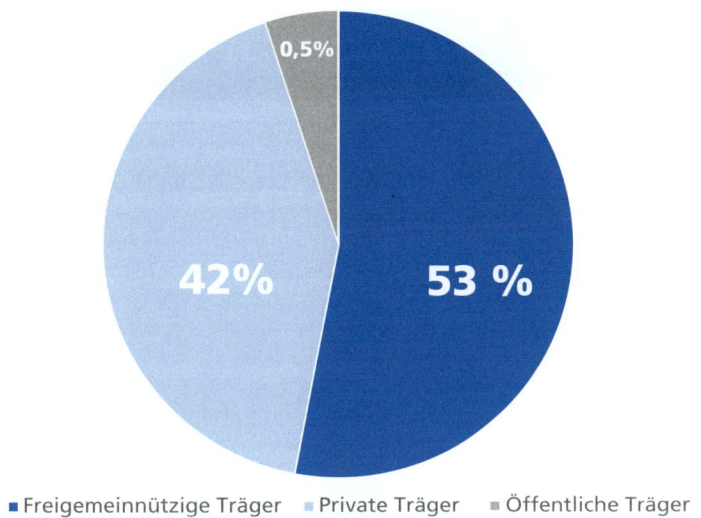

Abb. 7.2:
Stationäre Pflegeeinrichtungen nach Trägerschaft, eigene Darstellung nach Daten des Statistischen Bundesamts 2015

7.4 Finanzierung stationärer Pflegeeinrichtungen

Stationäre Pflegeeinrichtungen finanzieren sich durch die Heimentgelte. Diese setzen sich zusammen aus (▶ Abb. 7.3):

- den Kosten für Unterkunft und Verpflegung (»*Hotelkosten*«)
- dem *Pflegesatz*
- individuell vereinbarten *Zusatzleistungen*
- einer *Ausbildungspauschale*
- den *Investitionskosten*

Abb. 7.3: Zusammensetzung des Heimentgeltes für vollstationäre Pflegeleistung

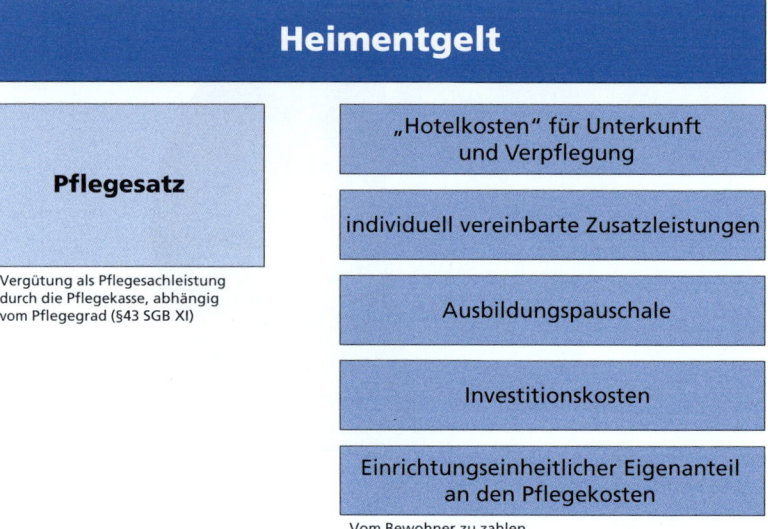

7.4.1 Hotelkosten

Die Kosten für Unterkunft und Verpflegung sind von der Bewohnerin allein zu tragen, da diese ihr auch bei der Lebensführung in einer eigenen Wohnung entstehen würden. Sie müssen daher von der Einrichtung getrennt ausgewiesen werden. Zu diesen Kosten gehören:

- Versorgung mit Strom, Gas und Wasser, Entsorgung von Abwasser und Abfällen
- Reinigung des Wohnraums und der Gemeinschaftsräume
- Wartung und Unterhaltung des Gebäudes, der Einrichtung und Ausstattung, der technischen Anlagen und Außenanlagen
- Wäscheversorgung
- Aufwand für Veranstaltungen zur Förderung des Gemeinschaftslebens
- Verpflegung mit Speisen und Getränken.

> **§ 87 SGB XI**
>
> »Die als Pflegesatzparteien betroffenen Leistungsträger (§ 85 Abs. 2) vereinbaren mit dem Träger des Pflegeheimes die von den Pflegebedürftigen zu tragenden Entgelte für die Unterkunft und für die Verpflegung jeweils getrennt.«

7.4.2 Pflegesätze

Die Kosten für die Pflege (*Pflegesatz*) werden von der Pflegeversicherung bis zu einem Höchstbetrag finanziert, der bisher von der jeweiligen Pflegestufe, also der individuellen Pflegebedürftigkeit des Bewohners abhing und seit 2017 von den Pflegeheimen auf Pflegegrade umgerechnet werden muss. Der Pflegesatz kann aber nicht frei von den Einrichtungen festgelegt werden, sondern wird mit den Pflegekassen und Sozialhilfeträgern verhandelt.

Pflegesätze sind abhängig vom anerkannten Pflegegrad

> **§ 43 SGB XI**
>
> »*Für Pflegebedürftige in vollstationären Einrichtungen übernimmt die Pflegekasse im Rahmen der pauschalen Leistungsbeträge [...] die pflegebedingten Aufwendungen einschließlich der Aufwendungen für Betreuung und die Aufwendungen für Leistungen der medizinischen Behandlungspflege. Der Anspruch beträgt je Kalendermonat*
>
> 1. *770 Euro für Pflegebedürftige des Pflegegrades 2,*
> 2. *1.262 Euro für Pflegebedürftige des Pflegegrades 3,*
> 3. *1.775 Euro für Pflegebedürftige des Pflegegrades 4,*
> 4. *2.005 Euro für Pflegebedürftige des Pflegegrades 5.*«

Die für die Pflegeleistungen je nach Pflegegrad der Bewohnerin anrechenbaren Kosten werden direkt mit der zuständigen Pflegekasse als sogenannte *Pflegesachleistung* abgerechnet. Liegt der Pflegesatz der Einrichtung höher, muss die Bewohnerin die Differenz zwischen den von der Pflegekasse getragenen pauschalen Leistungsbeträgen (s. o.) und dem tatsächlichen Betrag selbst bezahlen.

> **§ 85 SGB XI Pflegesatzverfahren**
>
> »*Art, Höhe und Laufzeit der Pflegesätze werden zwischen dem Träger des Pflegeheimes und den Leistungsträgern nach Absatz 2 vereinbart.*
>
> *Parteien der Pflegesatzvereinbarung (Vertragsparteien) sind der Träger des einzelnen zugelassenen Pflegeheimes sowie*
>
> 1. *die Pflegekassen oder sonstige Sozialversicherungsträger,*
> 2. *die für die Bewohner des Pflegeheimes zuständigen Träger der Sozialhilfe [...]. Die Pflegesatzvereinbarung ist für jedes zugelassene Pflegeheim gesondert abzuschließen. [...]*«

Bei Zunahme des Pflegebedarfs muss eine Höherstufung des Pflegegrades beantragt werden

Ändert sich der Pflegebedarf des Bewohners, benötigt er also zunehmend mehr Pflegeunterstützung, muss er bei der zuständigen Pflegekasse eine Höherstufung des Pflegegrades beantragen. Denn mit einem höheren Pflegegrad erhält die Pflegeeinrichtung höhere Pflegesätze, um diese Pflegeleistung zu finanzieren.

> **§ 87a SGB XI Berechnung und Zahlung des Heimentgelts**
>
> »*Bestehen Anhaltspunkte dafür, dass der pflegebedürftige Heimbewohner auf Grund der Entwicklung seines Zustands einem höheren Pflegegrad zuzuordnen ist, so ist er auf schriftliche Aufforderung des Heimträgers verpflichtet, bei seiner Pflegekasse die Zuordnung zu einem höheren Pflegegrad zu beantragen. [...]*«

7.4.3 Pflegesatzvereinbarungen

Zwischen Heim und Pflegekasse ausgehandelte Pflegesätze

Die Pflegesatzvereinbarungen werden im Voraus für einen definierten Zeitraum *(Pflegesatzzeitraum)* getroffen. Zur Berechnung der Pflegesätze muss das Pflegeheim Pflegedokumentationen und ggf. weitere Nachweise z. B. über die personelle und sachliche Ausstattung des Pflegeheims vorlegen. Maßgeblich ist hier z. B. der Anteil an Pflegefachkräften. Kommt im Rahmen der Pflegesatzvereinbarung keine Einigung über die Pflegesätze zustande, wird eine Schiedsstelle eingesetzt, die dann die Pflegesätze festlegt. Sollten sich die Voraussetzungen, unter denen diese Verhandlungen geführt wurden, innerhalb des Pflegesatzzeitraums erheblich ändern, weil z. B. die Bewohnerstruktur sich maßgeblich geändert hat, sind auch vor Ende der Vereinbarungslaufzeit neue Verhandlungen möglich. Diese Verhandlungen können auch von so genannten *Pflegesatzkommissionen* geführt werden. In der Pflegesatzkommission sind die Landesverbände der Pflegekassen, der Verband der Privaten Krankenversicherung e. V. sowie die überörtlichen oder ein nach Landesrecht bestimmter Träger der Sozialhilfe vertreten.

> **§ 86 SGB XI – Pflegesatzkommission**
>
> »*(1) Die Landesverbände der Pflegekassen, der Verband der privaten Krankenversicherung e. V., die überörtlichen oder ein nach Landesrecht bestimmter Träger der Sozialhilfe und die Vereinigungen der Pflegeheimträger im Land bilden regional oder landesweit tätige Pflegesatzkommissionen, die anstelle der Vertragsparteien nach § 85 Abs. 2 die Pflegesätze mit Zustimmung der betroffenen Pflegeheimträger vereinbaren können. [...]*
>
> *(2) Für Pflegeheime, die in derselben kreisfreien Gemeinde oder in demselben Landkreis liegen, kann die Pflegesatzkommission mit Zu-*

> stimmung der betroffenen Pflegeheimträger für die gleichen Leistungen einheitliche Pflegesätze vereinbaren. Die beteiligten Pflegeheime sind befugt, ihre Leistungen unterhalb der nach Satz 1 vereinbarten Pflegesätze anzubieten.«

7.4.4 Einrichtungseinheitlicher Eigenanteil (EEE)

Bis zur Umsetzung des PSG II im Januar 2017 mussten Bewohner einer vollstationären Pflegeeinrichtung mit Einstufung in eine höhere Pflegestufe einen höheren Eigenanteil an den Pflegekosten tragen, der in der Regel die gleichzeitig gestiegenen Zuzahlungen der Pflegekasse übertraf. Das hieß, dass Bewohner mit Einstufung in eine höhere Pflegestufe finanziell schlechter gestellt waren, weil sie für ihre höhere Pflegebedürftigkeit mehr zahlen mussten.

Umlage des Eigenanteils auf alle Bewohner

Mit dem PSG II wird mit der Einführung eines so genannten Einrichtungseinheitlichen Eigenanteils der finanzielle Aufwand für die eigentliche Pflege auf alle Bewohner unterschiedlicher Pflegegrade umgelegt. Das bedeutet, dass alle Pflegesätze aller Bewohner auf alle Bewohnerinnen und Bewohner gleich verteilt werden. Damit sinkt der Eigenanteil für Bewohner mit den bisherigen Pflegestufen 2 und 3, während er für Bewohner mit bisheriger Pflegestufe 1 deutlich steigen würde. Damit durch die Pflegereform niemand schlechter gestellt wird, hat der Gesetzgeber einen *Bestandsschutz* eingeführt. Bei Bewohnern, bei denen der neue Eigenanteil höher liegt als der bisherige, wird der Differenzbetrag von der Pflegekasse übernommen.

7.4.5 Investitionskosten

> **§ 82 SGB XI Finanzierung der Pflegeeinrichtungen**
>
> »Soweit betriebsnotwendige Investitionsaufwendungen [...] oder Aufwendungen für Miete, Pacht, Erbbauzins, Nutzung oder Mitbenutzung von Gebäuden oder sonstige abschreibungsfähige Anlagegüter [..] durch öffentliche Förderung gemäß § 9 nicht vollständig gedeckt sind, kann die Pflegeeinrichtung diesen Teil der Aufwendungen den Pflegebedürftigen gesondert berechnen.«

Unter *Investitionskosten* werden die Kosten zusammengefasst, die dem Heimbetreiber für die Anschaffung von so genannten längerfristigen Gütern entstehen. Das können Mietkosten für das Gebäude, Instandhaltungskosten oder Finanzierungskosten z. B. für Darlehen oder Leasingverträge sein. Sie dürfen den Bewohnerinnen gesondert in Rechnung gestellt werden. Je nach Alter und Zustand des Gebäudes, nach Grund-

Investitionskosten durch Bewohner getragen

stückspreisen oder Baukosten können diese sehr unterschiedlich ausfallen.

7.4.6 Investitionsförderungen aus Landesmitteln

Einzelne Bundesländer gewähren Zuschüsse zu Investitionskosten z. B. in Form vergünstigter Darlehen, wenn »deren Bedarf von der kreisfreien Stadt bzw. vom Landkreis festgestellt worden ist« (Bundesministerium für Wirtschaft und Energie 2016).

7.4.7 Ausbildungspauschale

Alle Heime beteiligen sich an den Kosten der Ausbildung

Pflegeeinrichtungen, die sich an der Ausbildung von Altenpflegekräften beteiligen, können nach § 82a SGB XI die durch die Ausbildungsvergütung entstehenden Kosten als allgemeine Pflegeleistung den Bewohnerinnen in Rechnung stellen. Damit steigen natürlich auch die Heimkosten für die Bewohner und verschärfen den Wettbewerb der Heime untereinander. Zur Schaffung von Ausbildungsplätzen in der Altenpflege haben einige Bundesländer eine Ausbildungspauschale eingeführt, die eine wettbewerbsneutrale Finanzierung der Kosten der Ausbildungsvergütung gewährleisten soll. Sowohl die ausbildenden Heime wie auch die Einrichtungen, die keine Altenpflegekräfte ausbilden, zahlen in einen Ausbildungsfonds, mit dem die Ausbildungskosten vergütet werden. Damit leisten Einrichtungen, die keine Fachkräfte ausbilden, einen finanziellen Ausgleich an ausbildende Arbeitgeber. In Baden Württemberg beträgt diese Pauschale im Jahr 2017 1,12 € pro Tag für vollstationär betreute Pflegebedürftige (Altenpflegeausbildungsausgleichsverordnung – AltPflAusglVO).

7.4.8 Individuelle Zusatzleistungen

Individuelle Zusatzleistungen müssen im Voraus schriftlich mit der Bewohnerin vertraglich vereinbart werden und müssen echte Zusatzleistungen sein, die nicht zu den allgemeinen Pflegeleistungen nach § 84 SGB XI gehören. Das kann z. B. ein besonders komfortables Einzelzimmer, eine Verpflegung nach individuellen Wünschen oder eine spezielle Nutzungsvereinbarung für Telefon oder Internet sein.

7.4.9 Subsidiaritätsprinzip bei Pflegebedürftigkeit

Beteiligung der Angehörigen an den Pflegekosten

Wenn Vermögen oder monatliches Einkommen zur Finanzierung der vollstationären Pflege nicht ausreichen, zahlt der Sozialhilfeträger den Betrag, den der Pflegebedürftige selbst nicht aufbringen kann. Allerdings wird zuvor geprüft, ob Familienangehörige unterhaltspflichtig gegenüber dem Leistungsberechtigten sind. Dies regelt der sogenannte »*Elternunterhalt*« nach § 1601ff BGB, wonach »Verwandte in gerader Linie [..] verpflichtet [sind], einander Unterhalt zu gewähren«. Das gilt zunächst für Ehe- und Lebenspartner, aber natürlich in der Folge auch für Kinder bzw. Enkelkinder (§ 1609 BGB). Deren eigener Lebensunterhalt darf aber nicht durch diese Leistungspflicht gefährdet werden, d. h., die unterhaltspflichtigen Familienangehörigen müssen auch weiterhin in der Lage sein, ihren eigenen Lebensunterhalt zu finanzieren. Wie hoch der zu zahlende Anteil bzw. der Anteil des Vermögens und Einkommens ist, den der Familienangehörige behalten darf, wird häufig erst vor Gericht entschieden.

7.5 Wohnformen im Alter

Mit der demografischen Entwicklung der letzten Jahrzehnte und den absehbaren weiteren demografischen Veränderungen sind neben der klassischen ambulanten und vollstationären Pflege weitere Wohnformen entstanden, die zum Teil vom Gesetzgeber finanziell unterstützt werden. Im Gegensatz zu den bereits beschriebenen Pflegeheimen stellen die klassischen *Altenheime* hauptsächlich eine Betreuung der Senioren sicher. Da die meisten stationären Einrichtungen aber ebenfalls Pflege bereitstellen, bedeutet eine neu aufgetretene Pflegebedürftigkeit i. d. R. nur eine Ausweitung der pflegerischen Maßnahmen, ohne dass ein Umzug der Bewohnerin notwendig wäre.

7.5.1 Betreutes Wohnen

Beim betreuten Wohnen mietet der Bewohner eine barrierefreie altengerechte Wohnung, die oft in einer speziellen Wohnanlage liegt. Vom betreuenden Anbieter wird i. d. R. eine Reihe von Grundleistungen an Betreuungsservice angeboten, die in Form einer monatlichen »*Betreuungspauschale*« zu bezahlen ist. Zu dieser Grundbetreuung gehören z. B. Informationsleistungen, das Angebot an gemeinsamen Aktivitäten in den Gemeinschaftsräumen oder die Notrufsicherung. Zusätzliche Leistungen wie Mahlzeiten können dazu gebucht werden, müssen aber gesondert bezahlt werden. Bei Pflegebedürftigkeit, die über eine ambulant zu leistende Pflege hinausgeht, ist dann aber ein Umzug in eine stationäre Pflegeeinrichtung notwendig. Ist das betreute Wohnen an ein Pflegeheim angekoppelt, muss der Bewohner nur innerhalb der Einrichtung von der betreuten Wohnung in die Pflegeabteilung umziehen.

7.5.2 Wohnstift oder Seniorenresidenz

Für den Begriff Seniorenresidenz gibt es keine einheitliche gesetzliche Definition. Während sich auch manche Pflegeheime des oberen Preissegments als Seniorenresidenz bezeichnen, versteht man hierunter eher eine altengerechte Wohnanlage, deren Angebot an Komfortleistungen und Freizeitaktivitäten deutlich über das für Pflegeeinrichtungen spezifische Angebot hinausgeht.

Je nach Preisklasse steht den Bewohnerinnen eine *umfangreiche Infrastruktur* zur Verfügung. Dazu gehören z. B. Restaurants und Cafes, Friseure, physiotherapeutische Angebote oder Sport- und Fitnessräume. Bei pflegerischem Unterstützungsbedarf kann auf die Hilfe ambulanter Pflegedienste zurückgegriffen werden.

7.5.3 Mehrgenerationenhaus

Ein Mehrgenerationenhaus basiert auf einem *vertraglich abgesicherten Solidaritätsprinzip*. Eine Gruppe von Personen verschiedener Generationen teilt sich ein gemeinsames Wohngebäude. Neben dem privaten Wohnbereich gibt es Gemeinschaftsräume, die für gemeinsame Aktivitäten und zum Austausch genutzt werden. Der soziale Kontakt zu anderen Altersgruppen ermöglicht wie in den früheren Großfamilien eine gegenseitige Unterstützung. Ältere können Lern- und Betreuungsangebote für Kinder zur Verfügung stellen und Unterstützungsangebote im Haushalt oder bei Alltagstätigkeiten durch Jüngere in Anspruch nehmen. Auch hierbei kann Pflegepersonal zur Unterstützung eingesetzt werden, eine echte Pflegeleistung ist i. d. R. nicht Teil der vertraglichen Regelung, die zum großen Teil auf Freiwilligkeit beruht.

7.5.4 Betreute Haus- oder Wohngemeinschaften

In betreuten Wohn-oder Hausgemeinschaften verfügt jeder Bewohner über einen eigenen privaten Wohn-bzw. Schlafbereich. Darüber hinaus gibt es Gemeinschaftsräume und eine gemeinschaftlich genutzte Küche und Sanitärräume. Betreuungspersonal steht stundenweise oder dauerhaft zur Verfügung und unterstützt die Organisation des Gruppenlebens oder die Zubereitung der Mahlzeiten. Eventuell notwendige Hilfe- und Pflegeleistungen können durch ambulante Dienste in Anspruch genommen werden. Wohngemeinschaften gibt es auf selbstorganisierter Basis, aber auch in freigemeinnütziger Trägerschaft.

7.5.5 Pflegeheime im Ausland

Viele Länder im europäischen, aber auch im weiteren Ausland haben deutsche Senioren als Zielgruppe entdeckt und bieten Wohn- und Pflegeangebote in Urlaubsgebieten an. So gibt es mittlerweile Angebote für deutsche Senioren vor allem im osteuropäischen Ausland und in den Urlaubsregionen Spaniens und Portugals. Aber auch asiatische Länder wie Thailand und die Philippinen bieten stationäre Pflege z. B. für Demenzkranke an, die aufgrund der deutlich geringeren Personalkosten weit unter den Preisen deutscher Heime liegt. Für die Pflegebedürftigen bzw. deren Familienangehörige besteht allerdings nur die Möglichkeit, im Rahmen der Pflegeversicherung Pflegegeld zu beantragen. Ein Anspruch auf Pflegesachleistung besteht nicht, da ja kein Versorgungsvertrag mit dem Pflegeanbieter im Ausland besteht. Zudem sind die Qualitätsanforderungen an die erbrachte Pflege i. d. R. nicht mit denen der deutschen Pflegeeinrichtungen zu vergleichen.

7.5.6 Hospiz

Hospize sind Pflegeeinrichtungen für Menschen, die aufgrund einer nicht mehr heilbaren Krankheit nur noch eine sehr begrenzte Zeit zu leben haben. Sie haben zum Ziel, Sterbende bis zum Lebensende zu begleiten, die verbleibende Lebenszeit so angenehm wie möglich zu gestalten und ein würdevolles Sterben zu ermöglichen. Ins Hospiz aufgenommen werden vor allem Personen, die nicht ausreichend zu Hause oder im Pflegeheim behandelt werden können. Die Sterbenden erhalten nicht nur eine medizinisch-pflegerische Versorgung, sondern auch psychischen, sozialen und spirituellen Beistand. Ebenso steht den Angehörigen der Sterbenden ein Angebot an Beratung und sozialer und psychologischer Betreuung in Form von Trauerbegleitung zur Verfügung.

Die Kosten der stationären Hospizversorgung werden laut § 39a SGB V zu 95 % von der jeweiligen Kranken- und Pflegekasse übernommen. Die übrigen 5 % werden durch den Träger der Einrichtung i. d. R. in Form von Spenden erbracht. In Deutschland standen 2016 neben den ambulanten Angeboten insgesamt 221 stationäre Hospize für Erwachsene, 14 Kinderhospize und 304 Palliativstationen zur Verfügung (Deutscher Hospiz- und PalliativVerband e. V. 2017).

7.5.7 Wohnen für Hilfe

Das Projekt Wohnen für Hilfe entstand in den 1990er Jahren aufgrund der prekären Wohnsituation von Studierenden in vielen Universitätsstädten. Das Prinzip beruht auf der Bereitstellung von Wohnraum, i. d. R. durch ältere Menschen mit großen Wohnungen oder Häusern und ungenutzten Räumen. Die Vermieter erhalten von ihren Mitbewohnern keine Miete im herkömmlichen Sinn, sondern *vertraglich vereinbarte unentgeltliche Gegenleistungen* z. B. in Form von Haushaltshilfe, Gartenpflege oder Hilfe beim Einkaufen. Echte Pflegeleistungen sind jedoch ausgenommen.

7.5.8 Quartierskonzepte

Quartierskonzepte haben zum Ziel, in den Stadtteilen altersgerechte Wohn- und Versorgungsangebote zu schaffen bzw. bestehende Angebote besser zu vernetzen, um älteren Menschen mit zunehmendem Unterstützungsbedarf einen Verbleib in der eigenen Wohnung bzw. im vertrauten Wohnviertel zu ermöglichen. Grundprinzip ist die Bereitstellung geeigneter seniorengerechter Wohnungen, das Vorhandensein ausreichender Angebote an häuslicher Pflege sowie ein soziales Netzwerk, um jüngere und ältere Stadtteilbewohner durch unterschiedliche Formen der Nachbarschaftshilfe und gemeinsame Freizeitangebote miteinander in Kontakt zu bringen.

> **Information**
>
> Unter https://www.bgw-bielefeld.de/bielefelder-modell/ finden Sie Informationen zu einem Best-Practice-Beispiel für ein Quartierskonzept.

7.5.9 Demenzdorf

Die Idee der Demenzdörfer unterscheidet sich grundlegend von der medizinisch-pflegerischen Versorgung Demenzkranker in stationären Pflegeeinrichtungen. Das erste Demenzdorf wurde 2009 in Weesp bei Amsterdam eröffnet, als erste deutsche Einrichtung folgte 2014 das Demenzdorf Tönebön am See im Niedersächsischen Hameln. Mittlerweile sind auch in weiteren Städten Demenzdörfer gegründet worden oder befinden sich in Planung. Das Prinzip der Demenzdörfer basiert auf einer *dörflichen Infrastruktur* mit Wohngebäuden, Freiflächen und Freizeitangeboten wie z. B. Café oder Kino, die durch eine *Sicherheitsabgrenzung nach außen* abgeschlossen ist. Innerhalb dieses geschützten Raums können sich die Bewohner, anders als in stationären Pflegeeinrichtungen, frei bewegen. Seit ihrem Bestehen stoßen die Demenzdörfer neben positiven Bewertungen auch immer wieder auf Kritik, da sie den Betroffenen ein nichtexistierendes Dorfleben vorgaukelten und dem Prinzip der Inklusion entgegenliefen. Wissenschaftlich fundierte Langzeitergebnisse z. B. hinsichtlich der Versorgungsqualität und einem möglicherweise geringeren Bedarf an Medikamenten liegen zurzeit noch nicht vor.

7.6 Qualitätsanforderungen an Erbringer von Pflegeleistungen

7.6.1 Gesetzliche Grundlagen

Für stationäre Pflegeeinrichtungen gilt als Grundlage des Behandlungsvertrages im Rahmen medizinischer Leistungen § 630a, Abs. 2 des BGB, nachdem die »Behandlung nach den zum Zeitpunkt der Behandlung bestehenden, allgemein anerkannten fachlichen Standards zu erfolgen« hat.

Die weiteren gesetzlichen Grundlagen des Qualitätsmanagements finden sich im Sozialgesetzbuch 11.

> **§ 112 SGB XI Qualitätsverantwortung**
>
> »(1) Die Träger der Pflegeeinrichtungen bleiben [...] für die Qualität der Leistungen ihrer Einrichtungen einschließlich der Sicherung und Weiterentwicklung der Pflegequalität verantwortlich. [...]
> (2) Die zugelassenen Pflegeeinrichtungen sind verpflichtet, Maßnahmen der Qualitätssicherung sowie ein Qualitätsmanagement nach Maßgabe der Vereinbarungen nach § 113 durchzuführen, Expertenstandards nach § 113a anzuwenden sowie bei Qualitätsprüfungen nach § 14 mitzuwirken. [...]
> (3) Der Medizinische Dienst der Krankenversicherung und der Prüfdienst des Verbandes der privaten Krankenversicherung e. V. beraten die Pflegeeinrichtungen in Fragen der Qualitätssicherung mit dem Ziel, Qualitätsmängeln rechtzeitig vorzubeugen und die Eigenverantwortung der Pflegeeinrichtungen und ihrer Träger für die Sicherung und Weiterentwicklung der Pflegequalität zu stärken.«

Die Qualitätssicherung erstreckt sich neben den allgemeinen Pflegeleistungen auch auf die medizinische Behandlungspflege, die soziale Betreuung, die Leistungen bei Unterkunft und Verpflegung (§ 87) sowie auf die angebotenen Zusatzleistungen. Für den ambulanten Pflegebereich gelten die gleichen gesetzlichen Vorschriften und Anforderungen an die Qualitätssicherung wie im stationären Pflegebereich. Insbesondere unterliegen auch ambulante Pflegedienste der Verpflichtung, ein internes Qualitätsmanagementsystem einzuführen und müssen sich der Überprüfung durch den MDK bzw. den Prüfdienst des Verbandes der privaten Krankenversicherung e. V. stellen.

Ambulante Pflegedienste müssen ein Qualitätsmanagement haben

In § 113 SGB XI werden weitere Maßstäbe und Grundsätze zur Sicherung und Weiterentwicklung der Pflegequalität beschrieben. Unter den beteiligten Finanzierungsträgern werden »Maßstäbe und Grundsätze für die Qualität, Qualitätssicherung und Qualitätsdarstellung in der ambulanten und stationären Pflege sowie für die Entwicklung eines einrichtungsinternen Qualitätsmanagements« vereinbart, die eine Weiterentwicklung der Pflegequalität sicherstellen sollen.

Pflegedokumentation soll im angemessenen Verhältnis zur Pflege stehen

Insbesondere werden »Anforderungen an eine praxistaugliche, den Pflegeprozess unterstützende und die Pflegequalität fördernde Pflegedokumentation« gestellt. Hierbei fordert der Gesetzgeber, dass die Anforderungen ein für die Pflegeeinrichtungen vertretbares und wirtschaftliches Maß nicht übersteigen und »den Aufwand für Pflegedokumentation in ein angemessenes Verhältnis zu den Aufgaben der pflegerischen Versorgung setzen« sollen.

Datenerhebung zur Qualitätsbewertung

Zudem wird der Einsatz »indikatorengestützter Verfahren zur vergleichenden Messung und Darstellung von Ergebnisqualität im stationären Bereich« gefordert, der mittels einer »strukturierten Datenerhebung im Rahmen des internen Qualitätsmanagements eine Qualitätsberichterstattung und die externe Qualitätsprüfung« ermöglichen soll. Die entsprechenden Daten werden von einer »fachlich unabhängigen Institution« ausgewertet und an die Landesverbände der Pflegekassen und die von ihnen beauftragten Prüfinstitutionen bzw. Sachverständigen weitergeleitet. (§ 113 1b SGB XI) Mit der Entwicklung und Durchführung von Verfahren der einrichtungs- und sektorenübergreifenden Qualitätssicherung wurde vom G-BA ab Januar 2016 das *Institut für Qualitätssicherung und Transparenz im Gesundheitswesen (IQTIG)* beauftragt.

7.6.2 Qualitätsindikatoren im Pflegebereich

Die in § 113 erwähnten Qualitätsindikatoren sollen eine externe Qualitätsbewertung von Pflegeeinrichtungen ermöglichen.

Im Rahmen des Projektes »Entwicklung und Erprobung von Instrumenten zur Beurteilung der Ergebnisqualität in der stationären Altenhilfe« wurden 15 Qualitätsindikatoren entwickelt, die zurzeit in einem Pilotprojekt hinsichtlich ihrer Praktikabilität und Durchführbarkeit in Bezug auf eine bundesweite Einführung erprobt werden (GKV Spitzenverband 2017).

Diese gliedern sich in die drei Bereiche:

1. Erhalt und Förderung von Selbständigkeit
2. Schutz vor gesundheitlichen Schädigungen und Belastungen
3. Unterstützung bei spezifischen Bedarfslagen

Darüber hinaus werden Kriterien wie die Häufigkeit von Sondenernährung, die Sturzhäufigkeit oder die Häufigkeit von Medikationsfehlern nicht zur Beurteilung der Ergebnisqualität empfohlen, sollten aber im Rahmen des internen Qualitätsmanagements erfasst und bewertet werden (BMG 2011 Abschlussbericht S. 289).

Information

Den Abschlussbericht »Ergebnisqualität in der stationären Altenhilfe« finden Sie unter: http://www.bagfw.de/fileadmin/user_upload/Abschlussbericht_Ergebnisqualitaet_.pdf

7.6.3 Expertenstandards in der Pflege

Um die Qualität in der Pflege durch die Umsetzung von evidenzgesicherten Pflegestandards zu verbessern, wurden durch das *Deutsche Netzwerk für Qualitätssicherung in der Pflege (DNQP)* in Kooperation mit dem Deutschen Pflegerat Pflegestandards zu den folgenden Bereichen entwickelt:

Evidenzbasierte Pflege

- Dekubitusprophylaxe in der Pflege
- Entlassungsmanagement in der Pflege
- Förderung der Harnkontinenz in der Pflege
- Schmerzmanagement bei akuten Schmerzen
- Schmerzmanagement bei chronischen Schmerzen
- Sturzprophylaxe in der Pflege
- Ernährungsmanagement
- Pflege bei chronischen Wunden
- Förderung der physiologischen Geburt
- Erhalt und Förderung der Mobilität

Daneben wird durch das DNQP momentan ein Expertenstandard zur »Pflege von Menschen mit Demenz« erarbeitet.

Die Expertenstandards der DNQP gelten auch im häuslichen Pflegebereich. Umso bedeutsamer werden bei häufig wechselnden Pflegekräften die regelmäßige Schulung und vor allem die Dokumentation der durchgeführten Maßnahmen.

Information

Eine Kurzform der Expertenstandards zum Download finden Sie unter: https://www.vdek.com/vertragspartner/Pflegeversicherung/expertenstandards-pflege.html

7.6.4 Qualitätsprüfung in der Pflege

Qualitätsprüfungen durch den MDK

Die Landesverbände der Pflegekassen haben den Medizinischen Dienst der Krankenversicherung (MDK) bzw. den Prüfdienst des Verbandes der privaten Krankenversicherung e. V. mit der Durchführung der einmal jährlich stattfindenden Qualitätsprüfungen bei stationären Pflegeeinrichtungen (Pflege- und Altenheime) und ambulanten Pflegediensten beauftragt.

> § **§ 114 SGB XI Qualitätsprüfungen**
>
> »*(1) Zur Durchführung einer Qualitätsprüfung erteilen die Landesverbände der Pflegekassen dem Medizinischen Dienst der Krankenversicherung, dem Prüfdienst des Verbandes der privaten Krankenversicherung e. V. im Umfang von 10 Prozent der in einem Jahr anfallenden Prüfaufträge oder den von ihnen bestellten Sachverständigen einen Prüfauftrag. [...]*
> *(2) [...] Die Regelprüfung erfasst insbesondere wesentliche Aspekte des Pflegezustandes und die Wirksamkeit der Pflege- und Betreuungsmaßnahmen (Ergebnisqualität). Sie kann auch auf den Ablauf, die Durchführung und die Evaluation der Leistungserbringung (Prozessqualität) sowie die unmittelbaren Rahmenbedingungen der Leistungserbringung (Strukturqualität) erstreckt werden. Die Regelprüfung bezieht sich auf die Qualität der allgemeinen Pflegeleistungen, der medizinischen Behandlungspflege, der Betreuung einschließlich der zusätzlichen Betreuung und Aktivierung im Sinne des § 43b, der Leistungen bei Unterkunft und Verpflegung (§ 87) und der Zusatzleistungen (§ 88). Auch die nach § 37 des Fünften Buches erbrachten Leistungen der häuslichen Krankenpflege sind in die Regelprüfung einzubeziehen, unabhängig davon, ob von der Pflegeversicherung Leistungen nach § 36 erbracht werden. Die Regelprüfung umfasst auch die Abrechnung der genannten Leistungen. [...]*«

Im stationären Pflegebereich werden Kriterien zu den Bereichen

- Pflege und medizinische Versorgung,
- Umgang mit demenzkranken Bewohnern,
- Soziale Betreuung und Alltagsgestaltung,
- Wohnen, Verpflegung, Hauswirtschaft und Hygiene

abgefragt und mittels eines *Schulnotensystems* bewertet.

Darüber hinaus wird auch die Zufriedenheit der Bewohner und ihrer Angehörigen (MDK 2016) erfragt. Die Ergebnisse der Prüfung werden in Form eines Prüfberichts den ambulanten Pflegediensten oder stationären Einrichtungen zugesandt und teilweise in Form eines *Transparenzberichtes* veröffentlicht. Die Veröffentlichung der eigentlichen Pflegenoten erfolgt im Internet durch die zuständigen Landesverbände der Pflegekassen.

Allerdings war das bisherige Notensystem nicht in der Lage, die Qualität der Pflegeerbringer ausreichend abzubilden, da fast alle Anbieter über ein schwer durchschaubares Ausgleichssystem mit durchweg sehr guten Noten bewertet wurden. Daher wurde im Rahmen des zweiten Pflegestärkungsgesetzes (PSG II) beschlossen, »ein neues wissenschaftlich fundiertes Verfahren zur Messung und Darstellung von Qualität – unter maßgeblicher Berücksichtigung der Ergebnisqualität – zunächst zu entwickeln und dann einzuführen (Bundesministerium für Gesundheit 2016)«.

> **Information**
>
> Die geltenden Grundlagen finden Sie hier:
> https://www.mds-ev.de/richtlinien-publikationen/pflegeversicherung¬/qualitaetspruefungen-rechtliche-grundlagen.html

8 Weitere Leistungserbringer im Gesundheitswesen

Folgende Fragen können Sie im Anschluss beantworten:

1. Was ist der Unterschied zwischen Gesundheitsberufen und Gesundheitsfachberufen?
2. Was sind »geregelte Gesundheitsberufe«?
3. Darf ein Heilpraktiker Medikamente verschreiben?
4. Welche Ausbildung hat ein Gesundheitscoach?
5. Was unterscheidet den Psychologischen Psychotherapeuten vom Psychologen und dem Heilpraktiker für Psychotherapie?
6. Warum bekommen Selbsthilfegruppen finanzielle Unterstützung durch die Gesetzlichen Krankenkassen?

Information: Daten und Fakten

- Ende 2015 waren mehr als 5,3 Mio. Menschen in einem Beruf der Gesundheitswirtschaft tätig.
- Die Anzahl der Beschäftigten im Bereich der Psychologie und nichtärztlicher Psychotherapie nahm von 2012 auf 2015 von 36.000 auf 41.000 zu.
- Im Bereich der Ernährungs- und Gesundheitsberatung bzw. im Wellnessbereich arbeiten nach offiziellen Angaben 16.000 Personen.
- Die Nationale Kontakt- und Informationsstelle zur Anregung und Unterstützung von Selbsthilfegruppen (NAKOS) schätzt die Anzahl der Selbsthilfegruppen in Deutschland auf über 70.000, in denen ca. 3,5 Mio. Menschen organisiert sein sollen (NAKOS 2017).
- Für die Förderung von Selbsthilfegruppen stellen die gesetzlichen Krankenkassen im Jahr 2018 für jeden Versicherten einen Betrag von 1,10 Euro bereit.
- Damit stellen die gesetzlichen Krankenkassen den gesundheitsbezogenen Selbsthilfegruppen, den Selbsthilfebundes- und Landesorganisationen sowie den Selbsthilfekontaktstellen im Jahr 2018 insgesamt 79,5 Mio. Euro zur Verfügung.

(Gesundheitsberichterstattung des Bundes GBE 2017)

8.1 Gesundheitsfachberufe

Laut Bundesministerium für Gesundheit (BMG) gibt es bisher keine einheitliche Definition der Gesundheitsberufe. Das BMG versteht darunter im weitesten Sinne alle Berufe, die »mit der Gesundheit zu tun haben« (Homepage des BMG, Abruf; 4.4.2017). Grundsätzlich unterscheidet das BMG so genannte »*geregelte Berufe*«, deren Ausbildungen durch Bundes- oder Landesrecht geregelt werden und die »*nichtgeregelten Berufe*«.

Keine allgemeingültige Definition

> **Definition: Heilberufe**
>
> »Zu den Heilberufen zählen diejenigen Berufe, deren Tätigkeit durch die Arbeit am und mit dem Patienten geprägt ist.« (BMG 2017)

Zu den *akademischen Heilberufen*, deren Ausbildung und Zulassung auf Basis von Bundesgesetzen geregelt werden, zählen die ärztlichen Berufe (Ärztin, Zahnärztin, Tierärztin), psychotherapeutischen Berufe (Psychologische Psychotherapeutin, Kinder- und Jugendlichenpsychotherapeutin) und der Beruf des Apothekers. Nach Abschluss der staatlichen Prüfung erhalten diese Berufsgruppen eine Berufszulassung in Form einer Approbation.

Akademische Heilberufe

> **Definition: Approbation**
>
> Unter Approbation versteht man die staatliche Erlaubnis zur Berufsausübung der akademischen Heilberufe. In der bundeseinheitlichen Approbationsordnung sind Ausbildungsinhalte, Dauer des Studiums und Prüfungsbedingungen festgelegt.

Die Zuständigkeit für die nichtakademischen Heilberufe, deren Berufszulassung durch eine Ausbildung erworben wird, liegt beim Bundesministerium für Gesundheit (BMG) bzw. für die Altenpflegeausbildung beim Bundesministerium für Familie, Senioren, Frauen und Jugend (BMFSFJ; Zöller, M. 2014) (▶ Tab. 8.1).

Nichtärztliche Heilberufe

Heilberuf	Gesetzliche Regelung
Gesundheits- und (Kinder-) Krankenpfleger	Krankenpflegegesetz – KrPflG
Altenpfleger	Altenpflegegesetz – AltPflG zuständig Bundesministerium für Familie, Senioren, Frauen und Jugend)

Tab. 8.1: Durch Bundesgesetze geregelte nichtärztliche Heilberufe, BMG (2017)

Tab. 8.1: Durch Bundesgesetze geregelte nichtärztliche Heilberufe, BMG (2017) – Fortsetzung

Heilberuf	Gesetzliche Regelung
Hebamme/Entbindungspfleger	Ausbildungs- und Prüfungsverordnung für Hebammen und Entbindungspfleger (HebAPrV)
Ergotherapeut	Ergotherapeutengesetz – ErgThG
Logopäde	Logopädengesetz – LogopG
Orthoptist	Orthoptistengesetz – OrthoptG
Physiotherapeut	Masseur- und Physiotherapeutengesetz – MPhG
Masseur und medizinischer Bademeister	Masseur- und Physiotherapeutengesetz – MPhG
Diätassistent	Diätassistentengesetz – DiätAssG
Medizinisch-technischer Laboratoriumsassistent/Radiologieassistent/Assistent für Funktionsdiagnostik/veterinärmedizinisch-technischer Assistent	MTA-Gesetz
Podologe	Podologengesetz – PodG
Notfallsanitäter	Notfallsanitätergesetz – NotSanG
Pharmazeutisch-technischer Assistent	PTA-Gesetz – PharmTAG

Berufszulassung nach staatlicher Prüfung

Wegen der *besonderen Verantwortung zum Schutz der Patienten* unterliegen die Heilberufe speziellen gesetzlichen Anforderungen an die Berufsausbildung und Berufszulassung. Die Ausübung eines Heilberufs ist daher nur mit einer Berufserlaubnis möglich, deren Erwerb eine bestandene staatliche Prüfung nach Bundesgesetzen erfordert (Staatsexamen). Die Regelung der Fort- oder Weiterbildung ist dann anschließend Aufgabe der Länder. Als reglementierte Berufe unterliegen die Heilberufe den Europäischen Richtlinien über die gegenseitige Anerkennung von Berufsqualifikationen. Das ermöglicht einer Gesundheits- und Krankenpflegerin mit einer in Deutschland absolvierten Ausbildung auch in anderen Mitgliedstaaten der EU eine Berufsausübung.

Weitere auf Bundesebene geregelte Berufe sind die Berufe nach dem *Berufsbildungsgesetz*. Hierzu gehören Medizinische und Zahnmedizinische Fachangestellte und Pharmazeutisch-kaufmännische Angestellte, deren Ausbildungen in den Ausbildungsverordnungen des Bundes geregelt sind.

Die Zuständigkeit für die Gesundheitshandwerke liegt beim Bundesministerium für Wirtschaft und Energie (▶ Tab. 8.2).

Tab. 8.2: Gesundheitshandwerke

Gesundheitshandwerke (Berufe nach der Handwerksordnung geregelt)
Augenoptiker
Hörgeräteakustiker
Orthopädieschuhtechniker
Orthopädiemechaniker
Bandagisten
Zahntechniker

Zu den nicht geregelten Berufen zählen alle Gesundheitsberufe, deren Ausbildung nicht bundes- oder landesrechtlich geregelt ist, d. h. die nicht zu den staatlich anerkannten Berufen zählen.

Gerade im Berufsfeld der Heil- und Therapieberufe wie Hebammen, Physio- und Ergotherapeuten, Logopäden und in der Gesundheits- und Kranken- bzw. Altenpflege gibt es in Deutschland seit einigen Jahren *Akademisierungsbestrebungen*, die der Tatsache Rechnung tragen, dass die Zulassung zu diesen Berufen in vielen europäischen Nachbarländern längst mit einem Hochschulabschluss erworben wird. Dementsprechend verfügen Mitarbeiter dieser Berufsstände auch über einen erweiterten Verantwortungs- und Kompetenzbereich in der jeweiligen Berufsausübung.

> **Empfehlung**
>
> Auf der Homepage der Robert Bosch Stiftung finden Sie im Bereich der Publikationen zum freien Download die Denkschrift »Gesundheitsberufe neu denken – Gesundheitsberufe neu regeln«, die sich mit einer Neuregelung der Gesundheitsberufe im Rahmen veränderter gesellschaftlicher und medizinischer Rahmenbedingungen beschäftigt:
> http://www.bosch-stiftung.de/content/language1/downloads/2013_¬ Gesundheitsberufe_Online_Einzelseiten.pdf

8.2 Gesundheitsberufe

Da bisher keine systematische Zuordnung zu den nicht geregelten Gesundheitsberufen besteht, fallen unter diesen Begriff eine Vielzahl von Berufen insbesondere aus dem Fitness- und Wellnessbereich, aber auch viele Berufe, die unter dem ebenso wenig geregelten Bereich der Alternativ- oder Komplementärmedizin, der Naturheilkunde, der Homöopathie

Keine staatlich geregelte Ausbildung

oder der traditionellen Medizin bzw. sonstiger Methoden zusammengefasst werden können (Pundt & Kälble 2015), Gemeinsam ist diesen Berufen, dass ihre Leistungen in der Regel nicht Bestandteil des Leistungskatalogs der Gesetzlichen Krankenversicherung sind und privat bezahlt werden müssen. Sie werden auch als »*Zweiter Gesundheitsmarkt*« bezeichnet. Die ungeregelten oder freien Gesundheitsberufe haben kein eigenes Berufsgesetz und unterliegen *keinen staatlichen Zugangsvoraussetzungen*. Sie unterscheiden sich damit maßgeblich von den Gesundheitsfachberufen, da weder Ausbildungsinhalte noch Berufsanerkennung einheitlich geregelt sind.

8.2.1 Heilpraktiker

Mindestqualifikation Hauptschulabschluss

Die Voraussetzung zur Führung der Berufsbezeichnung Heilpraktiker ist das Bestehen einer Heilpraktikerprüfung, die durch ein Gutachtergremium im jeweils zuständigen Gesundheitsamt in Form einer schriftlichen und mündlichen Prüfung durchgeführt wird. Mit dieser Prüfung soll nachgewiesen werden, dass die Ausübung der Heilkunde durch den Betreffenden keine »Gefahr für die Volksgesundheit« bedeuten würde (Heilpraktikergesetz Durchführungsverordnung, zuletzt geändert 23.12. 2016). Im Wesentlichen soll also eine Gefährdung der Gesundheit der Patienten ausgeschlossen werden. Welche genauen berufsspezifischen Kenntnisse und Fähigkeiten nachgewiesen werden sollen, ist jedoch nicht geregelt. Insbesondere gibt es keine einheitlichen Regelungen über die Art, den Inhalt und die Dauer einer Heilpraktikerausbildung. Zudem ist für die Zulassung zur Prüfung ein vorausgehender Besuch einer Heilpraktikerschule nicht zwingend erforderlich. Nach Todesfällen im Zusammenhang mit »alternativen Krebstherapien« durch einen Heilpraktiker in Brüggen im Jahr 2016 wurden zunehmend Diskussionen über eine Kontrolle und Qualitätssicherung der heilpraktischen Tätigkeiten geführt. Das Pflegestärkungsgesetz III hat diese Diskussionen insoweit berücksichtigt, dass 2017 durch das Bundesministerium für Gesundheit Leitlinien zur Überprüfung von Heilpraktikeranwärtern erarbeitet wurden, die am 22. März 2018 in Kraft treten und in denen Prüfungsinhalte festgelegt werden.

Als Zulassungsvoraussetzung zur Prüfung gilt ein Mindestalter von 25 Jahren, eine schulische Qualifikation von mindestens einem Hauptschulabschluss, ein ärztliches Attest und ein Führungszeugnis. Nach bestandener Prüfung darf der Heilpraktiker *heilkundliche Tätigkeiten ohne ärztliche Anordnung* durchführen und pflanzliche und homöopathische Arzneimittel, nicht jedoch verschreibungspflichtige Medikamente verschreiben. Die Behandlung durch eine Heilpraktikerin findet auf Basis eines Behandlungsvertrags mit dem Patienten statt, der auch die Höhe der vereinbarten Vergütung festlegt. Die Leistungen einer Heilpraktikerin, auch die verschriebenen Arzneimittel, sind nicht Teil des Leistungskatalogs der GKV und werden i. d. R. nicht erstattet. Einige

Gesetzliche Krankenkassen bieten jedoch mittlerweile freiwillige Zusatzversicherung zur Abdeckung von Heilpraktikerleistungen an.

8.2.2 Der Wellnessmarkt

Der erweiterte Gesundheits- oder auch Wellnessmarkt beinhaltet ein vielfältiges Angebot der unterschiedlichsten Gesundheits- und Beratungsangebote, denen häufig mehr oder weniger seriöse Konzepte zu Grunde liegen und deren Übergang in die Esoterik zum Teil fließend verläuft. Es handelt sich im weitesten Sinne um Berufe, die in den Bereichen der Gesundheitsvorsorge, Ernährung, Bewegung, Körperpflege, Entspannung, Stressbewältigung, Selbsterfahrung, Persönlichkeitsentwicklung und Lebensbewältigung tätig sind. Allen gemeinsam ist, dass in diesem Bereich, der oft in Ergänzung zur konventionellen medizinischen Therapie genutzt wird, keine klar definierten Berufsgruppen tätig sind. Berufsbezeichnungen werden meist über Weiterbildungen erworben und mit Zertifikaten bescheinigt. Die Ausbildungsinhalte sind nicht einheitlich geregelt und hängen stark von der jeweiligen Ausrichtung des Anbieters ab. Eine staatliche Kontrolle der Ausbildungsqualität oder gar eine entsprechende Überprüfung des erworbenen Wissens findet nicht statt. Alle Leistungen dieses Bereichs sind frei zugänglich, das heißt, sie werden nicht über ein ärztliches Rezept verordnet und müssen i. d. R. privat bezahlt werden.

Keine klar definierten Berufsgruppen

Daneben gibt es viele weitere Berufe im Gesundheitswesen, die nicht direkt in der Betreuung von Patienten arbeiten, sondern im technischen oder administrativen Bereich, in der Dokumentation und Archivierung oder Beratung und Verkauf.

8.3 Psychologen, psychologische Berater und Heilpraktiker für Psychotherapie

Neben Ärztinnen und Psychologischen Psychotherapeutinnen (▶ Kap. 4.4) sind weitere Berufsgruppen im Bereich der psychologischen Beratung tätig.

Von den Psychologischen Psychotherapeuten abzugrenzen sind die *Psychologen*, die nach einem abgeschlossenen Studium der Psychologie häufig im Bereich der psychologischen Diagnostik, bei der Polizei, in Unternehmen, öffentlichen Einrichtungen oder in Kliniken tätig sind. Sie verfügen jedoch nicht über eine Approbation, das heißt sie dürfen weder Medikamente verschreiben noch Patienten behandeln.

Daneben gibt es noch die *Heilpraktiker für Psychotherapie*, also Heilpraktiker, die sich auf psychologische Beratung spezialisiert haben.

Sie müssen lediglich den Besuch einer Heilpraktikerschule nachweisen, verfügen damit aber über keine vorgeschriebene Ausbildung bzw. staatliche Prüfung und auch nicht über eine Approbation. In der Regel werden die Behandlungskosten nicht durch die GKV übernommen.

Die Berufsbezeichnung *Psychologischer Berater* ist nicht geschützt, das heißt jeder, der psychologische Beratung im weitesten Sinne des Wortes ausübt, z. B. Coaching oder Beratung in besonderen Lebenssituationen, darf sich so nennen. Psychologische Berater haben häufig Weiterbildungen besucht, aber keine staatlich geregelte Ausbildung absolviert. Sie dürfen keine Diagnosen stellen oder Therapien durchführen und keine Medikamente verschreiben.

8.4 Selbsthilfegruppen

Fallbeispiel

Bernd K. ist durch die Pflege seiner Frau nicht nur körperlich, sondern vor allem psychisch belastet. Seine gute Freundin Cora, die sich als medizinische Fachangestellte im Gesundheitsbereich auskennt, rät ihm, sich mit einer Selbsthilfegruppe für pflegende Angehörige zu treffen, um »auf Augenhöhe« Tipps und Unterstützung von anderen Betroffenen zu erhalten. Sein Hausarzt unterstützt ihn dabei und merkt an, dass genau das der Sinn von Selbsthilfegruppen sei und diese für ihre wichtige Aufgabe als »vierte Säule« im Gesundheitswesen schließlich auch finanzielle Unterstützung erhalten würden.

Betroffenenkompetenz

Selbsthilfegruppen werden neben der ambulanten und stationären Versorgung und dem öffentlichen Gesundheitssektor häufig auch als »vierte Säule« im System gesundheitlicher Versorgung bezeichnet.

Definition: Selbsthilfegruppen

»Selbsthilfegruppen widmen sich im Rahmen ihrer Arbeit ausdrücklich der Gesundheitsvorsorge und der Bewältigung von krankheitsbedingten, krankheitsauslösenden und belastenden Lebenssituationen, von denen sie entweder selbst oder als Angehörige betroffen sind. In diesem ganzheitlichen Ansatz liegt auch die große Bedeutung von Selbsthilfegruppen für den Gesundheitsbereich. Zentrale Kennzeichen von Selbsthilfegruppen sind Betroffenheit (persönlich oder als Angehörige) sowie ein freiwilliges, eigenverantwortliches, gegenseitiges und gleichberechtigtes Miteinander.« (RKI Gesundheitsberichterstattung des Bundes 2004, Selbsthilfe im Gesundheitsbereich, S.10)

Ziele von Selbsthilfegruppen sind eine Verbesserung der persönlichen Lebensqualität und die Überwindung von Isolation und Ausgrenzung der von Krankheit oder Behinderung Betroffenen und ihren Angehörigen. Da sich hier unmittelbar Betroffene auf Augenhöhe und auf Basis der eigenen Erfahrungen begegnen, kann *Erfahrungswissen* über Krankheiten, Lebensprobleme, Behandlungsmöglichkeiten, Therapien oder geeignete Medikation ausgetauscht werden. Durch die persönliche Betroffenheit können sich die Mitglieder gegenseitige emotionale Unterstützung und Motivation geben. Selbsthilfegruppen bilden sich insbesondere für Betroffene von chronischen Krankheiten, Behinderungen und psychosozialen Problemen. Sie zeichnen sich durch Eigeninitiative und *Eigenverantwortung der Mitglieder* aus, d.h. sie werden nicht von professionellen Helfern geleitet, denn das würde dem Selbsthilfeprinzip widersprechen. Zudem dürfen die meist in Form eines eingetragenen Vereins (e. V.) zusammengeschlossenen Organisationen keine Absichten der materiellen Gewinnerzielung verfolgen.

Information

Im Jahr 1984 wurde mit der Nationalen Kontakt- und Informationsstelle zur Anregung und Unterstützung von Selbsthilfegruppen (NAKOS) in Berlin eine zentrale Netzwerkeinrichtung auf Bundesebene gegründet. Träger der NAKOS ist die Deutsche Arbeitsgemeinschaft Selbsthilfegruppen e. V. (DAG SHG), der Fachverband der Selbsthilfeunterstützung und -förderung in Deutschland.

Selbsthilfegruppen haben auch formelle Beteiligungsmöglichkeiten an gesundheitspolitischen Entscheidungen, da sie z. B. an der Erarbeitung von Disease-Management-Programmen beteiligt bzw. als Mitglieder im Gemeinsamen Bundesausschuss vertreten sind (Trojan. A. 2006 S. 87).

Beteiligung an gesundheitspolitischen Entscheidungen

Empfehlung

Den Leitfaden zur Förderung der Selbsthilfe in der Fassung von Juni 2013 finden Sie auf der Homepage des Spitzenverbandes der GKV unter:
https://www.gkv-spitzenverband.de/krankenversicherung/praevention_selbsthilfe_beratung/selbsthilfe/selbsthilfe.jsp

8.4.1 Finanzierung

Erwähnung findet die finanzielle Förderung der Selbsthilfe in den Sozialgesetzbüchern 5 (§ 20h) und 9 (§ 29 SGB IX).

> **§ 20h SGB V Förderung der Selbsthilfe**
>
> *»(1) Die Krankenkassen und ihre Verbände fördern Selbsthilfegruppen und -organisationen, die sich die gesundheitliche Prävention oder die Rehabilitation von Versicherten [...] zum Ziel gesetzt haben. [...] Der Spitzenverband Bund der Krankenkassen beschließt ein Verzeichnis der Krankheitsbilder, bei deren gesundheitlicher Prävention oder Rehabilitation eine Förderung zulässig ist. [...] Selbsthilfekontaktstellen müssen für eine Förderung ihrer gesundheitsbezogenen Arbeit themen-, bereichs- und indikationsgruppenübergreifend tätig sein.*
> *(2) Der Spitzenverband Bund der Krankenkassen beschließt Grundsätze zu den Inhalten der Förderung der Selbsthilfe und zur Verteilung der Fördermittel auf die verschiedenen Förderebenen und Förderbereiche. [...] Die Förderung kann durch pauschale Zuschüsse und als Projektförderung erfolgen.«*

Für jeden Versicherten stellen die Krankenkassen im Jahr 2018 einen Betrag von 1,10 Euro bereit. Laut den gesetzlichen Vorgaben in § 20 SGB V stellen die gesetzlichen Krankenkassen im Jahr 2017 »den gesundheitsbezogenen Selbsthilfegruppen, den Selbsthilfebundes- und Landesorganisationen sowie den Selbsthilfekontaktstellen insgesamt 77 Millionen Euro zur Verfügung. Davon entfallen auf die kassenartenübergreifende Gemeinschaftsförderung auf Bundesebene 10 Prozent (7,7 Millionen Euro)« (GKV Spitzenverband 2017).

Bedingungen für die finanzielle Förderung

Unterschieden wird in eine *kassenartenübergreifende Pauschalförderung*, mit der Selbsthilfegruppen, Selbsthilfeorganisationen und Selbsthilfekontaktstellen durch die gesetzlichen Krankenkassen gemeinsam gefördert werden und in eine *krankenkassenindividuelle Förderung*, die von einzelnen Krankenkassen genutzt wird, um zeitlich und inhaltlich begrenzte Maßnahmen zu fördern (Spitzenverband der GKV 2013). Grundsätzlich werden ausschließlich gesundheitsbezogene Selbsthilfegruppen finanziell gefördert, das heißt Gruppen, die die gesundheitliche Prävention und Rehabilitation zum Ziel haben. Dafür müssen bestimmte Voraussetzungen erfüllt werden:

- Interessenswahrnehmung durch Betroffene
- Demokratische Strukturen, Offenheit für neue Mitglieder
- Neutralität
- Keine wirtschaftlichen Interessen, sondern gemeinnützige Zwecke
- Transparenz über Einnahmen und Mittelverwendung
- Partnerschaftliche Zusammenarbeit mit den Krankenkassen
- Kontinuität in der Selbsthilfearbeit von mindestens drei Jahren

Von der Förderung i. S. § 20 SGB V ausgeschlossen sind Patientenberatungsstellen, Hospizdienste, krankheitsspezifische Beratungseinrichtungen, Patientenschulungen, Reha-Sport, Nachsorgemaßnahmen und Therapiegruppen, denn die gehören entweder sowieso zum Leistungsangebot der GKV oder werden bereits anderweitig gefördert.

Ein Rechtsanspruch auf finanzielle Förderung im Sinne des SGB V besteht nicht. Die Krankenkassen entscheiden nach eigenem Ermessen, ob und wie die einzelnen Selbsthilfeverbände gefördert werden. Bei diesen Entscheidungen werden die maßgeblichen Spitzenorganisationen der Selbsthilfegruppen auf Bundesebene beratend hinzugezogen, zu denen folgende Organisationen gehören:

- Bundesarbeitsgemeinschaft Selbsthilfe von Menschen mit Behinderungen und chronischer Erkrankung und ihren Angehörigen e. V., Düsseldorf
- Der Paritätische Gesamtverband e. V., Berlin
- Deutsche Arbeitsgemeinschaft Selbsthilfegruppen e. V., Berlin
- Deutsche Hauptstelle für Suchtfragen e. V., Hamm

Um eine Mehrfachförderung zu vermeiden, dürfen Selbsthilfeorganisationen entweder Bundes- oder Landesmittel beantragen. Eine finanzielle Förderung von beiden Seiten ist nicht möglich. Ebenso sind die Förderungen nur als Zuschuss zu betrachten. Im Wesentlichen müssen sich die Organisationen selbst finanzieren, i. d. R. über Spenden und Mitgliedsbeiträge; eine Vollfinanzierung ist ausgeschlossen.

8.4.2 Kooperation mit weiteren Leistungserbringern

Erklärtes Ziel der gesetzlichen Förderungen ist, dass die Selbsthilfegruppen kooperativ und ergänzend mit den übrigen Leistungserbringern zusammenarbeiten. Doppelstrukturen sollen vermieden werden, stattdessen sollen beide Seiten, also professionelle Organisationen und deren Mitarbeiter und die Betroffenen zusammenarbeiten, um die Lebenssituation der Betroffenen zu verbessern. Eine wichtige Rolle spielen Selbsthilfeorganisationen insbesondere im Bereich der Rehabilitation; beispielhaft seien die Selbsthilfegruppen nach Tumorerkrankungen oder bei Suchterkrankungen genannt. Eine zunehmende Bedeutung von Selbsthilfegruppen ist für den Bereich der psychischen Erkrankungen (Depression, Demenz etc.) zu erwarten. Für eine vertrauensvolle Zusammenarbeit und gute Akzeptanz von beiden Seiten wünschen sich Selbsthilfegruppen vor allem eine verbesserte Zusammenarbeit mit Ärzten, z. B. in Form von Fachvorträgen, festen Ansprechpartnern, Fragestunden, Besuchsdiensten in der Klinik und Informationen der Patienten in Praxis und Klinik über die bestehenden Selbsthilfegruppen (GBE 2004).

9 Arzneimittel und Medizinprodukte

Folgende Fragen können Sie im Anschluss beantworten:

1. Wie werden neue Medikamente entwickelt und unter welchen Bedingungen werden sie getestet?
2. Was sind Generika und warum sind sie deutlich preiswerter als Markenpräparate?
3. Was sagt die Farbe des Rezeptes über die Erstattungsfähigkeit der Medikamente aus?
4. Welche Besonderheiten sind im Umgang mit Betäubungsmitteln zu beachten?
5. Was muss in einem Beipackzettel stehen?
6. Wie kommen die Preise für Arzneimittel zustande?
7. Warum sind manche Medikamente im europäischen Ausland preiswerter als in Deutschland?
8. Und warum kann man die nicht einfach im Ausland bestellen?
9. Welche Maßnahmen hat der Gesetzgeber bisher entwickelt, um die steigenden Kosten für Arzneimittel zu begrenzen?
10. Wie und warum werden Medizinprodukte in Risikoklassen eingeteilt?
11. Was hat das Medizinproduktegesetz mit Ihrer beruflichen Tätigkeit zu tun?

Information: Daten und Fakten

- In Deutschland gab es 2016 mehr als 20.000 Apotheken, davon waren mehr als 4.200 so genannte Filialapotheken, d. h. Zweitapotheken im Besitz des gleichen Apothekers.
- Damit liegt die Apothekendichte in Deutschland mit 3.900 Einwohnern pro Apotheke unterhalb des EU-Durchschnitts von 3.200. Die höchste Apothekendichte in Europa herrscht in Griechenland (1.000 Einwohner pro Apotheke) die niedrigste in Dänemark (17.700 Einwohner pro Apotheke; ABDA 2016).
- Das am häufigsten verordnete Medikament in Deutschland war das Schmerzmittel Ibuprofen.

- In den Jahren 2000–2016 stiegen die Arzneimittelausgaben der gesetzlichen Krankenversicherungen von 19,41 Mrd. € auf 36,27 Mrd. €, das entspricht 507,96 € pro Versichertem.
- Die durch falsche Medikamenteneinnahme entstehenden direkten und indirekten Kosten werden auf bis zu 10 Mrd. Euro jährlich geschätzt (Laufs et al 2011).
- Von den im Jahr 2014 zu Lasten der GKV verordneten Heilmittel entfielen 84,6 % auf die Physiotherapie, 7,9 % auf die Ergotherapie, 5,6 % auf Sprachtherapie (Logopädie) und 1,9 % auf die Podologie (Statistisches Bundesamt 2016).
- Im Jahr 2015 beliefen sich die Gesamtausgaben für Medizinprodukte auf 34 Mrd. € (knapp 57 % auf Hilfsmittel, 43 % auf medizinischen Bedarf und 3 % auf Verbandmittel), davon wurden 21 Mrd. € von der GKV getragen (VDEK 2017).

9.1 Arzneimittel

Arzneimittelgesetz § 2 Arzneimittelbegriff

»*Arzneimittel sind Stoffe oder Zubereitungen aus Stoffen,*

1. *die zur Anwendung im oder am menschlichen oder tierischen Körper bestimmt sind und als Mittel mit Eigenschaften zur Heilung oder Linderung oder zur Verhütung menschlicher oder tierischer Krankheiten oder krankhafter Beschwerden bestimmt sind oder*
2. *die im oder am menschlichen oder tierischen Körper angewendet oder einem Menschen oder einem Tier verabreicht werden können, um entweder a) die physiologischen Funktionen durch eine pharmakologische, immunologische oder metabolische Wirkung wiederherzustellen, zu korrigieren oder zu beeinflussen oder b) eine medizinische Diagnose zu erstellen.*«

Die apothekenpflichtigen Arzneimittel werden je nach Verordnungsfähigkeit in verschiedene Gruppen unterschieden:

Apothekenpflichtige Arzneimittel

- *OTC-Präparate* sind frei (over-the-counter = Ladentheke) verkäufliche Medikamente, für die man kein Rezept benötigt, die man aber nur in der Apotheke erhält.

- *Rx-Präparate* sind Medikamente, die auf einem ärztlichen Rezept (vom lateinischen ›recipe‹) verordnet werden müssen.
- Je nach Patent-Inhaber unterscheidet man *Originalpräparate*, z. B. Aspirin© von BAYER, von den Generika. Das sind Arzneimittel mit identischem Wirkstoff, z. B. ASS (Acetylsalicylsäure), die von Firmen wie Hexal oder ratiopharm hergestellt und vertrieben werden können, wenn der ursprüngliche Patentschutz abgelaufen ist. Da für diese Medikamente keine Kosten für Forschung und Entwicklung anfallen, da der Wirkstoff ja bereits erprobt ist, können sie von den entsprechenden Firmen deutlich preiswerter angeboten werden.

> **Definition: Generika**
>
> Generika sind Präparate mit patentfreien Wirkstoffen, d. h. »wirkstoffgleiche Kopien von bereits unter einem Markennamen auf dem Markt verfügbaren Arzneimitteln« (GBE 2017).

- Unter »Me-Too-Präparaten« versteht man Arzneimittel, bei denen lediglich die Molekülstruktur bereits vorhandener Substanzen geringfügig verändert wurde. Damit handelt es sich nicht um Neuentwicklungen, sondern um Nachahmungen bereits bekannter Medikamente.

> **Fallbeispiel**
>
> Der angehende Gesundheits- und Krankenpfleger Leon K. hat seinen ersten Praxiseinsatz auf der chirurgischen Station. Er soll einen frisch operierten Patienten betreuen, der zur Schmerztherapie mit einer PCA-Pumpe (patient controlled analgesia = Patientenkontrollierte Schmerztherapie) versorgt werden soll, mittels derer er sich bei Bedarf selbständig kleine Dosen eines Schmerzmittels intravenös applizieren kann. Leon sucht im Medikamentenschrank das von der Anästhesistin verordnete Medikament, kann es aber nicht finden. Ratlos bittet er eine Kollegin um Hilfe. Diese holt das Medikament aus dem Tresor im Stationszimmer und befüllt mit Leon gemeinsam die Schmerzpumpe, nicht ohne zuvor mehrere Dokumente ausgefüllt zu haben.

Betäubungsmittel
- Eine besondere Substanzgruppe sind die *Betäubungsmittel*, rezeptpflichtige Medikamente, die unter das Betäubungsmittelgesetz (BTM) fallen. Dazu gehören z. B. Schlaf- und Narkosemittel, Aufputschmittel, starke Schmerzmittel wie Morphine oder bestimmte Psychopharmaka. Diese unterliegen zahlreichen Vorschriften und dürfen nur auf besonderen Formularen verschrieben werden, die bei der Bundesopiumstelle des Bundesinstituts für Arzneimittel und Medizinprodukte (BfArM) angefordert werden können. Auch für das Ausfüllen dieser Formulare gelten besonders strenge Vorschriften. Mittlerweile

sind Schmerzmedikamente auf Opiatbasis in den unterschiedlichsten Zubereitungsformen erhältlich. Neben Tabletten, Säften, Tropfen und Zäpfchen gibt es auch Pflaster, die kontinuierlich eine bestimmte Menge Opiat freisetzen, Lutschstäbchen, die das Medikament über die Mundschleimhaut abgeben und Nasenspray.

9.1.1 Die Entwicklung neuer Medikamente

Während früher die Entdeckung von Wirkstoffen zur Behandlung von Krankheiten eher dem Zufall bzw. der Beobachtungsgabe von Heilkundigen überlassen war, werden neue Wirkstoffe heute überwiegend am Computer bzw. im Labor entwickelt. Unterschieden wird die Arzneimittelforschung in die *vorklinische und klinische Entwicklung.*

Vorklinische Testverfahren

Meist wird im Rahmen medizinischer Forschung eine Stelle im Krankheitsgeschehen gesucht, an der ein Wirkstoff eingreifen kann – das sogenannte *Target*. Das sind in der Regel Enzyme oder Rezeptoren, die im Krankheitsprozess eine wichtige Rolle spielen. Dann suchen die Wissenschaftler nach Wirkstoffen, die imstande sind, auf das Target einzuwirken, z. B. bestimmte Rezeptoren zu blockieren oder Enzyme zu aktivieren. Durch Abwandlung bereits bekannter Substanzen z. B. durch Veränderung von Molekülgruppen werden Stoffe verändert und anschließend hinsichtlich ihrer Haupt-, Neben- oder ganz neuer Wirkungen im Experiment beobachtet. Unterstützt werden die Forscherinnen durch Datenbanken, in denen sämtliche bereits bestehenden Substanzen dokumentiert sind und durch spezielle Computerprogramme (*Computer Aided Drug Design*).

Forschung im Labor

Ist ein neuer Wirkstoff gefunden, wird er zunächst in Zellkulturen bzw. in Tierversuchen auf mögliche schädigende Wirkungen, z. B. Schädigung von Embryonen in der Schwangerschaft oder krebserregende Wirkung untersucht. Von den vielen entdeckten Substanzen bleiben im Anschluss an diese Prüfung nur wenige übrig.

Damit sich die weitergehende Forschung an diesen neu entdeckten und vielleicht zur Therapie geeigneten Substanzen lohnt, meldet der Hersteller jetzt die Substanz zum *Patent* an. Damit ist noch nicht gesagt, dass aus der Substanz jemals ein Medikament wird. Denn wenn der Wirkstoff in den folgenden Prüfungen nicht die gewünschte Wirkung zeigt oder die Nebenwirkungen zu groß sind, war der Aufwand bis zu diesem Zeitpunkt umsonst. Während der Patentlaufzeit (in Europa 20 Jahre) ist der Wirkstoff davor geschützt, von anderen wirtschaftlich genutzt, d. h. hergestellt bzw. verkauft zu werden. Je länger die Phase der klinischen Studien dauert, desto später kann das Medikament auf dem Markt zugelassen werden, d. h. umso kürzer ist die Zeitspanne, in der das Unternehmen als Patentinhaber mit seinem neuen Medikament

Geld verdienen kann. Nach Ablauf des Patentschutzes darf der Wirkstoff unter neuem Namen von anderen Firmen als *Generikum* hergestellt und vertrieben werden. Damit werden Medikamente in der Regel deutlich preiswerter, da die Firmen keine Forschungs- bzw. Entwicklungskosten hatten.

Klinische Testverfahren

Forschung an Probanden

In klinischen Studien wird die Wirkung neuer Arzneimittel in systematischen Untersuchungen am Menschen getestet. Ziel ist es, durch den Ausschluss subjektiver und äußerer Einflüsse wie Vertrauensverhältnis zum Arzt oder Placebo-Effekt objektive Daten zur Wirksamkeit, Sicherheit und Verträglichkeit zu gewinnen.

Die klinischen Studien werden in verschiedene Phasen unterteilt:

- *Phase 1:* In einer ersten Anwendung am Menschen (›first in men‹) – in der Regel an gesunden Freiwilligen – wird untersucht, wie die Substanz sich im Körper verteilt und z. B. wieder ausgeschieden wird.
- *Phase 2* : In kleinen Gruppen wird an Patienten bzw. Kontrollgruppen der therapeutische Effekt der Substanz abhängig von der benötigten Dosis untersucht.
- *Phase 3:* Durch die Anwendung bei einer größeren Anzahl von Patienten werden potentielle Nebenwirkungen und Wechselwirkungen mit anderen Medikamenten untersucht.

Marktzulassung

Zulassung zur Therapie

Nach erfolgreichem Abschluss klinischer Prüfungen der Phase 3 erfolgt die Zulassung durch die entsprechenden Zulassungsbehörden. In Deutschland ist das *BfArM* zuständig, für den europäischen Markt die *EMA (European Medicines Agency)* zurzeit noch in London und für den amerikanischen Markt die *FDA (Food and Drug Association)*.

- *Phase 4:* In dieser Phase werden Studien mit bereits zugelassenen Medikamenten zur Feststellung sehr seltener Nebenwirkungen, die erst in großen Patientenkollektiven erkennbar sind, durchgeführt.

Anforderungen an klinische Studien

Grundsätzlich sollten alle klinischen Studien bestimmte Anforderungen erfüllen, um Aussagen über die Wirksamkeit der Substanzen zu erlauben. Dazu gehört die *Randomisierung* der Testpersonen, d. h. die zufällige Zuteilung zu einer Untersuchungsgruppe, z. B. durch Losverfahren. Um die *Placebowirkung* bzw. *Nocebowirkung* (positive bzw. negative Veränderungen, die nicht durch den Wirkstoff hervorgerufen werden) auszuschließen, wird das eigentliche Medikament oder Therapieverfahren gegen ein Placeboverfahren getestet bzw. verglichen. Um unbewusste Effekte durch die Erwartungshaltung von Patient und Arzt bzw. Pflegepersonal auszuschalten, werden klinische Studien »*verblindet*«, d. h., weder der Proband noch die Prüfärztin wissen, welches die »echte« Verum-Therapie bzw. die Placebo-Therapie ist (Doppelblind). Weiß auch die auswertende Statistikerin nicht, wer welche Therapie erhalten hat, spricht man von dreifach verblindet. Um Effekte durch einrichtungsspezifische oder nationale Besonderheiten zu reduzieren, werden klinische Studien *multizentrisch*, d. h. an verschiedenen Einrichtungen nach gleichem Studiendesign durchgeführt (z. B. in mehreren Kliniken in Deutschland bzw. international).

> **Merke**
>
> In Deutschland müssen neue Medikamente durch das BfArM zugelassen werden.

Die Sicherheit der Studienteilnehmer

Um aufwändige Doppeluntersuchungen an verschiedenen nationalen Forschungszentren zu den gleichen Fragestellungen zu vermeiden, bei denen immerhin die Gesundheit bzw. das Leben der Probanden auf dem Spiel stehen, wurden von den internationalen Arzneimittelbehörden (FDA, EMA, MHLW für Japan) mit den *ICH Guidelines* (International Conference on Harmonization of Technical Requirements for Registration of Pharmaceuticals for Human Use) einheitliche Leitlinien für Zulassungskriterien erarbeitet. Diese beinhalten Regeln zur *Good Clinical Practice* (GCP), die dem Schutz der Studienteilnehmer und dienen. Unter anderem wird festgelegt, wie im Falle schwerwiegender unerwünschter Ereignisse zu verfahren ist. Dazu gehört auch der Abschluss einer entsprechenden Versicherung für den Probanden.

Internationale Leitlinien klinischer Forschung

Nicht nur Deutschland hat mit den Menschenversuchen in den Konzentrationslagern des Nationalsozialismus eine unrühmliche Geschichte in der Forschung am Menschen. Als Reaktion auf das Bekanntwerden des gesamten Ausmaßes der Grausamkeiten wurden 1947 der Nürnberger Kodex und 1964 die »*Deklaration von Helsinki*« vom Weltärztebund verabschiedet, die ethische Grundsätze für die medizinische Forschung am Menschen festlegen. Vor Beginn jeglicher klinischer Studien muss die *Genehmigung durch eine Ethikkommission* vorliegen, die das Forschungsvorhaben aus ethischer, rechtlicher und sozialer Sicht bewertet. Mitglieder einer Ethikkommission sind u. a. Medizinerinnen und Naturwissenschaftlerinnen, Juristinnen und Theologinnen.

Ethische Grundsätze

9 Arzneimittel und Medizinprodukte

> **Merke**
>
> Ohne Freigabe durch eine Ethikkommission darf keine klinische Studie durchgeführt werden!

Der Informed Consent

Zudem darf eine klinische Prüfung nur dann erfolgen, wenn der Proband bzw. sein gesetzlicher Vertreter nach einer vollumfänglichen Aufklärung (*Informed Consent*) über alle medizinischen Maßnahmen, mögliche Komplikationen, Handlungsalternativen und Folgen und Risiken bei Unterbleiben der Maßnahme aufgeklärt wurde. Das gilt grundsätzlich für alle medizinischen Maßnahmen wie Operationen, Blutentnahmen, Röntgenuntersuchungen etc., aber natürlich in besonderem Maße bei klinischen Studien. Je elektiver, d. h. je planbarer eine Maßnahme ist, desto ausführlicher muss die Patientin bzw. Probandin aufgeklärt werden.

> **Definition: Informed Consent**
>
> Der Informed Consent wird im Deutschen oft als »Informierte Einwilligung« bezeichnet. Darunter versteht man, dass die Patientin (oder bei klinischen Prüfungen die Probandin) vollumfänglich über alle Maßnahmen, deren Gründe, mögliche Nebenwirkungen und mögliche Alternativen aufgeklärt wurde, bevor sie ihre Einwilligung gibt.

> **Merke**
>
> Jede Studie kann zu jedem Zeitpunkt von den zuständigen Behörden gestoppt werden, wenn Zweifel an der Sicherheit der Probanden bestehen!

Trotz aller bestehenden Regelungen gibt es in der Presse immer wieder Vorwürfe gegen forschende Arzneimittelunternehmen, dass bei der Auswahl bzw. der Aufklärung der Studienteilnehmer und der korrekten Durchführung klinischer Studien insbesondere in BRIC-Ländern (Brasilien, Russland, Indien, China) oder Dritte-Welt-Ländern nicht die entsprechenden gesetzlichen Regelungen eingehalten wurden und werden. So wurden Ende 2014 aufgrund des Nachweises manipulierter Arzneimittelstudien der indischen Firma GVK Biosciences die Zulassungsverfahren für diverse Generika von der EMA gestoppt bzw. bereits erfolgte Zulassungen zurückgezogen (EMA 2015).

Anwendungsbeobachtungen (AWB)

Fallbeispiel

Anästhesiepfleger Stefan L. assistiert der Anästhesistin Nina K. bei der Narkoseeinleitung für eine Routine-Operation. Wie gewohnt will er ihr die üblichen Medikamente anreichen. Doch sie erläutert ihm, dass im Rahmen einer Anwendungsbeobachtung ein bereits vielfach eingesetztes Narkosemittel getestet wird und daher strenge Regeln bei der Reihenfolge der Applikation und vor allem bei der Dokumentation einzuhalten sind. Neben den Medikamenten liegt eine umfangreiche Mappe mit Dokumenten, auf denen alle Schritte und beobachteten Messwerte genau eingetragen werden müssen.

Im Anschluss an ihre Zulassung dürfen neue Arzneimittel in Deutschland verkauft und verschrieben werden, bei erfolgter Aufnahme in den Leistungskatalog des SGB V auch zu Lasten der Gesetzlichen Krankenversicherung. Um im Rahmen der klinischen Anwendung bei einer größeren Patientengruppe auch besonders seltene Nebenwirkungen, Unverträglichkeiten oder Wechselwirkungen mit anderen Medikamenten erfassen zu können, werden so genannte *Anwendungsbeobachtungen* durchgeführt.

Erfassung seltener Nebenwirkungen im klinischen Einsatz

Im Gegensatz zur klinischen Prüfung noch nicht zugelassener Medikamente mit einem vorab genau festgelegten Prüfplan werden die Arzneimittel während einer Anwendungsbeobachtung *unter Alltagsbedingungen* in Kliniken und ärztlichen Praxen getestet. Anders als klinische Prüfungen müssen AWB nicht durch die zuständigen Bundesoberbehörden genehmigt, sondern lediglich beim BfArM bzw. dem Paul-Ehrlich-Institut angezeigt werden. Geleitet werden diese Prüfungen von pharmazeutischen Unternehmen und von universitären Forschungsgruppen, durchgeführt werden sie von niedergelassenen Ärzten und Klinikärzten, die dafür eine Aufwandsentschädigung erhalten.

Information

Das BfArM stellt unter www.awbdb.bfarm.de eine öffentlich zugängliche Datenbank zur Verfügung, in der Informationen zu aktuell durchgeführten bzw. bereits beendeten Anwendungsbeobachtungen gesammelt und veröffentlicht werden.

Überwachung von Arzneimitteln

Auch nach ihrer Marktzulassung werden alle Arzneimittel weiterhin durch das BfArM überwacht. Mitunter stellt sich nämlich erst nach vielen Jahren heraus, welche besonders seltenen Neben- bzw. Wechselwirkungen Medikamente haben, wenn sie von vielen Ärzten verschrieben und von vielen Patienten eingenommen werden. Ärztinnen und Apothekerinnen haben eine Meldepflicht für unerwünschte Arzneimittelwirkungen, Verdachtsfälle und Impfkomplikationen. Diese Meldungen werden mit anderen internationalen Institutionen ausgetauscht und vernetzt, um im Sinne eines Frühwarnsystems Schaden von den Patienten abzuwenden. Gegebenenfalls können Hersteller verpflichtet werden, die Hinweise auf dem Beipackzettel zu ändern oder die Zulassung zurückzunehmen. Dann erfolgt eine Rückrufaktion und das Medikament wird vom Markt genommen.

Zur Überwachung von Arzneimitteln wurde 2004 die *Arzneimittelkommission der deutschen Ärzteschaft (AkdÄ)* gegründet. Sie berät als wissenschaftlicher Fachausschuss der Bundesärztekammer diese in allen Fragen der Arzneibehandlung und Arzneimittelsicherheit.

9.1.2 Verordnung von Arzneimitteln

Verschreibungspflichtige Medikamente dürfen nur von zugelassenen KV-Ärzten zu Lasten der GKV verschrieben werden. Privatpatienten erhalten die Verordnung durch eine approbierte Ärztin auf einem *Privatrezept*, das zur Erstattung bei der Privaten Krankenkasse eingereicht werden kann. Nicht verschreibungspflichtige, aber apothekenpflichtige Arzneimittel dürfen auch von Heilpraktikern verschrieben werden. Für Patienten im Krankenhaus werden die benötigten Medikamente aus der Krankenhausapotheke bereitgestellt bzw. in kleinen Mengen bei Entlassung des Patienten am Wochenende mitgegeben. Die Kosten dafür sind bereits in den Fallpauschalen enthalten und werden nur in speziellen Fällen (z. B. Chemotherapeutika) gesondert abgerechnet. Pflegebedürftige, die in stationären Pflegeeinrichtungen leben, erhalten die Medikamentenverordnung von ihrer Hausärztin bzw. vom Arzt, der für die Betreuung des Pflegeheimes zuständig ist.

Anwendung von Arzneimitteln außerhalb der eigentlichen Indikation

Grundsätzlich können Medikamente nur für die Indikationen verordnet werden, für die eine Zulassung besteht. Hierbei gibt es allerdings Ausnahmen. Im Rahmen eines *Individuellen Heilversuchs* darf der Arzt versuchen, einer einzelnen Patientin durch die Anwendung eines (noch) nicht zugelassenen Medikaments zu helfen, wenn die Standardtherapien keinen Erfolg erbracht haben und ansonsten keine Alternativen zur Verfügung stehen. Als *Off-Label Use* dürfen Arzneimittel auch außerhalb der von den europäischen Zulassungsbehörden genehmigten Anwendungsgebiete (Indikationen) eingesetzt werden. Das ist häufig bei schwersterkrankten Kindern der Fall, da die meisten der in der Intensivmedizin gebrauchten Medikamente nicht explizit für Kinder zugelassen wurden. Handelt es sich um eine schwerwiegende Erkrankung, für die keine andere Therapie verfügbar ist, werden die Kosten auch von der gesetzlichen Krankenkasse übernommen.

Ein *Härtefallprogramm* (*Compassionate Use*) erlaubt den Einsatz von nicht zugelassenen Medikamenten, die z. B. im Rahmen klinischer Studien kostenlos für eine Anwendung für Patienten zur Verfügung gestellt werden, die an einer lebensbedrohenden Erkrankung leiden und die mit einem zugelassenen Arzneimittel nicht zufriedenstellend behandelt werden können. Grundsätzlich gilt: je verzweifelter die gesundheitliche Lage des Patienten ist, desto größer ist hierbei die therapeutische Freiheit. Das entbindet die behandelnde Ärztin allerdings nicht von der Haftung.

> **Merke**
>
> Stehen keine für die Erkrankung geeigneten oder die Patientengruppe zugelassenen Medikamente zur Verfügung, dürfen im Rahmen eines individuellen Heilversuchs auch nicht zugelassene Medikamente eingesetzt werden

Apotheken

In Deutschland gab es 2016 mehr als 20.000 Apotheken, deren Aufgabe die »Sicherstellung der ordnungsgemäßen Versorgung der Bevölkerung mit Arzneimitteln« auch außerhalb der normalen Geschäftszeiten ist (§ 1 Apothekengesetz).

Nach erfolgreichem Abschluss eines Pharmaziestudiums sind Apothekerinnen berechtigt, eine Apotheke zu führen. Diese muss »persönlich und eigenverantwortlich« geleitet werden, der Fremdbesitz, z. B. durch Kapitalgesellschaften, ist in Deutschland nicht gestattet. Neben der Hauptapotheke darf eine Apothekerin bis zu drei Filialapotheken betreiben, für die aber jeweils ein verantwortlicher Apotheker zu benennen ist. Auch Krankenhausapotheken müssen von einem Apotheker geleitet werden, zum Teil wird die Versorgung stationärer Patienten aber auch durch eine krankenhausversorgende öffentliche Apotheke sichergestellt. Eine Sonderform stellen die Versandapotheken dar, die nach Einsendung des Rezeptes das Arzneimittel an die Versandadresse verschicken. Zu den Aufgaben einer Apothekerin gehören neben dem Verkauf apothekenpflichtiger Medikamente auch die Beratung und Information von Ärzten und Patienten, die Herstellung von Einzelzubereitungen z. B. bei Salben und ggf. die Durchführung klinisch-chemischer und toxikologischer Analysen. Wie Ärzte haben auch Apotheker eine Pflichtmitgliedschaft in der *Apothekerkammer* des jeweiligen Bundeslandes, in dem sie ihren Beruf ausüben. Spitzenorganisation der Apotheker in Deutschland ist die *ABDA (Bundesvereinigung Deutscher Apothekerverbände)*, die aus den jeweils 17 Apothekerkammern und -verbänden der Länder besteht.

Persönliche Führung durch eine Apothekerin

Das ärztliche Rezept

> **Fallbeispiel**
>
> Leon K. sucht wegen eines grippalen Infektes seine Hausärztin auf. Diese empfiehlt ihm nach einer ausführlichen Untersuchung Bettruhe, gibt ihm eine Arbeitsunfähigkeitsbescheinigung für den Arbeitgeber mit und verschreibt ihm auf einem grünen Rezept Nasentropfen und wegen seines Hustens einen pflanzlichen Schleimlöser. Leon wundert sich über die ungewohnte Farbe des Rezeptes, das er gleich in der Apotheke einlöst.

Den meisten gesetzlich versicherten Patienten, denen schon einmal vom Hausarzt ein Medikament verschrieben wurde, ist das übliche rosarote »Kassenrezept« vertraut.

Privat versicherte Patienten haben sich an den Anblick eines blauen Privatrezeptes gewöhnt. Dieses wird mitunter auch für gesetzlich Versicherte ausgestellt, wenn die Verordnung nicht durch die GKV erstattungsfähig ist. Diese Rezepte sind üblicherweise *drei Monate* gültig.

Daneben gibt es noch grüne Rezepte, die für nicht-verschreibungs-, aber apothekenpflichtige Medikamente ausgestellt werden können.

Medikamente, die auf grünen Rezepten verschrieben werden, sind nicht erstattungsfähig und müssen von der Patientin selbst bezahlt werden. Die Verschreibung von Arzneimitteln erfolgt durch die behandelnde approbierte Ärztin. In der Regel wählt die Ärztin den gewünschten Wirkstoff aus, während der Apotheker das Produkt, d. h. das eigentliche Medikament auswählt. Alle genannten Rezepte sind zwar i. d. R. drei Monate gültig, können aber bei den meisten Krankenkassen nur innerhalb von 4 Wochen nach Ausstellung zu Lasten der Krankenkasse abgerechnet werden.

Ein korrekt ausgefülltes Arzneimittel-Rezept beinhaltet folgende verpflichtende Daten:

- Datum der Ausstellung
- Versichertendaten mit Name, Geburtsdatum, Krankenkasse, Versichertennummer
- Arztdaten mit Vor- und Nachname, Berufsbezeichnung, genauer Anschrift und Telefonnummer der Praxis oder der Klinik
- Die Betriebsstättennummer (BSNR), eine neunstellige Nummer, die von der kassenärztlichen Vereinigung zugewiesen wird
- Die lebenslange Arztnummer (LANR), eine neunstellige Nummer, die bundesweit an jeden an der vertragsärztlichen Versorgung teilnehmenden Arzt vergeben wird und die lebenslang bestehen bleibt
- Eigenhändige Unterschrift des Arztes

Das Verordnungsfeld für Medikamente darf für *bis zu drei verschiedene Arznei- oder Hilfsmittel* (z. B. Verbände) genutzt werden. Neben dem

Wirkstoff bzw. der Wirkstoffkombination, z. B. bei Salben, muss die Verpackungsgröße angegeben werden. Dabei ist *N1* die kleinste Packungsgröße, *N2* wird als mittlere Packungsgröße bezeichnet und *N3* bezeichnet die größte Verpackungseinheit (AMNOG 2011). Nach Abgabe des Arzneimittels an den Patienten rechnet der Apotheker das Rezept i. d. R. über ein Apothekenrechenzentrum mit der jeweiligen Krankenkasse ab.

Darüber hinaus gibt es gelbe BTM-Rezepte für die Verschreibung von Medikamenten, die unter das Betäubungsmittelgesetz fallen. Diese werden ausschließlich durch die *Bundesopiumstelle des BfArM* ausgegeben.

Besonderheiten bei der Verschreibung von Betäubungsmitteln

Ein BTM-Rezept hat neben dem gelben Deckblatt (Teil II) noch zwei Durchschläge (Teile I und III).

- *Teil I*: bleibt zur Dokumentation in der Apotheke und muss drei Jahre ab Abgabedatum aufbewahrt werden
- *Teil II*: dient zur Abrechnung mit der Krankenkasse
- *Teil III*: bleibt zur Dokumentation beim Arzt und muss drei Jahre ab Ausstellungsdatum aufbewahrt werden

Jedes Betäubungsmittelrezept ist mit einem individuellen Code gekennzeichnet, der eine eindeutige Zuordnung des Rezeptes zum verschreibenden Arzt ermöglicht. BTM-Rezepte sind nur *maximal 8 Tage* inklusive Verschreibungsdatum gültig, müssen also zeitnah eingelöst werden. Eine Überschreitung der Höchstverschreibungsmenge z. B. von Opiaten ist möglich, wenn der Arzt das Rezept gesondert kennzeichnet. Seit September 2012 darf eine Ärztin in der palliativmedizinischen ambulanten Versorgung zur Vermeidung von Unterversorgung z. B. am Wochenende den Patienten »ein betäubungsmittelhaltiges Schmerzmittel ausnahmsweise überlassen, wenn die Besorgung des Arzneimittels aus der Apotheke nicht oder nicht rechtzeitig möglich ist« (Artikel 4, § 13, Abs.1, Bundesgesetzblatt 2012, Nr. 50). Das war zuvor nicht legal möglich und hat unter anderem zu stationären Einweisungen oder notärztlichen Einsätzen geführt.

Für Betäubungsmittel selbst, aber auch für die Rezepte gelten *besondere Aufbewahrungspflichten*. Im klinischen Bereich müssen BTM gesondert aufbewahrt und gegen unbefugte Entnahme gesichert in einem speziell ausgerüsteten Wertschutzschrank (Tresor) aufbewahrt werden. Im privaten Bereich müssen BTM unbedingt kindersicher aufbewahrt werden, da es in der Vergangenheit bereits zu Vergiftungen mit entsprechenden Präparaten (insbesondere mit opiathaltigen Schmerzpflastern) gekommen ist.

Für die Verordnung von Heilmitteln wie z. B. Physiotherapie gibt es gesonderte Rezepte. Falls kein späterer Behandlungsbeginn auf dem Rezept vermerkt ist, hat die *Heilmittelverordnung* durch den Arzt eine *Gültigkeit von 14 Tagen*, innerhalb der die Therapie begonnen werden muss. Zu den am häufigsten verordneten physiotherapeutischen Heilmitteln gehören Krankengymnastik, manuelle Therapie, Lymphdrainage und Massage. Bei den erstattungsfähigen Heilmitteln ist im Heilmittelkatalog genau festgelegt, welches Heilmittel indikationsbedingt wie oft und wie lange verordnet werden kann (Heilmittel-Richtlinie 2017).

> **Information**
>
> Weitere Informationen finden Sie unter BfArM »Häufig gestellte Fragen zur Betäubungsmittel-Verschreibungsverordnung (BtMVV) und zum Betäubungsmittelgesetz (BtMG) für Ärzte, Apotheker und Fachkräfte« Stand: 03.11.2016

Der Beipackzettel

> **Fallbeispiel**
>
> Leon K. fühlt sich nach vier Tagen Bettruhe noch nicht besser – im Gegenteil. Sein Husten hat sich verschlimmert, mittlerweile hat er Fieber und beim Treppensteigen bekommt er Atemnot. Ein erneuter Besuch bei seiner Hausärztin zeigt, dass er die typischen Zeichen einer Lungenentzündung hat. Seine Ärztin verschreibt ihm ein Antibiotikum und bestellt ihn für den folgenden Tag wieder ein. Beim Lesen des Beipackzettels wird Leon allerding schwindelig. Was da an möglichen Nebenwirkungen beschrieben wird, macht ihm Angst.

Verpflichtende Angaben zu Nebenwirkungen

Laut § 11 des Arzneimittelgesetzes AMG müssen Arzneimittel eine Packungsbeilage (Beipackzettel) enthalten, auf der »allgemein verständlich in deutscher Sprache [und] in gut lesbarer Schrift« Angaben zum Wirkstoff, zum Anwendungsgebiet und zur Dosierungsanleitung bzw. Art und Dauer der Anwendung angegeben sind. Warnhinweise müssen auf mögliche Gegenanzeigen, d. h. wann das Medikament nicht genommen werden sollte, auf mögliche Wechselwirkungen mit anderen Mitteln und mögliche Nebenwirkungen hinweisen. Das kann mitunter verwirrend sein, denn der Pharmahersteller muss sämtliche bekannten Nebenwirkungen aufführen, auch wenn sie nur bei wenigen Patienten vorgekommen sind. Die Häufigkeitsangaben der Nebenwirkungen geben Auskunft darüber, bei wie vielen behandelten Personen Nebenwirkungen aufgetreten sind:

- *Sehr häufig*: mehr als 1 Behandelter von 10
- *Häufig*: 1 bis 10 Behandelte von 100
- *Gelegentlich*: 1 bis 10 Behandelte von 1.000
- *Selten*: 1 bis 10 Behandelte von 10.000
- *Sehr selten*: weniger als 1 Behandelter von 10.000

Wenn also von 100 Testpersonen zwei bei der Einnahme eines Medikamentes beispielsweise Magenschmerzen bekommen, das entspricht 2 Prozent, ist diese Nebenwirkung bereits häufig, auch wenn 98 Testpersonen beschwerdefrei waren.

Auf »besonders schwerwiegende Nebenwirkungen« muss allerdings zusätzlich auch der verschreibende Arzt hinweisen. Ein alleiniger Verweis auf den Beipackzettel reicht nicht aus (BGH 2005).

9.1.3 Arzneimittelkosten

Seit vielen Jahren steigen die Arzneimittelausgaben pro Kopf kontinuierlich an. Laut Statistik des GKV Spitzenverbandes stiegen die Ausgaben der GKV für Arzneimittel von 2012 bis 2016 um mehr als 6 Mrd. Euro auf 36,27 Mrd. Euro an. Das liegt nicht etwa an einer Zunahme von Verschreibungen, sondern an der Verschreibung neuer patentgeschützter und damit häufig deutlich teurerer Medikamente (AkdÄ 2016). So sind Mehrausgaben von rund 300 Mio. Euro in den ersten drei Quartalen 2014 auf die Verschreibung eines erst im Januar neu zugelassenen Arzneimittels zur Behandlung der Hepatitis C zurückzuführen (BMG 2014, Pressemitteilung Nr. 59). Schon allein das Medikament Humira® (Wirkstoff Adalimumab) der Firma Abbott zur Behandlung von Psoriasis und Morbus Crohn verursachte im Jahr 2015 Nettokosten von 858,7 Mio. € für die GKV. Zudem sind Arzneimittel im europäischen Vergleich in Deutschland oft deutlich teurer als in den Nachbarländern (AkdÄ 2016).

Steigende Ausgaben für Arzneimittel

Hinzu kommen direkte und indirekte Kosten für *Non-Compliance*, die auf bis zu 10 Mrd. Euro jährlich geschätzt werden (Laufs, U. et. al. 2011, S. 1616–1621). Unter Non-Compliance versteht man die Nichteinhaltung der verschriebenen Therapie. Das kann eine falsche Einnahme des Arzneimittels sein, wenn z. B. die Abstände bzw. die Zeiten der Einnahme nicht eingehalten werden, wenn eine falsche Dosis eingenommen wird oder wenn das Arzneimittel gar nicht eingenommen wird. Die Gründe für Non-Compliance sind vielseitig. Mitunter setzen Patienten Medikamente ab, weil sie Nebenwirkungen haben oder sich nach Lesen des Beipackzettels davor fürchten. Daher landet eine beträchtliche Menge von Medikamenten nach Abholung aus der Apotheke im Hausmüll (Braun & Marstedt 2011).

> **Definition: direkte und indirekte Kosten**
>
> Unter *direkten Kosten* versteht man die Kosten, die einem Patienten direkt zugerechnet werden können, z. B. Kosten für Medikamente, Arztbesuche oder stationäre Krankenhausaufenthalte. *Indirekte Kosten* entstehen durch den krankheitsbedingten Produktivitätsverlust, z. B. wegen Arbeits- oder Erwerbsunfähigkeit.

Preisbildung für Arzneimittel

Fallbeispiel

Leon K. hat in der Apotheke für das von der Hausärztin verschriebene Antibiotikum 5 Euro bezahlt. Das Preisschild auf der Verpackung nennt aber einen Preis von 17,81 Euro.

Nachweis eines Zusatznutzens

Bis 2011 konnten die Arzneimittelhersteller die Preise für neue Medikamente weitgehend nach eigenem Ermessen festlegen. Seitdem im Januar 2011 das Gesetz zur Neuordnung des Arzneimittelmarktes AMNOG in Kraft getreten ist, gelten neue Regeln. Seither müssen die Hersteller für neue Medikamente einen Zusatznutzen gegenüber einer »zweckmäßigen Vergleichstherapie« mit schon am Markt befindlichen Medikamenten nachweisen. Auf Basis einer Bewertung des Zusatznutzens durch den G-BA werden dann zwischen Hersteller und GKV Spitzenverband Preise ausgehandelt. Für Medikamente, bei denen kein Zusatznutzen nachweisbar ist, werden von der GKV Festbeträge zur Erstattung ausgehandelt, die sich an bereits zugelassenen Medikamenten der gleichen Wirkgruppe orientieren. Ist ein Zusatznutzen nicht festlegbar, weil es z. B. noch keine vergleichbaren Medikamente gibt, wird ein Erstattungspreis mit der GKV ausgehandelt, der allerdings zu keinen höheren Kosten gegenüber der Vergleichstherapie führen soll.

Der Herstellerpreis ist aber noch nicht der Preis, den das verschreibungspflichtige Medikament in der Apotheke kostet. Für erstattungsfähige Arzneimittel ohne Festbetrag müssen die Hersteller der GKV einen Abschlag von 7 Prozent gewähren (§ 130a, Abs. 1, SGB V), für patentfreie Generika beträgt der Herstellerabschlag 6 Prozent. Sowohl die Apotheke wie auch der Großhandel, der die Medikamente beim Hersteller kauft und an die Apotheken weiterliefert, erheben staatlich vorgeschriebene einheitliche Zuschläge.

Verdienst des Apothekers

Für seine Dienstleistung erhält der Apotheker einen Apothekenzuschlag (§ 3 AMPreisV). Dieser setzt sich nach der Arzneimittel-Preisverordnung (AMPreisV) zusammen aus

- 3 Prozent vom Herstellerabgabepreis,
- einem Fixzuschlag von 8,35 Euro pro abgegebener Fertigarzneimittelpackung,
- einem Zuschlag zur Finanzierung der geleisteten Nacht- und Notdienste.

Zur Begrenzung der Arzneimittelausgaben müssen die Apotheken von diesem Apothekenhonorar der GKV pro Fertigarzneimittelpackung einen Rabatt (*Apothekenabschlag*) in Höhe von 1,77 Euro (2017) gewähren. Mit dem zusätzlichen *Großhandelszuschlag* wird der Aufwand für die Beschaffung, Bevorratung und Verteilung von Arzneimitteln vergütet. Für die Gesamtsumme gilt dann noch der Mehrwertsteuersatz von 19 Prozent.

> **Information**
>
> Weitere Informationen zur Preisbildung von Medikamenten finden Sie auf der Homepage des Spitzenverbandes der GKV unter »Fokus: Apothekenhonorierung«:
> https://www.gkv-spitzenverband.de/presse/themen/apothekenhonorierung/thema_apothekenhonorierung_1.jsp

Zur Kostendämpfung bei den Ausgaben für Arzneimittel wurden in der Vergangenheit verschiedene gesetzliche Regelungen erlassen, die zu Einsparungen für die GKV führen sollten.

Maßnahmen zur Begrenzung der Arzneimittelausgaben

Aut Idem Regelung

Grundsätzlich sollen Ärzte dazu bewegt werden, nur noch in besonderen Fällen Markenpräparate zu verschreiben und stattdessen auf preiswertere Generika auszuweichen. Durch das Ankreuzen des *aut idem* -Feldes auf dem Rezept schließt die Ärztin aus, dass der Apotheker den verschriebenen Wirkstoff gegen ein Generikum tauscht, für das die Krankenversicherung des Patienten einen Rabattvertrag abgeschlossen hat. Zum Beispiel dürfen bestimmte Schilddrüsenhormone nicht gegen Generika mit dem gleichen Wirkstoff ausgetauscht werden.

Festbeträge

Mit den Festbeträgen hat der G-BA eine *Erstattungsobergrenze* für Gruppen vergleichbarer Arzneimittel festgelegt, d. h. einen maximalen Betrag, den die gesetzlichen Krankenkassen für diese Arzneimittel bezahlen (§ 35, Abs. 8, SGB V). Festgesetzt werden diese Grenzen von den Spitzenverbänden der GKV. Verordnet die Ärztin ein Arzneimittel, dessen Preis über dem Festbetrag liegt, muss die Patientin die Differenz zwischen Festbetrag und Apothekenabgabepreis zusätzlich zur gesetzlichen Zuzahlung bezahlen. Liegt der Preis des Arzneimittels mindestens 30 Prozent unter dem Festbetrag, können die Patienten von der Zuzahlung befreit werden. So steigt der Druck, überwiegend Medikamente zu verschreiben, deren Preis innerhalb der Festbeträge liegt, da die Patienten ansonsten einen deutlich höheren Eigenanteil leisten müssen.

> **Information**
>
> Das DIMDI veröffentlicht regelmäßig die aktualisierten Listen und Festbeträge der Arzneimittel auf seiner Homepage

Selbstbeteiligung

Trotz der Übernahme der Kosten für Arzneimittel durch die GKV sind Patienten schon bisher durch eine Selbstbeteiligung (§ 61 SGB V) in Form der »*Rezeptgebühr*« an der Finanzierung der Arzneimittel beteiligt. Diese Gebühr wird für verschreibungspflichtige Medikamente erhoben. Rezeptfreie Medikamente sind ohnehin vom Patienten selbst zu bezahlen.

Die Zuzahlung zu verschreibungspflichtigen Arzneimitteln betragen 10 Prozent des Apothekenpreises, mindestens jedoch 5 Euro und höchstens 10 Euro; allerdings jeweils nicht mehr als die Kosten des Mittels. Kostet das Medikament weniger als fünf Euro, trägt der Patient die Kosten selbst.

- Kostet ein Medikament 10 Euro, zahlt der Patient 5 Euro
- Kostet ein Medikament 73 Euro, zahlt der Patient 7,30 Euro
- Kostet es 500 Euro, zahlt er 10 Euro
- Kostet es 4,65 Euro, zahlt er 4,65 Euro

Gesetzlich versicherte Kinder unter 18 Jahren sind generell von der Zuzahlung befreit. Ebenso entfällt die Zuzahlung, wenn der Preis des Arzneimittels 30 Prozent unter dem Festbetrag liegt (s. o.).

Re-Importe

Unter *Re-Importen* werden Arzneimittel verstanden, die in Deutschland hergestellt und anschließend in andere EU-Länder exportiert wurden. Dort sind sie zum Teil preiswerter als in Deutschland. So können sie zu einem günstigeren Preis eingekauft und wieder nach Deutschland zurück importiert werden. Trotz der Transportkosten können sie dann in Deutschland billiger angeboten werden als die ursprünglich für den deutschen Markt produzierten Medikamente.

Rabattverträge

Die gesetzlichen Krankenkassen als »Großkunden« haben die Möglichkeit, mit den Arzneimittelherstellern Verträge über Preisnachlässe für bestimmte Medikamente, sowohl Markenpräparate wie Generika, zu schließen. Üblicherweise werden diese Verträge für bestimmte Medikamente zwischen der GKV und dem Pharmazeutischen Unternehmen *für zwei Jahre* geschlossen, während der alle bei der entsprechenden Krankenkasse versicherten Patienten bevorzugt wirkstoffgleiche Medikamente dieses Herstellers erhalten. Nur wenn der Arzt über das aut idem-Zeichen einen Austausch des verschriebenen Medikamentes gegen ein Medikament des Herstellers mit einem Rabattvertrag mit der jeweiligen GKV ausschließt, erhält der Patient weiterhin sein »Originalpräparat«. In diesem Fall muss er allerdings die zusätzlichen Kosten für das Medikament selbst tragen. Diese Rabattverträge haben allein 2013 zu Einsparungen von 2,8 Mrd. Euro geführt (Sucker-Sket 2014) und haben sich damit als ausgesprochen wirksam erwiesen.

Positiv-Liste

Für die Behandlung der meisten Erkrankungen und Symptome ist in Deutschland eine Vielzahl von Medikamenten zugelassen. Für die Zulassung und Vermarktung all dieser Wirkstoffe entstehen Kosten, die über die Arzneimittelpreise gedeckt werden müssen. In der Vergangenheit gab es wiederholt Bestrebungen, über eine *Positivliste* die Anzahl der wirkstoffgleichen oder ähnlichen Medikamente zu begrenzen. Eine Positivliste bezeichnet dabei eine Aufstellung zugelassener Arzneimittel, deren Wirkung belegt ist und die im Rahmen der vertragsärztlichen Versorgung von den Krankenkassen erstattet werden. In dieser Liste nicht aufgeführte Medikamente muss die Patientin dann selbst bezahlen. Trotz wiederholter Anläufe haben sich die Beteiligten bisher nicht auf die Erstellung einer solchen Liste einigen können.

9.2 Medizinprodukte

Fallbeispiel

Ambulanzpfleger Klaus B. will zur Wundkontrolle den 2 Tage alten Verband von Patientin Gerda S. aufschneiden. Die Verbandschere ist wie so häufig unauffindbar. Er beauftragt den Gesundheits- und Krankenpflegeschüler Leon K. (mittlerweile wieder gesund!) damit, ihm ein entsprechendes Instrument zu bringen. Leon greift zur Büroschere, die griffbereit auf dem Schreibtisch liegt.

In der Diagnostik, Therapie und Pflege werden von Ärztinnen, Pflegenden, Patienten und Angehörigen täglich die verschiedensten Medizinprodukte angewendet, die zum Teil ein erhebliches Gefährdungspotential besitzen. Für Zwischenfälle mit Schädigung von Patienten können

Gefährdungspotenzial von Medizinprodukten

zwar auch fehlerhafte Produkte verantwortlich sein. Experten gehen allerdings davon aus, dass sich rund zwei Drittel der Zwischenfälle mit Medizinprodukten nicht aufgrund technischer Defekte sondern durch Bedienungsfehler ereignen (Krüger-Brand 2008).

Das *Medizinproduktegesetz (MPG)* dient dazu, den Verkehr und den Umgang mit Medizinprodukten zu regeln, um »dadurch für die Sicherheit, Eignung und Leistung der Medizinprodukte sowie die Gesundheit und den erforderlichen Schutz der Patienten, Anwender und Dritter zu sorgen« (§ 1 MPG).

> **Definition: Medizinprodukte**
>
> Medizinprodukte sind Gegenstände, die zu diagnostischen oder therapeutischen Zwecken eingesetzt werden.

Ein Medizinprodukt kann also z. B. auch ein Rührgerät und Wärmebereiter zur Zubereitung von Fangopackungen sein, ein besonderes Lagerungskissen, ein Patientenlifter, eine Pinzette zur Wundversorgung oder eine spezielle Software, wenn sie spezifisch vom Hersteller für einen medizinischen Zweck bestimmt ist. Ausschlaggebend bei der Abgrenzung von Medizinprodukten zu beispielsweise Fitness- oder Wellnessprodukten ist die durch den Hersteller festgelegte medizinische oder nicht-medizinische Zweckbestimmung.

> **§ 3 MPG**
>
> *»Medizinprodukte sind alle einzeln oder miteinander verbunden verwendeten Instrumente, Apparate, Vorrichtungen, Software, Stoffe und Zubereitungen aus Stoffen oder andere Gegenstände einschließlich der vom Hersteller speziell zur Anwendung für diagnostische oder therapeutische Zwecke bestimmten und für ein einwandfreies Funktionieren des Medizinproduktes eingesetzten Software, die vom Hersteller zur Anwendung für Menschen mittels ihrer Funktionen zum Zwecke*
>
> a) *der Erkennung, Verhütung, Überwachung, Behandlung oder Linderung von Krankheiten,*
> b) *der Erkennung, Überwachung, Behandlung, Linderung oder Kompensierung von Verletzungen oder Behinderungen,*
> c) *der Untersuchung, der Ersetzung oder der Veränderung des anatomischen Aufbaus oder eines physiologischen Vorgangs oder*
> d) *der Empfängnisregelung*
>
> *zu dienen bestimmt sind und deren bestimmungsgemäße Hauptwirkung im oder am menschlichen Körper weder durch pharmakolo-*

> *gisch oder immunologisch wirkende Mittel noch durch Metabolismus erreicht wird, deren Wirkungsweise aber durch solche Mittel unterstützt werden kann.«*

Das MPG bestimmt, dass nur solche Produkte in den Verkehr gebracht und in Betrieb genommen werden dürfen, die medizinisch und technisch unbedenklich sind, die für den Gesundheitsschutz erforderliche Qualität aufweisen und diese während der gesamten Lebensdauer des Produktes bei der Anwendung behalten. Jegliche Modifikation eines Medizinproduktes, sei es eine Veränderung der Software oder ein neues (nicht explizit zugelassenes) Kabel, bedeutet so auch eine Veränderung des Medizinprodukts, was eine erneute Zulassung bzw. eine Anzeige bei der entsprechenden Stelle erforderlich macht!

Fallbeispiel

Klaus B. traut seinen Augen nicht, als Leon mit der Büroschere erscheint. Ausführlich erklärt er ihm die besondere Form und Funktion der stumpfen Scherblätter, durch die der Verband ohne Gefahr einer Schnittverletzung durchtrennt werden kann. Zudem weist er ihn auf das CE-Kennzeichen hin, das vom Hersteller angebracht worden ist.

In Europa dürfen Medizinprodukte nur in Verkehr gebracht werden, wenn sie eine *CE-Kennzeichnung* haben (§ 6 Medizinproduktegesetz). Damit wird der Nachweis erbracht, dass das Produkt die in den Richtlinien vorgegebenen Sicherheits- und Leistungsanforderungen erfüllt. Dafür muss es einer *klinischen Bewertung* (wie die Arzneimittel) und einer *Risiko-Nutzen-Analyse* unterzogen werden. Das heißt, das Medizinprodukt muss im klinischen Einsatz am Patienten seine Leistungsfähigkeit und Sicherheit unter Beweis gestellt haben. Mit der CE-Kennzeichnung bestätigt der Hersteller die Übereinstimmung des Produktes mit den zutreffenden EU-Richtlinien und die Einhaltung der darin festgelegten grundlegenden Anforderungen an die Sicherheit und Verträglichkeit, Leistungsfähigkeit, die Einhaltung von Produkteigenschaften und die Erfüllung der vom Hersteller genannten Leistung. Damit übernimmt er aber auch die Haftung für etwaige Personen- und Sachschäden beim Gebrauch seines Produktes. Die *Produkthaftung* ist eine Gefährdungshaftung und damit unabhängig von einem etwaigen Verschulden, d. h. der Anspruchsteller muss dem Hersteller kein Verschulden nachweisen. Sie soll Patienten vor der Gefahr fehlerhafter Produkte schützen.

Je nach Gefährdungspotential, d. h. nach Einteilung in eine bestimmte Risikoklasse, kann der Hersteller das Zulassungsverfahren eigenverantwortlich durchführen (bei der niedrigsten Risikoklasse I) bzw. muss bei Produkten mit höherer Risikoklasse eine *»benannte Stelle«* beteiligen. Das sind staatlich überwachte Prüfstellen wie z. B. der TÜV, die im

Zulassungsvoraussetzung

Auftrag eines Herstellers die durchgeführte Konformitätsbewertung des Herstellungsprozesses überprüfen und deren Korrektheit bescheinigen.

> **Information**
>
> Eine Auflistung der in Deutschland nach dem Medizinproduktegesetz benannten Stellen finden Sie unter:
> http://www.zlg.de

> **Fallbeispiel**
>
> Der Hersteller der Verbandschere bescheinigt durch das CE-Kennzeichen die korrekte Durchführung der erforderlichen Prüfungen und haftet ggf. für Verletzungen, die bei sachgerechtem Gebrauch durch eine fehlerhafte Schere entstehen können. Das gilt natürlich nicht für eine Büroschere!

Grundsätzlich muss vor der Zulassung von neuen Medizinprodukten sichergestellt sein, dass sie ihren medizinischen Zweck auch wirklich erfüllen (MPG § 19). Zudem sollen sie Patienten, Anwender und Dritte bei bestimmungsgemäßer Anwendung nicht gefährden, bzw. müssen die Risiken, z.B. die Strahlenbelastung bei radiologischen Untersuchungen, verglichen mit der nützlichen Wirkung vertretbar sein. Die Beurteilung der medizinischen Risiken erfolgt auf Basis der medizinischen Fachliteratur, eigener Untersuchungen und/oder anhand klinischer Studien, die zuvor beim BfArM oder beim Paul Ehrlich Institut angemeldet und nach Freigabe durch eine Ethikkommission genehmigt worden sein müssen.

Dennoch sagt das CE-Zeichen erstmal nichts über die medizinische Unbedenklichkeit aus, sondern nur, dass der Hersteller die gesetzlichen Anforderungen einhält. Das ist in den letzten Jahren im Rahmen der Diskussion um Silikonbrustimplantate deutlich geworden. Als Reaktion auf die Skandale hat sich das Europaparlament im Mai 2016 auf neue Vorschriften für Medizinprodukte und In-vitro-Diagnostika geeinigt, die die Sicherheit von Medizinprodukten erhöhen sollen und die Kontrollbefugnisse der amtlichen Stellen erweitern (Rat der Europäischen Union 2016).

9.2.1 Risikoklassifizierung

Einteilung in Risikoklassen nach Gefährdungspotenzial

Je nach ihrem möglichen Gefährdungspotential werden Medizinprodukte (Anhang IX Medizinprodukterichtlinie) in die Risikoklassen I, IIa, IIb und III eingestuft (▶ Abb. 9.1). Entscheidend für die Einstufung sind die Dauer und der Ort der Anwendung. In der Regel bedeutet dies: je länger das Produkt angewendet wird bzw. je tiefer das Produkt in den Körper gebracht wird, desto höher ist das Risiko und damit die Klassifizierung.

Klasse I

Hierunter fallen Materialien mit geringem Invasivitätsgrad, von denen kein zu erwartendes Risiko ausgeht, weil z. B. kein oder nur ein unkritischer Hautkontakt besteht oder die nur vorübergehend angewendet werden.

Klasse IIa

Materialien mit mäßigem Invasivitätsgrad zur kurzzeitigen Anwendungen am oder im Körper

Klasse IIb

Materialien mit erhöhtem Risiko z. B. zur Langzeitanwendung oder die systemische Wirkungen haben.

Klasse III

Materialien der höchsten Risikoklasse, die ein hohes Gefahrenpotential aufweisen, weil sie z. B. unmittelbar am Herz angewandt werden oder dauerhaft im Körper verbleiben.

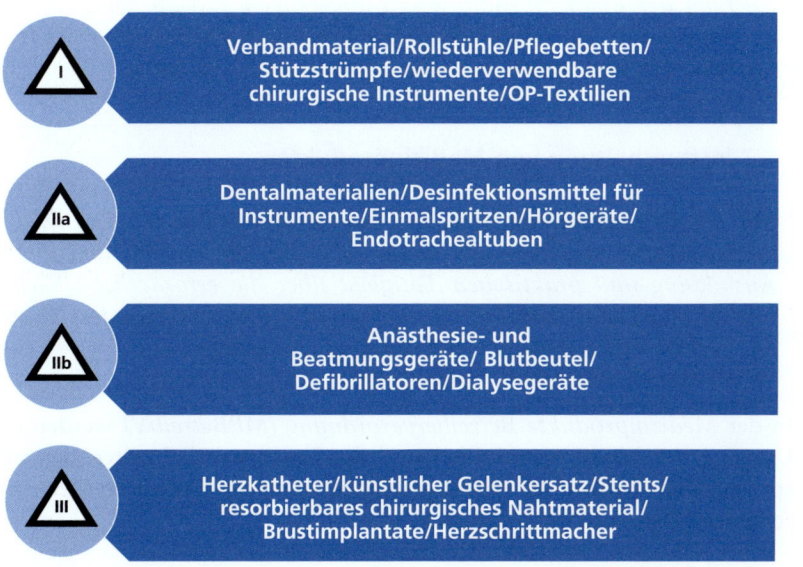

Abb. 9.1:
Risikoklassen von Medizinprodukten

9.2.2 Der Gebrauch von Medizinprodukten in der Pflege

Fallbeispiel

Intensivkrankenschwester Susanne K. tritt ihre neue Stelle auf der neurologischen Intensivstation der Universitätsmedizin in M. an. Die dort eingesetzten Beatmungsgeräte sind ihr bereits von ihrer früheren Arbeitsstelle her vertraut. Die Vernebler für Inhalationsmedikamente sind ihr allerdings völlig unbekannt. Der Medizinproduktebeauftragte weist sie in die Handhabung ein und dokumentiert alles auf einem speziellen Dokumentationsbogen, den beide anschließend unterzeichnen.

Gesetzliche Vorschriften beim Umgang mit Medizinprodukten

Der korrekte Umgang mit Medizinprodukten ist Bestandteil der Einarbeitung neuer Mitarbeiter. Jeder Mitarbeiter muss über den korrekten Umgang mit den entsprechenden Geräten geschult und mit ihrer Funktionsweise bzw. den jeweiligen Risiken vertraut gemacht werden.

§ 2 Allgemeine Anforderungen laut Medizinprodukte-Betreiberverordnung (MPBetreibV)

»[...] (1) Medizinprodukte dürfen nur von Personen errichtet, betrieben, angewendet und in Stand gehalten werden, die dafür die erforderliche Ausbildung oder Kenntnis und Erfahrung besitzen. [...]
(5) Der Anwender hat sich vor der Anwendung eines Medizinproduktes von der Funktionsfähigkeit und dem ordnungsgemäßen Zustand des Medizinproduktes zu überzeugen und die Gebrauchsanweisung sowie die sonstigen beigefügten sicherheitsbezogenen Informationen und Instandhaltungshinweise zu beachten.«

§ 3 Instandhaltung von Medizinprodukten

Mit der Instandhaltung, d.h. insbesondere Inspektionen und Wartungen dürfen nur Personen betraut werden, die »auf Grund ihrer Ausbildung und praktischen Tätigkeit über die erforderliche Sachkenntnis [...] und über die erforderlichen Mittel, insbesondere Räume, Geräte und sonstigen Arbeitsmittel [...] verfügen.«

In der *Medizinprodukte-Betreiberverordnung (MPBetreibV)* werden der Umgang mit Medizinprodukten und die Verantwortlichkeiten der entsprechenden Personengruppen gesetzlich geregelt. Dabei werden verschiedene Personen unterschieden:

Medizinproduktebetreiber

Bisher gilt als Betreiber die Person, in deren Besitz sich das Medizinprodukt befindet, also z. B. der Krankenhausträger oder Pflegeheimbetreiber. Abweichend davon definiert die im September 2016 vom Bundesrat verabschiedete neue Verordnung (Bundesrat 2016) den Betreiber als »die natürliche oder juristische Person, die für den Betrieb der Gesundheitseinrichtung, in der das Medizinprodukt durch dessen Beschäftigte betrieben und angewendet wird, verantwortlich ist.« Er ist für die Umsetzung der Betreiberpflichten aus der MPBetreibV zuständig.

Medizinprodukteverantwortliche

Medizinprodukte-Verantwortliche ist i. d. R. die Leiterin einer Klinik, Abteilung bzw. Pflegeeinrichtung.

Medizinproduktebeauftragter

Ist eine fachlich qualifizierte Person, die den Betreiber bei der Umsetzung seiner Pflichten unterstützt. Die Funktion wurde in der ab 2017 geltenden Änderung zur MPBetreibV neu gesetzlich festgelegt. Gesundheitseinrichtungen mit regelmäßig mehr als 20 Beschäftigten müssen nun »eine sachkundige und zuverlässige Person« mit entsprechender Ausbildung bestimmen (§ 6 der Zweiten Verordnung zur Änderung medizinprodukterechtlicher Vorschriften). Üblicherweise wird die notwendige Qualifikation in ein- bis mehrtägigen Seminaren (z. B. beim TÜV oder Weiterbildungsakademien) erworben.

Medizinprodukteanwenderin

Ist diejenige, die das Medizinprodukt tatsächlich anwendet und bedient. (Also im Zweifelsfall Sie!)

Aufgaben der Medizinproduktebeauftragten

Nach entsprechender Schulung über die gesetzlichen Vorschriften übernimmt die Medizinproduktebeauftragte in ihrem Arbeitsbereich die Verantwortung für

- Die Durchführung von Einweisungen für Anwender (z. B. neuer Mitarbeiterinnen)
- Die vorgeschriebenen Dokumentationen gemäß MPBetreibV
- Die Überwachung der Einhaltung von Prüffristen (sicherheits- und messtechnische Kontrollen) und Instandhaltungsintervallen

Sie nimmt an Einweisungen durch den Hersteller teil, stellt den Informationsaustausch mit anderen Bereichen und Mitarbeitern sicher und fungiert als Meldestelle für etwaige Zwischenfälle beim Gebrauch von Medizinprodukten.

Fallbeispiel

Gesundheits- und Krankenpflegeschülerin Nora F. soll im Frühdienst gemeinsam mit ihrer Kollegin Petra L. die massiv übergewichtige Patientin Frau K. aus dem Bett mobilisieren. Dazu nutzen die beiden Pflegekräfte den Patientenlifter, der vor einiger Zeit neu angeschafft wurde. Beide wurden bereits vor einigen Wochen im Rahmen einer Fortbildung in den korrekten Gebrauch eingewiesen. Nora ist sich nicht mehr sicher, bis zu welchem Gewicht der Hersteller eine sichere Handhabung gewährleistet. Am Lifter befindet sich eine Kladde mit den technischen Daten und der Gebrauchsanweisung. Nora vergewissert sich, dass der Lifter eine maximale Belastbarkeit von 200 kg gewährleistet und voll funktionsfähig ist. Als Anwenderin ist sie schließlich für den korrekten Gebrauch verantwortlich.

Im Medizinproduktegesetz werden verschiedene Arten von Medizinprodukten definiert.

Aktive Medizinprodukte

Unter aktiven Medizinprodukten werden energetisch betriebene Medizinprodukte verstanden, also solche, die eine elektrische Energiequelle nutzen bzw. Energie abgeben. Dazu gehören z. B. Messsonden in Blutgefäßen, Defibrillatoren, Perfusoren zur intravenösen Applikation von Medikamenten, Beatmungsgeräte aber auch Säuglingsinkubatoren. Diese Medizinprodukte dürfen nur betrieben werden, wenn entweder der Hersteller bzw. ein von ihm Beauftragter das entsprechende Gerät am Betriebsort, also z. B. direkt auf der Station, einer Funktionsprüfung unterzogen hat und die Anwender, also z. B. das Pflegepersonal, in die sachgerechte Handhabung, Anwendung und den Betrieb des Medizinproduktes sowie in die zulässige Verbindung mit anderen Medizinprodukten, Gegenständen und Zubehör eingewiesen hat (vgl. § 5 MPBetreibV). Diese Einweisung muss entsprechend dokumentiert werden. Darüber hinaus müssen die Gebrauchsanweisungen bzw. Bedienungshandbücher so aufbewahrt werden, dass sie für jede Anwenderin jederzeit zugänglich sind. Sie dürfen also z. B. nicht im Stationszimmer eingeschlossen werden, sondern müssen auch im Nacht- oder Notdienst jederzeit verfügbar sein. Und sie müssen in jeder Sprache verfügbar sein, die das eingesetzte Personal spricht, dürfen also nicht lediglich in englischer Sprache vorliegen.

Medizinprodukte mit Messfunktion (MPBetreibV Anlage 2 zu § 11 Abs. 1)

Medizinprodukte mit Messfunktion unterliegen besonderen Vorschriften was ihre regelmäßige Funktionsprüfung anbelangt. Zu diesen Produkten gehören z. B. Waagen, nichtinvasive Blutdruckmessgeräte, medizinische Elektrothermometer, aber auch Fahrradergometer zur Messung der körperlichen Belastbarkeit. Der Gesetzgeber hat für diese Medizinprodukte *Nachprüffristen* festgelegt, innerhalb derer sie z. B. in Form von *Vergleichsmessungen* messtechnisch kontrolliert werden müssen. Durch die messtechnischen Kontrollen wird festgestellt, ob das Medizinprodukt die zulässigen maximalen Messabweichungen (Fehlergrenzen) einhält. Nichtinvasive Blutdruckmessgeräte müssen z. B. in zweijährigen Abständen überprüft werden. Das Betreiben eines Medizinproduktes, das die Fehlergrenzen nach § 11 nicht einhält, stellt eine Ordnungswidrigkeit dar. Das gilt natürlich insbesondere auch für die Anwendung von Medizinprodukten durch Personen, die nicht über die erforderliche Ausbildung oder Kenntnis und Erfahrung verfügen.

> **Warnung**
>
> Wird in diesem Zusammenhang ein Patient geschädigt, kann der Anwender auch strafrechtlich belangt werden.

> **Fallbeispiel**
>
> Altenpflegerin Erika W. springt für eine erkrankte Kollegin in einem ihr bisher unbekannten Wohnbereich ein. Dort wird der 82-jährige Klaus K. betreut, der wegen seiner COPD abends mit einem Ultraschallvernebler seine Inhalationsmedikamente einnimmt. Erika W. hat zwar eine grobe Vorstellung von der Funktionsweise des Gerätes, hat es aber noch nie selbst eingesetzt. Herr K. ist leider keine Hilfe, da er sich bisher völlig auf die Pflegekräfte verlassen hat und mit der Bedienung nicht vertraut ist. Sie traut sich nicht, eigenständig den Vernebler in Betrieb zu nehmen und ruft eine Kollegin zu Hilfe.

Laut Gesetz dürfen Medizinprodukte nur von Personen betrieben werden, die dafür »die erforderliche Ausbildung oder Kenntnis und Erfahrung besitzen.« (§ 4 MPBetreibV) Übernimmt eine nicht ausreichend ausgebildete oder in die Funktionsweise des Gerätes eingewiesene Person die Anwendung, kann sie bei Fehlern straf- und zivilrechtlich haftbar gemacht werden (*Übernahmeverschulden*).

Merke

Aktive Medizinprodukte dürfen nur nach erfolgter Einweisung eingesetzt werden. Die Bedienhandbücher müssen jederzeit zugänglich aufbewahrt werden. Medizinprodukte mit Messfunktion müssen in regelmäßigen Abständen auf ihre Messgenauigkeit hin geprüft werden.

Fallbeispiel

Das Pflegeheim »Sonnenberg« erhält neue Geräte einer britischen Firma zur Sekretabsaugung. Die Bedienung unterscheidet sich deutlich von den bisherigen Modellen. Das komplette Team der Altenpflege trifft sich daher zu einer Fortbildung und wird von einem Mitarbeiter der Vertriebsfirma in die Handhabung eingewiesen. Es handelt sich dann um eine medizinproduktbezogene Einweisung, die dokumentiert werden muss. Die Benutzerhandbücher liegen in deutscher Übersetzung vor und sind für alle Mitarbeiter jederzeit zugänglich.

Nebenwirkungen beim Einsatz von Medizinprodukten

Fallbeispiel

Auf der internistischen Intensivstation des Krankenhauses K. ist es heute zu einem ernsten Zwischenfall gekommen. Der Perfusor, mit dem Patient Peter F. kreislaufunterstützende Medikamente intravenös erhält, hat trotz kontrollierter richtiger Einstellung eine 10-fach erhöhte Dosis des Medikaments appliziert. Glücklicherweise fielen die schwerwiegenden Kreislaufprobleme beim Patienten unmittelbar nach Anschluss des Gerätes auf. Die danebenstehende Stationsärztin konnte durch sofortiges Eingreifen Schlimmeres verhindern. Anschließend durchgeführte Tests mit dem Gerät zeigten, dass die Elektronik defekt war. Noch im Verlauf des Frühdienstes meldet die Stationsärztin diesen Zwischenfall an das Bundesinstitut für Arzneimittel und Medizinprodukte BfArM.

Meldepflicht schwerwiegender Nebenwirkungen

Kommt es beim Einsatz von Medizinprodukten zu schwerwiegenden Vorkommnissen, die zum Tod oder zu einer schwerwiegenden Verschlechterung des Gesundheitszustands eines Patienten geführt haben bzw. hätten führen können, müssen solche Ereignisse an die zuständige Bundesoberbehörde BfArM gemeldet werden.

> **§ 3 Medizinprodukte-Sicherheitsplanverordnung MPSV**
>
> »*Wer Medizinprodukte beruflich oder gewerblich betreibt oder anwendet, hat dabei aufgetretene Vorkommnisse der zuständigen Bundesoberbehörde zu melden.*« [..] Das gilt »*entsprechend für Ärzte und Zahnärzte, denen im Rahmen der Diagnostik oder Behandlung von mit Medizinprodukten versorgten Patienten Vorkommnisse bekannt werden.*«

Als Betreiber gelten z. B. Krankenhäuser und Pflegeheime bzw. deren Träger. Anwender sind Ärztinnen oder auch Angehörige des Pflegepersonals, wobei die Verantwortung für die Anwendung im konkreten Behandlungsfall bei der Ärztin liegt. Auch Anwendungsfehler, die der behandelnden Ärztin im Zusammenhang mit Medizinprodukten unterlaufen, sind meldepflichtig, wenn sie zum Tod oder zu einer schwerwiegenden Verschlechterung des Gesundheitszustandes geführt haben.

10 Intersektorale Versorgung

Folgende Fragen können Sie im Anschluss beantworten:

1. Was ist der Unterschied zwischen Case Management und Care Management?
2. Was sind Disease-Management-Programme (DMP)?
3. Was unterscheidet Disease-Management-Programme von den Programmen der Integrierten Versorgung?
4. Was bedeutet Überleitungs- bzw. Entlassmanagement für Krankenhäuser?

Information: Daten und Fakten

- Disease Management Programme wurden seit 2002 entwickelt, um die Über-, Unter- und Fehlversorgung bei bestimmten Patientengruppen, insbesondere chronisch Kranken, zu reduzieren (Lauterbach 2001).
- Zurzeit (2017) gibt es sieben Disease Management Programme in Deutschland.
- Für die Förderung der Disease Management Programme erhalten die Krankenkassen im Jahr 2017 eine »Programmkostenpauschale« aus dem Gesundheitsfonds in Höhe von 145,68 Euro pro eingeschriebenen Versicherten.
- Zur Förderung neuer insbesondere intersektoraler Versorgungsformen werden 2016 bis 2019 jährlich 225 Millionen Euro bereitgestellt.

Fallbeispiel

Karl-Heinz B., 76 Jahre, hat auch Wochen nach seinem Sturz im Badezimmer noch große Probleme mit seiner Wunde am Unterschenkel, die partout nicht heilen will. Nachdem der ambulante Pflegedienst nicht mehr kommt, übernimmt er die Verbandwechsel selbst bzw. sucht wöchentlich seinen Hausarzt auf. Mittlerweile fühlt er sich von den dauernden Arztbesuchen und dem Umgang mit den verschiedensten Verbandmaterialien überfordert.

10.1 Case Management

Seit vielen Jahren wird die Trennung der verschiedenen Leistungssektoren im deutschen Gesundheitssystem beklagt. Die Undurchschaubarkeit des Systems, das Nebeneinander verschiedenster Leistungserbringer und die unzureichende Kommunikation der Beteiligten miteinander führen häufig zu Versorgungsbrüchen im Behandlungsprozess. Mehrere Reformvorschläge des Gesetzgebers hatten in den letzten Jahren zum Ziel, über eine verbesserte Koordination und Vernetzung der medizinischen Versorgung nicht nur die Qualität der Versorgung zu verbessern, sondern auch durch die Vermeidung von Mehrfachuntersuchungen oder Notfallaufnahmen wegen Versorgungslücken die Kosten zu senken. Dafür wurden einige Gesetze verabschiedet, die u. a. finanzielle Anreize für niedergelassene Ärzte und Krankenhäuser bzw. Rehabilitationskliniken boten, um eine intersektorale Zusammenarbeit zu verbessern.

Versorgungsbrüche durch unzureichende Zusammenarbeit der Leistungssektoren

> **Definition: Versorgungsbrüche**
>
> Unter Versorgungsbrüchen versteht man eine Unterbrechung der geplanten Behandlung oder Betreuung z. B. durch unzureichenden Informationsaustausch, nicht optimal aufeinander abgestimmte Behandlungen oder eine unzureichende bzw. fehlende Nachsorge. Damit steigt das Risiko von schlechteren Heilungschancen, einer höheren Sterblichkeitsrate oder einer Reduktion der Lebensqualität der Betroffenen. Zudem können zusätzliche Kosten entstehen, z. B. durch Doppeluntersuchungen oder durch verlängerte stationäre Aufenthalte.

Unter *intersektoraler Versorgung* versteht man eine fachbereichsübergreifende Zusammenarbeit von Kliniken, Fachärztinnen, Pflegediensten und anderen Beteiligten, die indikationsspezifisch die Behandlung der Patienten aufeinander abstimmen. So können z. B. im Rahmen von Wundversorgungsnetzwerken niedergelassene Hausärztinnen und chirurgische Fachärzte, Apotheken und Sanitätshäuser, Pflegedienste, Physiotherapeuten, Podologen (Medizinische Fußpfleger), Ernährungsberaterinnen und Psychologen bzw. Sozialberater in enger Abstimmung mit den Krankenkassen ein Versorgungskonzept für Patienten mit »chronischen schlecht heilenden Wunden« etablieren und gemeinsam umsetzen (▶ Abb. 10.1).

Intersektorale Versorgung

Abb. 10.1:
Versorgungsnetzwerk
»chronische Wunde«
bei Diabetes

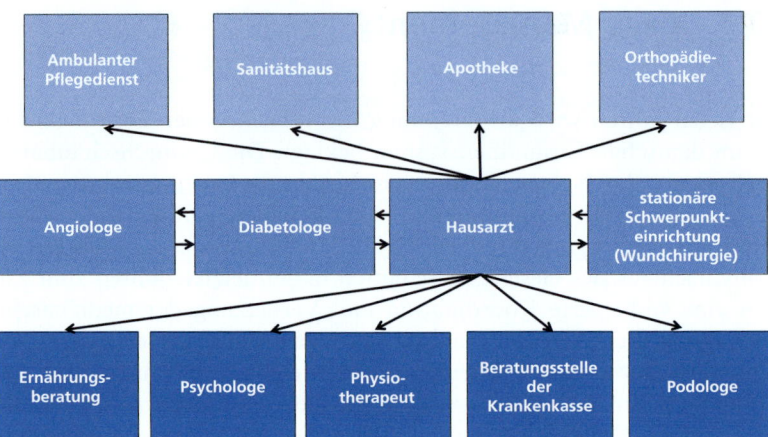

 Merke

Intersektorale Versorgung bedeutet die fachbereichs- und sektorenübergreifende Zusammenarbeit verschiedener an der medizinischen Patientenversorgung Beteiligter.

Um die fachübergreifende Versorgung der Patienten zu verbessern, wurden in den letzten Jahren verschiedene Programme entwickelt. Dazu gehört, dass sich die unterschiedlichen Beteiligen zunächst auf ein einheitliches Vorgehen in der Diagnostik und Therapie bzw. Pflege bestimmter, besonders häufiger oder aufwändiger Erkrankungen einigen mussten. Die Entwicklung von Leitlinien leistete dabei große Hilfe.

 Definition: Leitlinien

Leitlinien sind »ideale« standardisierte Behandlungswege, die auf Basis evidenzbasierter klinischer Studien von den Experten medizinischer Fachgesellschaften (z. B. für Innere Medizin, Gynäkologie, Chirurgie etc.) entwickelt wurden.

Ein großes Risiko für intersektorale Versorgungsbrüche stellt der Übergang der Patienten von einem in einen anderen Versorgungssektor dar, also z. B. von der akutstationären Versorgung in die Rehabilitation oder von der stationären pflegerischen Versorgung in die akutstationäre Versorgung (▶ Abb. 10.2).

10.1 Case Management

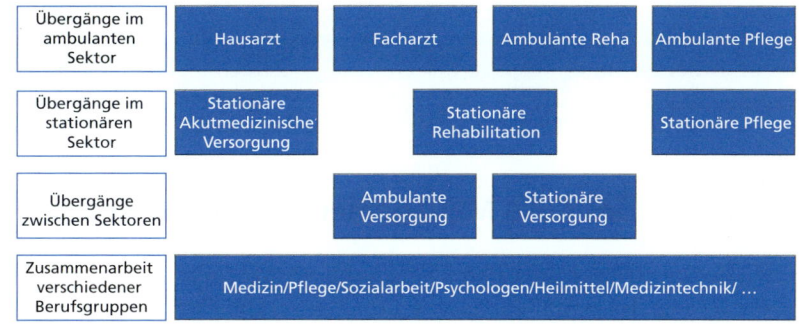

Abb. 10.2: Intersektorale Schnittstellen und mögliche Versorgungsbrüche

Ein Ansatz, um die bestehenden Schnittstellen zu reduzieren und auch über Sektorengrenzen hinweg eine lückenlose und an den individuellen Bedürfnissen des Patienten ausgerichtete Versorgung zu gewährleisten, stellt das *Case Management* dar. Der Begriff Case Management oder Fall-Management stammt ursprünglich aus der sozialen Arbeit und bezeichnet die Organisation und Koordination von bedarfsgerecht auf den einzelnen »Fall« zugeschnittenen Hilfeleistungen für die Betroffenen. Dabei wird die Unterstützung explizit über bestehende Grenzen von Ämtern, Zuständigkeiten oder Einrichtungen geplant und umgesetzt.

> **Definition: Case Management**
>
> Die Deutsche Gesellschaft für Care und Case Management (DGCC) definiert Case Management als den »Aufbau eines zielgerichteten Systems von Zusammenarbeit, das am konkreten Unterstützungsbedarf der einzelnen Person ausgerichtet ist. Ziel ist, Aufgaben und Abläufe aller in der [...] Patientenversorgung tätigen Professionen zu koordinieren und die Leistungserbringung möglichst effizient und effektiv zu gestalten« (DGCC 2016).

Case Management bedeutet also das Management auf Fallebene, d. h. die Koordination und Organisation der verschiedenen am konkreten Versorgungsprozess Beteiligten. Im o. g. Fallbeispiel wären das u. a. Hausarzt, Pflegedienst, Podologe, Sanitätshaus, Apotheke, Psychologe, Ernährungsberater, aber auch soziale Dienste. Häufig werden auch Selbsthilfegruppen miteinbezogen.

> **Information**
>
> Beim Case Management handelt es sich um ein umfangreiches Versorgungskonzept, das im Rahmen dieses Buches nur kurz beschrieben werden kann. Weiterführende Informationen finden Sie z. B. auf der Homepage der Deutschen Gesellschaft für Care und Case Mana-

> gement unter https://www.dgcc.de/ und der Case Management Society of America unter http://www.cmsa.org/. Zudem sei auf die umfangreiche Fachliteratur zu diesem Thema verwiesen.

10.1.1 Internes Case Management im Krankenhaus

Die Rolle des Case Managers

Innerhalb des Krankenhausbereiches sind Case Manager im Idealfall für die Steuerung des Krankenhausaufenthaltes verantwortlich. Das heißt, sie bereiten die stationäre Aufnahme vor (*Aufnahmemanagement*), kontrollieren die Durchführung der geplanten medizinischen und pflegerischen Maßnahmen und leiten die erforderliche Nachversorgung ein (*Entlassmanagement*). Die Diagnosestellung, Therapieentscheidungen und die Pflegeplanung bleiben dabei in der ärztlichen bzw. pflegerischen Verantwortung. Daneben übernehmen Case Manager häufig weitere Aufgaben wie z. B.

- die Organisation ambulanter und stationärer Einweisungen und ambulanter Operationstermine,
- die Terminvergabe für Sprechstunden der Fachabteilungen,
- die Begleitung von Patienten und deren Angehörigen bei komplexen Behandlungsprozessen, z. B. Tumorerkrankungen oder chronischen Erkrankungen,
- den Informationsaustausch an den Schnittstellen zu Ärzten, Pflegekräften, Therapeuten, Psychologen, Sozialdienst.

Ziel des krankenhausinternen Case Managements ist eine »dem individuellen Bedarf entsprechende und reibungslose Erbringung von medizinischen, pflegerischen und therapeutischen Leistungen« (DGCC 2013, Positionspapier, S.2). Durch einen reibungslosen Verlauf des stationären Aufenthalts können Verweildauer und Behandlungskosten reduziert werden. Das birgt aber auch die Gefahr, dass »wirtschaftliche Interessen des Krankenhauses zu Lasten von Patientinnen in den Vordergrund gestellt werden« (ebd. S.4) und die Case Manager vorrangig als Kostenoptimierer betrachtet werden.

10.1.2 Überleitungs- und Entlassmanagement

Um Versorgungsbrüche beim Wechsel von der stationären in die ambulante Versorgung oder in eine Rehabilitationseinrichtung zu vermeiden, wurde das *Überleitungs- bzw. Entlassmanagement* im SGB V gesetzlich verankert. Seit dem 1. Oktober 2017 sind die Krankenhäuser verpflichtet, für Patienten nach einem (teil-) stationären Aufenthalt ein Entlassmanagement zu organisieren.

10.1 Case Management

> **§ 39 SGB V**
>
> »*(1a) Die Krankenhausbehandlung umfasst ein Entlassmanagement zur Unterstützung einer sektorenübergreifenden Versorgung der Versicherten beim Übergang in die Versorgung nach Krankenhausbehandlung.*«

Ein auf die Patientin abgestimmtes Versorgungsmanagement soll die Kontinuität der Versorgung bei Entlassung aus dem Krankenhaus in die nachgelagerten Bereiche, also Zuhause, Pflegeheim oder Reha-Einrichtung gewährleisten. Dazu gehören die Weitergabe wichtiger medizinischer Informationen, die geregelte Versorgung mit Arznei- oder Hilfsmitteln und die Koordination der Unterstützung z. B. durch ambulante Pflegedienste. Zu diesem Zweck dürfen Krankenhäuser für einen Zeitraum von bis zu sieben Tagen unmittelbar nach dem stationären Aufenthalt Arzneimittel (in der jeweils kleinsten Packungsgröße), Rehabilitationsmaßnahmen oder Hilfsmittel verordnen und die Arbeitsunfähigkeit der Patienten feststellen.

Durch eine bestmögliche häusliche, ambulante oder stationäre Versorgung, z. B. in einer stationären Pflegeeinrichtung, soll eine Wiederaufnahme der Patientin ins Krankenhaus vermieden werden. Das ist eine interdisziplinäre Aufgabe, bei der Pflegende, Ärzte und Sozialarbeiter zusammenarbeiten. In vielen Kliniken gibt es mittlerweile ein Überleitungsmanagement, dessen Aufgabe es ist, den individuellen Bedarf der Patientin und ihre spezifische Versorgungssituation einzuschätzen und entsprechend notwendige Maßnahmen zu planen bzw. zu koordinieren. Dazu kann die Beschaffung von Hilfsmitteln wie Pflegebett, Rollstuhl oder Rollator gehören, die Teilnahme an einem Hausnotrufsystem, die Unterstützung bei der Beantragung einer Pflegestufe, das Angebot individueller Schulungen oder Informationen über Pflegekurse oder Selbsthilfegruppen. Ziel eines Überleitungsmanagements ist zum einen eine Verbesserung der Versorgungsqualität und Sicherheit der Patientin durch eine nahtlose Weiterversorgung z. B. mit Medikamenten oder Hilfsmitteln. Zum anderen soll mit verbesserten Organisationsstrukturen eine Kostensenkung erreicht werden, indem z. B. Doppeluntersuchungen oder eine verzögerte Diagnostik bzw. Therapie vermieden werden. Dazu braucht man vor allem eine Verbesserung der Kommunikation zwischen den Leistungsbereichen, unter anderem durch eine überschaubare und möglichst einheitliche Dokumentation.

> **Information**
>
> Das Deutsche Netzwerk für Qualität in der Pflege (DNQP) hat 2009 einen Expertenstandard Entlassungsmanagement in der Pflege veröffentlicht, der entsprechende Maßnahmen unter Berücksichtigung der

> Struktur-, Prozess- und Ergebnisqualität eines Entlassmanagements beschreibt.

10.2 Care Management

Regional organisiertes Unterstützungssystem

Vom Case Management abzugrenzen ist das *Care Management*. Mit Care Management bezeichnet man das gesundheits- und sozialpflegerische *Hilfesystem in einer Stadt oder Region*. Die hieran beteiligten medizinischen und pflegerischen Einrichtungen, Sozialdienste und Ämter arbeiten zusammen und koordinieren ihre Angebote gemeinsam. Durch den Aufbau fallübergreifender regionaler Netzwerke werden die medizinisch-(teil)stationären Behandlungen und das ambulant-häusliche Pflegesystem vernetzt. So kann im Einzelfall auf übergreifende Netzwerke zurückgegriffen werden (Monzer 2013).

> **Merke**
>
> Case Management bedeutet »Management auf Fallebene«, das heißt die Organisation und Koordination der verschiedenen am konkreten Versorgungsprozess Beteiligten.
>   Care Management bedeutet »Management der Fälle«, das heißt Management auf Systemebene. Verschiedene Strukturen, z. B. das gesundheits- und sozialpflegerische Hilfesystem in einer Region, werden in einer Ablauforganisation zusammengefasst.

10.3 Managed Care

Gelenkte Gesundheitsversorgung

Die Idee des Managed Care wurde ursprünglich in den 1930er Jahren in den USA entwickelt und vom Versicherungsunternehmen »Kaiser Permanente« mit Hauptsitz in Kalifornien umgesetzt. Mit dem Begriff »gelenkte« oder auch »gesteuerte« Versorgung bezeichnet man ein Konzept, in dem sowohl die Finanzierung als auch die Gesundheitsversorgung durch einen Leistungserbringer erfolgt. In den USA sind das die *Health Maintenance Organizations* (HMO), die seit den 1970er Jahren durch den HMO Act durch die Regierung gefördert werden. Die Versicherten zahlen pauschale Beiträge an das Versicherungsunternehmen und werden damit Teil eines Versorgungskonzepts, in dem die Leistungen entweder durch zum Unternehmen gehörende oder vertraglich an das Unternehmen gebundene Ärzte bzw. Therapeuten erbracht werden. Die Versicherten sind dabei in der Wahl der behandelnden Ärzte bzw. der Kliniken und Rehabilitationseinrichtungen deutlich eingeschränkt. Das *Gatekeeping-Konzept* der hausärztlichen Versorgung, in dem die Patienten sich verpflichten, zunächst den vertraglich festgelegten Hausarzt aufzusuchen, der dann ggf. an mitbehandelnde Fachärzte überweist, entspricht dieser Idee.

> **Definition: Managed-Care-Versorgungssystem**
>
> Im Managed-Care-Versorgungssystem erfolgen Finanzierung und Leistungserbringung sektorenübergreifend durch eine Stelle. Grundprinzip ist ein pauschalierendes Vergütungssystem.

Das Versicherungsunternehmen hat in diesem Versorgungsmodell weitgehende Möglichkeiten der *Steuerung der medizinischen Versorgung nach ökonomischen Gesichtspunkten*. Innerhalb eines MC-Systems können verbindliche Leitlinien der medizinischen Versorgung, ein einheitliches Case Management oder spezielle Bonussysteme für Leistungserbringer und Versicherte umgesetzt werden. Ziel ist eine Optimierung der Versorgungsprozesse unter einheitlichen Qualitätsstandards und eine Reduktion der angebotsinduzierten Nachfrage von Gesundheitsleistungen. Problematisch wird Managed Care dann, wenn mit der Leistungssteuerung ein Ausschluss von medizinischen Leistungen einhergeht. Oder wenn mit dem Ziel einer besseren Auslastung Kapazitäten reduziert werden, was verlängerte Wartezeiten für Diagnose oder Therapieverfahren für die Patienten mit sich bringt.

Zu den Instrumenten des Managed Care gehören Hausarztmodelle, Case Management, integrierte Versorgung und Disease-Management-Programme (▶ Abb. 10.3). Obwohl viele dieser Konzepte aus unserem Gesundheitssystem mittlerweile nicht mehr wegzudenken sind, hat sich Managed Care in Deutschland nicht durchgesetzt (SVR 2009). Auch die bisherigen wissenschaftlichen Ergebnisse der Begleitforschung einzelner regionaler Managed-Care-Projekte lassen keine eindeutigen Aussagen über Wirksamkeit, Qualität und Patientenzufriedenheit zu (Schrappe 2017, S.369).

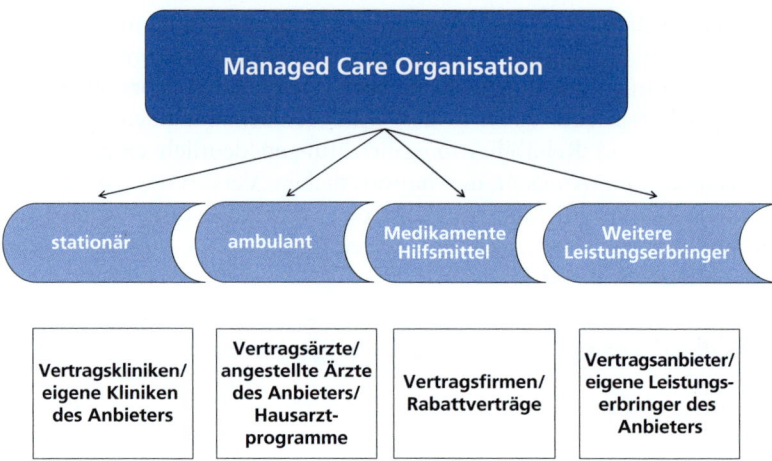

Abb. 10.3: Managed Care nach amerikanischem Vorbild

10.4 Integrierte Versorgung

Indikationsbezogene regionale Einzelverträge mit verschiedenen Leistungserbringern

Um sektorenübergreifend weitere, an der Versorgung der Patienten Beteiligte in Behandlungsprogramme einzubinden, wurden von den Gesetzlichen Krankenkassen Programme zur *Integrierten Versorgung* entwickelt. Diese (nach §§ 140a ff. SGB V geförderten) Programme sollen die sektoren- bzw. fachübergreifende Versorgung von Patienten unter Wirtschaftlichkeits- und Qualitätsgesichtspunkten verbessern. Beteiligt sind hierbei Haus- und Fachärztinnen, Krankenhäuser, Vorsorge- und Rehabilitationskliniken, Physiotherapeuten, Ergotherapeuten, Apothekerinnen und Pharmazeutische Unternehmen, Medizinproduktehersteller und weitere Leistungserbringer, die in vernetzten Strukturen bei der Behandlung ihrer Patienten miteinander kooperieren und sich gegebenenfalls ein gemeinsames Budget teilen. Dazu schließen die Krankenkassen direkt mit den jeweiligen Leistungserbringern entsprechende Einzelverträge ab. Die Kassenärztlichen Vereinigungen der Bundesländer sind daran nicht beteiligt.

Das bietet sich besonders für komplexe Behandlungsprozesse an, bei denen viele Leistungserbringer an der Patientenversorgung beteiligt sind, wie z. B. bei chronischer Herzinsuffizienz oder chronischen Lungenerkrankungen. Für die Teilnahme an diesen Programmen bieten manche Krankenkassen ihren Versicherten spezielle Boni. Die teilnehmenden Ärzte erhalten eine gesonderte Vergütung außerhalb des Regelleistungsvolumens. Durch die Einbindung der Patienten in eine organisierte Behandlungskette, die nach den Gesichtspunkten der Evidenzbasierten Medizin entwickelt wird, verspricht man sich eine verbesserte Versorgung der Patienten, die sich nicht mehr selbst auf die Suche nach den richtigen

Spezialisten machen müssen und durch eine verbesserte Koordination der Angebote weniger Wartezeiten haben. Zudem erhofft man sich durch die verbesserte Kommunikation eine Reduktion teurer Doppel- und Mehrfachuntersuchungen und weniger bzw. auch kürzere Krankenhausaufenthalte (BMG 2015). Die im Jahr 2004 eingeführte Anschubfinanzierung hat zur Bildung regional recht unterschiedlicher Versorgungsnetze geführt. Seit Ende 2008 die Anschubfinanzierung durch die Kassen ausgelaufen ist, gab es nur noch wenig neue Verträge (Wille 2013).

Fallbeispiel

Chronische Wunde: Die Krankenkasse A trifft mit Ärztinnen, Podologen, Ernährungsberaterinnen, ambulanten Pflegediensten und einem pharmazeutischen Unternehmen, das Verbandmaterialien für die Versorgung chronischer Wunden herstellt, einen Versorgungsvertrag zur integrierten Versorgung von Patienten mit chronischen Wunden. Die Patienten werden nach definierten Behandlungsleitlinien versorgt, die für alle Beteiligten gelten. Einem speziell entwickelten Schulungsprogramm zum Umgang mit Begleiterkrankungen wie Diabetes oder AVK folgt eine Ernährungsberatung und Bewegungsschulung. Neben der kontinuierlichen Kontrolle durch Pflegedienst und Podologen werden die Patienten zu definierten Zeitpunkten zu ärztlichen Kontrolluntersuchungen einbestellt. Alle regelmäßig erhobenen Daten werden in einem vom pharmazeutischen Unternehmen entwickelten Softwaretool gespeichert und sind allen beteiligten Ärzten zugänglich. Zugleich ist über das zentrale Bestellsystem ein kontinuierlicher Überblick über die Verbrauchsmaterialien und durchgeführten Untersuchungen möglich. Der Patient erhält einen Patientenpass, der bei einer evtl. notwendigen Aufnahme ins Krankenhaus vorgezeigt wird und alle erforderlichen Daten für die Krankenhausärzte und die Kontaktdaten eines zentralen Ansprechpartners enthält.

Für einen Patienten mit chronischer Wunde ist es nicht wichtig, wie oft der Hausarzt letztlich seinen Wundstatus kontrolliert. Was zählt, ist, dass die Extremität optimal erhalten und nicht amputiert wird. Ist der Patient in ein Versorgungsnetz eingebunden, das eine bessere podologische oder pflegerische Versorgung bereitstellt, lassen sich durch eine verbesserte Versorgung Folgekosten vermeiden (SVR 2012). Mit dem GKV Versorgungsstärkungsgesetz wurde 2015 ein *Innovationsfonds zur Förderung der Integrierten Versorgung und Versorgungsforschung* beschlossen. Zwischen 2016 bis 2019 werden 225 Mio. Euro für die Förderung neuer Versorgungsformen und 75 Mio. Euro für die Versorgungsforschung bereitgestellt.

Merke

Im Rahmen der Integrierten Versorgung schließen einzelne Krankenkassen *regionale* Versorgungsverträge mit verschiedenen Leistungserbringern für die Versorgung ihrer Patienten mit einer bestimmten Indikation. Die Kassenärztlichen Vereinigungen sind dabei nicht zwingend beteiligt.

10.5 Disease Management Programme

Strukturierte interdisziplinäre Behandlungskonzepte

Mit Hilfe von *Disease-Management-Programmen* soll die Gesundheitsversorgung von chronisch Kranken durch aufeinander abgestimmte, wissenschaftlich gesicherte Therapieschritte erfolgen. Durch die koordinierte Zusammenarbeit der Haus- und Fachärztinnen sowie Krankenhäuser, Apotheken und Reha-Einrichtungen sollen Patienten vor einer Verschlimmerung des Krankheitsbildes bzw. vor Folgeerkrankungen bewahrt werden. Damit sollen sich langfristig die Ausgaben der Krankenkasse senken lassen. Durch die *Anwendung einheitlicher evidenzbasierter Leitlinien* soll eine standardisierte Versorgung der Patienten gewährleistet werden, egal ob der Diabetes-Patient auf Rügen oder am Bodensee, auf der schwäbischen Alb oder in Bochum behandelt wird. Eine Teilnahme an den DM-Programmen ist für Patienten und behandelnde Ärzte freiwillig, wird aber von den Krankenkassen finanziell gesondert vergütet. Die bundesweit geltenden Vorgaben werden auf Länderebene regional in Verträgen zwischen Krankenkassen und der Kassenärztlichen Vereinigung umgesetzt.

Merke

Disease Management Programme (DMP) sind »strukturierte Behandlungsprogramme. Die Behandlungs- und Betreuungsprozesse von Patienten werden über den gesamten Verlauf einer (chronischen) Krankheit und über die Grenzen der einzelnen Leistungserbringer hinweg koordiniert und auf der Grundlage wissenschaftlich gesicherter aktueller Erkenntnisse (medizinische Evidenz) optimiert« (KBV 2015).

Bisher wurden DMP für folgende Indikationen entwickelt:

- Diabetes mellitus Typ 2
- Brustkrebs
- Koronare Herzkrankheit (KHK)
- Modul Herzinsuffizienz zum DMP KHK
- Diabetes mellitus Typ 1
- Asthma bronchiale
- Chronisch obstruktive Lungenerkrankung (COPD)

Inhaltlich sind die DMP so aufgebaut, dass Anforderungen an die Diagnostik, Therapie und Kooperation der verschiedenen Versorgungssektoren formuliert werden, die dem aktuellen Stand der wissenschaftlichen Forschung entsprechen. Zudem werden Maßnahmen zur Qualitätssicherung, zur Dokumentation und zur Evaluation des Behandlungserfolgs beschrieben.

Das Disease Management Programm für Diabetes enthält z. B. Anforderungen an die Stellung der Erstdiagnose, definiert klare Therapieziele, enthält Vorgaben zur medikamentösen und nichtmedikamentösen Therapie und zu unterstützenden Angeboten wie Ernährungsberatung, Tabakverzicht und körperlicher Aktivität (Bundesgesetzblatt 2009, Teil I, Nr. 35).

> **Merke**
>
> Disease Management Programme werden *überregional* für bestimmte Indikationen konzipiert. Die Krankenkassen schließen hierfür gesonderte Verträge mit den Kassenärztlichen Vereinigungen. Dafür erhalten sie Mehrzuweisungen aus dem Gesundheitsfonds.

10.6 Sektorenübergreifende Qualitätssicherung

Viele medizinische Leistungen werden heute sowohl im ambulanten als auch im stationären Sektor erbracht, d. h. Patienten werden im Verlauf der Behandlung häufig in beiden Sektoren versorgt. Um eine sektorenübergreifende Qualitätssicherung zu gewährleisten, wurde der G-BA beauftragt, entsprechende Qualitätskriterien zu entwickeln, die sich einrichtungsübergreifend anwenden lassen (G-BA 2015). Zunächst geschah das ab 2016 für die Perkutane Koronarintervention (PCI) und Koronarangiographie. Sowohl Kliniken wie auch niedergelassene Praxen wurden verpflichtet, mittels einer speziell zertifizierten Dokumentationssoftware Daten zur Qualität der medizinischen Versorgung zu übermitteln. Ziel ist es, über einen längeren Zeitraum und über die verschiedenen Leistungserbringer hinweg die Behandlungsverläufe analysieren und bewerten zu können. So gewinnt man Informationen, welche und wo erbrachten Eingriffe (in der Praxis oder im Krankenhaus) die bessere Versorgungsqualität gewährleisten. Zukünftig sollen weitere Eingriffe in diese Dokumentation aufgenommen werden (z. B. Kniegelenks-Arthroskopie).

11 Zukünftige Entwicklungen

> **Information: Daten und Fakten**
>
> - Im Jahr 2015 investierte das Bundesministerium für Bildung und Forschung mehr als 2,2 Mrd. Euro in Projekte zur Gesundheitsforschung und Gesundheitswirtschaft (BMBF 2015).
> - Von den Bundesinstituten erhielt im Jahr 2016 das Robert Koch Institut mit 73,1 Mio. Euro den größten Anteil an finanzieller Förderung, gefolgt vom Paul-Ehrlich-Institut mit 13,1 Mio. Euro, dem Bundesinstitut für Arzneimittel und Medizinprodukte mit 4,1 Mio. Euro und der Bundeszentrale für gesundheitliche Aufklärung mit 800.000 Euro (Wallenfells 2016).
> - Medizintechnik aus Deutschland ist ein Exportschlager: 2014 gab es in Deutschland mehr als 1.200 Medizintechnikunternehmen mit rund 125.000 Beschäftigten (Gesamtumsatz von 25 Mrd. Euro) und einer Exportquote von 68 Prozent (BMBF 2016).

Die Geschwindigkeit, mit der sich medizinisches und pflegerisches Wissen entwickelt, hat in den letzten Jahrzehnten rasant zugenommen. Das stellt besondere Anforderungen an alle im medizinischen bzw. pflegerischen Bereich Tätigen. Eine hochqualifizierte fachliche Ausbildung allein wird zukünftig nicht mehr ausreichen, um mit dem Wissenszuwachs Schritt zu halten. Gefordert ist die (berufs-)lebenslange Bereitschaft zur Fort- und Weiterbildung (*Lebenslanges Lernen*), um von der Entwicklung des Fachwissens nicht überholt zu werden. Die zunehmende Spezialisierung der Gesundheitsbranche hat in den vergangenen Jahren zum Entstehen neuer Berufsbilder geführt (z. B. Gesundheitspsychologen, Operationstechnische Assistenten, Physician Assistant etc.), deren Entwicklung noch lange nicht abgeschlossen ist.

11.1 Demographische Veränderungen

Nahezu alle westlichen Industrienationen sehen sich durch die Zunahme der Lebenserwartung und die nachlassende Geburtenzahl mit demographischen Veränderungen konfrontiert. Veränderte Lebens-, Wohn- und Arbeitsbedingungen haben Einfluss auf die Familienplanung, die Möglichkeit zur Übernahme von Pflegeleistungen für Angehörige und gesundheitliche Belastungen. Hier sind vor allem die psychischen bzw. psychiatrischen Erkrankungen zu nennen, die in den letzten Jahren enorm an Bedeutung gewonnen haben, aber natürlich auch die ernährungsbedingten bzw. lebensstilbedingten Erkrankungen wie Herz-Kreislauferkrankungen, endokrinologische Erkrankungen (Diabetes), Lungenerkrankungen (COPD) oder typische altersabhängige Erkrankungen wie Demenz. Insgesamt zeigt die Entwicklung eine steigende Anzahl älterer und zunehmend kranker werdender, auf pflegerische Hilfe angewiesener Menschen, denen eine sinkende Anzahl von jungen Menschen gegenübersteht, die durch ihre Arbeitstätigkeit die Sozialsysteme finanzieren.

Die Folgen für unser Gesundheitssystem aufgrund der Zu- bzw. Abwanderung großer Menschengruppen (steigende Flüchtlingszahlen in Europa), verursacht z. B. durch Kriege und Umweltkatastrophen, sind momentan noch nicht abzusehen. Anzunehmen ist, dass die Zuwanderung vor allem Jüngerer und kinderreicher Familien Auswirkungen auf die demografische Entwicklung haben wird. In welchem Maße das der Fall sein wird, hängt maßgeblich von der weiteren politischen Entwicklung ab und lässt sich nicht vorhersagen.

11.2 Technische und pharmazeutische Entwicklungen

Die demographische Entwicklung bringt mit sich, dass typische Alterskrankheiten wie Tumore zunehmen und neue individuellere Formen der Krebstherapie, schonendere Therapieverfahren und Möglichkeiten der Primärprävention entwickelt werden. So hat allein das Wissen um den Zusammenhang zwischen Viruserkrankungen und der Entstehung von Tumoren zur Entwicklung neuer Impfstoffe (HPV-Impfung) geführt. Zurzeit arbeiten mehrere pharmazeutische Unternehmen an der Entwicklung eines Impfstoffes gegen HIV. Die große Anpassungsfähigkeit von Viren, man denke an den Erreger der Vogelgrippe, und das Auftreten neuer Symptome im Zusammenhang mit Viruserkrankungen, z. B. die 2015 neu aufgetretene Mikrozephalie bei Kindern von in der

Schwangerschaft mit dem Zika-Virus infizierten Müttern, machen es den Forschern nicht leicht. Ebenso wie die Zunahme der resistenten Bakterienstämme, von denen mittlerweile einige schon auf überhaupt kein bekanntes Antibiotikum mehr ansprechen.

Die zunehmende Alterung der Gesellschaft spiegelt sich in der Schwerpunktsetzung der forschenden Pharmazeutischen Unternehmen wider. Hier wird vor allem in den Krankheits- und Arbeitsgebieten der Krebserkrankungen, Entzündungskrankheiten, Herz-Kreislauf-Erkrankungen, Stoffwechselkrankheiten (z. B. Diabetes Typ 2), Alzheimer und alternativen Darreichungsformen für Medikamente geforscht (vfa 2017).

Auch die großen IT-Konzerne entdecken die Gesundheitsbranche als Markt. »So arbeiten Google-Forscher gemeinsam mit Novartis im Bereich Life Science an einer smarten Kontaktlinse für Diabetiker, die kontinuierlich den Blutzucker in der Tränenflüssigkeit misst« (Krüger-Brand 2015). Ein für die Branche besonders interessantes Feld ist die Gewinnung und Verarbeitung von persönlichen Gesundheits- und Fitnessdaten, die neue Fragen zum Datenschutz aufwerfen. Denn sie können nicht nur für Diagnostik und Prognose genutzt werden, sondern eben auch zu gezielten Marketingzwecken oder zur Risikoeinschätzung bestimmter Bevölkerungsgruppen, wenn es z. B. um Versicherungsschutz geht. Man stelle sich nur vor, Versicherungswillige müssten vor Abschluss einer Versicherung die Daten ihres Fitnessarmbands zur Verfügung stellen, bevor sie einen Vertrag unterschreiben können.

Bisher noch ungeklärt ist der Umgang mit den enorm großen Datenmengen (*Big Data*), die bei der Erfassung von Gesundheitsdaten anfallen, z. B. wenn Gen-Sequenzen, Röntgenbilder und weitere Daten von Tumorpatienten im großen Stil erfasst werden, um mit lernenden Maschinen (*Deep Learning*) Muster zu entdecken, mit deren Hilfe ggf. individuelle Therapieverfahren (*personalisierte Medizin*) für den einzelnen Betroffenen entwickelt werden können.

11.3 Verändertes Gesundheits- und Anspruchsverhalten

Nicht nur die Lebens- und Arbeitsbedingungen haben sich in den letzten Jahrzehnten massiv geändert, auch das Gesundheitsverhalten und das Anspruchsdenken betroffener Patientinnen bzw. deren Angehöriger ist ein anderes. Die Stärkung von Vorsorge und Präventionsangeboten als Leistungsangebot der GKV, das gesetzliche Rauchverbot in öffentlichen Einrichtungen, die Diskussion um eine verpflichtende Teilnahme an Gesundheits- und Präventionsangeboten und vor allem die Zugänglichkeit medizinischer Fachinformationen für die breite Bevölkerung und das damit einhergehende (Halb-)Wissen werden das deutsche Gesundheitssystem zukünftig beeinflussen. Aber auch eine geänderte Reisetätigkeit und die damit verbundene Verbreitung von Erkrankungen (z. B. Ebola-Fall in Spanien), die durch die Klimaveränderung verursachten Änderungen des Auftretens von Krankheitserregern, die zuvor in Mitteleuropa nicht anzutreffen waren, werden Auswirkungen haben.

Menschen haben heute auch im hohen Lebensalter einen gestiegenen Anspruch an Mobilität und Leistungsfähigkeit, was zur Entwicklung neuer intelligenter Assistenzsysteme führt (*ambient assisted living*), die ältere Menschen in ihrem Alltagsleben unterstützen, damit sie möglichst lange ein selbständiges und unabhängiges Leben zu Hause führen können. Auch das BMBF nennt u. a. die Entwicklung von Verfahren zur Verbesserung der Mobilität und Arbeitsfähigkeit von Betroffenen, von Assistenzsystemen zum Therapiemanagement für pflegende Angehörige und individualisierte digitale Lösungen zur Rehabilitation, zum eigenmotivierten Training sowie zur frühzeitigen Therapie von Begleiterkrankungen als Forschungsschwerpunkte (BMBF 2016).

Empfehlung

Unter https://www.bmbf.de/pub/Patientenversorgung.pdf finden Sie das Themenheft »Patientenversorgung verbessern – Innovationskraft stärken« des BMBF, in dem Handlungsfelder für Forschung und Entwicklung beschrieben werden, die der Verbesserung der Patientenversorgung dienen sollen.

In der Vergangenheit haben Gesetzesänderungen im Gesundheitswesen immer wieder zu großen Veränderungen, sowohl auf der Seite der Anbieter (Kliniken, Ärzte, Pflege- und Heilberufe) wie auch auf der Seite der Patienten geführt. Exemplarisch seien hier die Auswirkungen der geänderten Abrechnungen stationärer Leistungen durch die Einführung der DRG, die Einführung der Pflegeversicherung, die Ausweitung ambulanter Operationen oder das Patientenrechtegesetz genannt. Auch die Reform des Pflegeberufegesetzes mit der darin enthaltenen generalistischen Pflegeausbildung wird zu Veränderungen weit über die eigentliche Ausbildung hinaus führen. Aktuelle gesundheitspolitische Bestrebungen zur qualitätsabhängigen Vergütung und die zunehmende Bedeutung von Patientensicherheit in Zeiten steigender Haftpflichtversicherungsbeiträge werden zukünftig Einfluss auf Kliniken und Arztpraxen haben. Nicht zuletzt ist die Aufnahme von medizinischen Leistungen in den Leistungskatalog der GKV bzw. das Streichen solcher Leistungen das Ergebnis gesundheitspolitischer Verhandlungen und kann von den Verhandlungspartnern entsprechend geändert werden

11.4 Akademisierung von Gesundheitsberufen

Im Gesundheitswesen besteht seit Jahren ein Trend zur Spezialisierung und weiteren Segmentierung. Da Versorgungsprozesse immer komplexer werden, wird den zukünftigen Generationen von Pflegenden neben der »traditionellen Pflege« eine zunehmende Bedeutung bei der Steuerung von Versorgungsprozessen, sowohl innerhalb des Krankenhauses bzw. der Pflegeeinrichtung wie vor allem sektorenübergreifend zukommen. Das erfordert Management- und Kommunikationskompetenzen, die über das in der klassischen Pflegeausbildung erworbene Wissen hinausgehen. Bei der mittlerweile rasanten Zunahme von fachspezifischen Neuerungen stellt diese Entwicklung besondere Anforderungen an das Wissensmanagement innerhalb von Gesundheitseinrichtungen. Der Bedarf an Wissenschaftlichkeit steigt in allen Gesundheitsberufen, insbesondere dort, wo es zunehmend zur Aufgabenteilung in der interprofessionellen Zusammenarbeit auch mit Ärzten kommt. Dem versuchen Gesundheitspolitiker, Wissenschaftsrat und ambitionierte Vorreiter zu begegnen, indem sie die in den europäischen Nachbarländern längst etablierte Akademisierung insbesondere der Pflegeberufe, der Heilberufe und der Hebammen fordern und unterstützen. Wenn im Rahmen der Neuverteilung von Aufgaben im Behandlungs- und Pflegeprozess nicht neue Schnittstellen geschaffen, sondern im Gegenteil abgebaut werden sollen, muss das wissenschaftlich fundierte Wissen »ans Bett« (Stemmer et al. 2017), wo es zur Verbesserung der Ergebnisqualität beitragen kann. Es ist zu vermuten, dass die zurzeit noch teilweise erbittert geführte Grundsatzdiskussion über die Akademisierung weiterer Berufe wie MTRAs oder der medizinischen Fachangestellten von den Entwicklungen überholt werden wird. Welche Aufgaben und Kompetenzprofile diese akademisierten Fachkräfte zukünftig besetzen werden, wird zurzeit in den Pflege- und Therapieeinrichtungen erarbeitet und lässt sich vor dem Hintergrund der neu auszuhandelnden Delegationsfähigkeit von medizinischen Leistungen noch nicht abschließend beurteilen. Fest steht jedoch, dass sich akademisierte Pflegekräfte zukünftig aus dem medizinischen Versorgungsbereich nicht mehr wegdenken lassen werden.

> **Empfehlung**
>
> Die Empfehlungen des Wissenschaftsrates zur Akademisierung von Gesundheitsberufen finden Sie unter:
> https://www.wissenschaftsrat.de/download/archiv/2411-12.pdf

Literaturverzeichnis

ABDA – Bundesvereinigung Deutscher Apothekerverbände (2016): Die Apotheke – Zahlen, Daten, Fakten 2016

Ärztezeitung (2016): Gesundheitsministerkonferenz: Die wichtigsten Beschlüsse im Überblick vom 01.07.2016, Springer Verlag, Heidelberg

Arbeitsgemeinschaft Medizinische Rehabilitation SGB IX (2016): Drohender Substanzverlust in der Medizinischen Rehabilitation, Pressemitteilung vom 26.10.2016, http://www.degemed.de/images/phocadownloads/Pressemitteilungen/16-10-26_PM_AGMEDREHA_2016-10-26.pdf, Abruf: 22.12.2016

Arzneimittelkommission der deutschen Ärzteschaft (AkdÄ) und Wissenschaftliches Institut der AOK (WIdO) (2016): Pressekonferenz zum Arzneiverordnungs-Report 2016 am 26. September 2016 in Berlin, https://www.akdae.de/Kommission/Presse/Pressemitteilungen/Archiv/20160926.pdf, Abruf: 3.3.2017

Augurzky, B. et. al. (2016): Krankenhaus Rating Report 2016, medhochzwei Verlag, Heidelberg

Behrends, B. (2009): Praxis des Krankenhausbudgets: nach dem Krankenhausfinanzierungsreformgesetz MWV

Behrends, B. (2013): Praxishandbuch Krankenhausfinanzierung, Medizinisch Wissenschaftliche Verlagsgesellschaft, Berlin

Berufsgenossenschaft für Gesundheitsdienst und Wohlfahrtspflege (1996): Merkblatt zur BK Nr. 5101: Schwere oder wiederholt rückfällige Hauterkrankungen

Braun, B.; Marstedt, G. (2011): Non-Compliance bei der Arzneimitteltherapie: Umfang, Hintergründe, Veränderungswege in Gesundheitsmonitor 2011, Bertelsmann Stiftung

Bundesarbeitsgemeinschaft für Rehabilitation – BAR (2016): Rahmenempfehlungen zur ambulanten medizinischen Rehabilitation vom 1. März 2016

Bundesärztekammer (2015): Ärztestatistik 2015, Berlin

Bundesgerichtshof (BGH) (2005): (Az. VI ZR 289/03) Grundsatzentscheidung vom 15.03.2005

Bundesgesetzblatt Jahrgang (2009): Teil I Nr. 35, 29. Juni 2009, Anforderungen an strukturierte Behandlungsprogramme für Diabetes mellitus Typ 2

Bundesgesetzblatt (2012): Nr. 50 Zweites Gesetz zur Änderung arzneimittelrechtlicher und anderer Vorschriften, Artikel 4, § 13, Abs.1, ausgegeben am 25. Oktober 2012

Bundesministerium für Arbeit und Soziales (2014): Nationaler Sozialbericht, S. 5

Bundesministerium für Arbeit und Soziales (2015): Sozialbudget 2015

Bundesministerium für Arbeit und Soziales (2016): Gesetzliche Unfallversicherung, http://www.bmas.de/DE/Themen/Soziale-Sicherung/Gesetzliche-Unfallversicherung/Ueberblick-gesetzliche-unfallversicherung.html, Abruf: 29.11.2016

Bundesministeriums für Arbeit und Soziales (2017) Sozialbericht S.196

Bundesministerium für Bildung und Forschung (BMBF) (2015): Bildung und Forschung in Zahlen 2015

Bundesministerium für Bildung und Forschung (BMBF) (2016): Patientenversorgung verbessern – Innovationskraft stärken Fachprogramm Medizintechnik 2016

Bundesministerium für Gesundheit BMG (2014): Pressemitteilung Nr. 59 vom 03. Dezember 2014, Ergebnisse der gesetzlichen Krankenversicherung, 1.-3. Quartal 2014

Bundesministerium für Gesundheit – BMG (2015): Pflegestufen, http://www.bmg.bund.de/themen/pflege/pflegebeduerftigkeit/pflegestufen.html, Abruf: 17.4.2015

Bundesministerium für Gesundheit (2015): Aufgaben und Organisation, http://www.bmg.bund.de/ministerium/aufgaben-und-organisation/aufgaben.html, Abruf: 17.4.2015

Bundesministerium für Gesundheit (2015): Integrierte Versorgung, http://www.bmg.bund.de/themen/krankenversicherung/zusatzleistungen-wahltarife/integrierte-versorgung.html, Abruf: 1.10.2015

Bundesministerium für Gesundheit (2016): Pressemitteilung Nr.30 vom 28. Juni 2016, Bessere Beratung für Pflegebedürftige und ihre Angehörigen – Keine Toleranz bei Betrug in der Pflege!, Berlin

Bundesministerium für Gesundheit BMG (2017): Pflegebedürftigkeitsbegriff, https://www.bundesgesundheitsministerium.de/themen/pflege/online-ratgeber-pflege/pflegebeduerftigkeit.html, Abruf: 11.1.2017

Bundesministerium für Gesundheit (2017): Leitlinien zur Überprüfung von Heilpraktikeranwärterinnen und -anwärtern nach § 2 des Heilpraktikergesetzes in Verbindung mit § 2 Absatz 1 Buchstabe i der Ersten Durchführungsverordnung zum Heilpraktikergesetz vom 7. Dezember 2017

Bundesministerium für Wirtschaft und Energie (2016): »Förderung von Ersatzneubauten von zugelassenen stationären Pflegeeinrichtungen nach dem SGB XI«, Beispiel Bayerisches Modernisierungsprogramm (BayModR)

Bundesopiumstelle (2015): Betäubungsmittel, http://www.bfarm.de/DE/Bundesopiumstelle/Betaeubungsmittel/_node.html, Abruf: 26.6.2015

Bundesrat (2016): Beschluss zur Zweiten Verordnung zur Änderung medizinprodukterechtlicher Vorschriften, 04.08.16

Bundeszentrale für gesundheitliche Aufklärung (2016): Aufgaben und Ziele, http://www.bzga.de/die-bzga/aufgaben-und-ziele/, Abruf: 28.2.2017

Bundeszentrale für politische Bildung (2012): Gesundheitssysteme: Deutsche Besonderheiten unter http://www.bpb.de/politik/innenpolitik/gesundheitspolitik/72553/deutsche-besonderheitenAbruf am 28.2.2017

Chardon, M. (2013) in: Das Europalexikon, Große Hüttmann, M.;Wehling, H. G. (Hrsg.), 2., aktual. Aufl. Bonn: Dietz

Clade, H. (2011): Belegärzte: Zerrieben zwischen ambulant und stationär, in: Deutsches Ärzteblatt; 108(5): A-200/B-158/C-158

Deutsche Gesellschaft für Care und Case Management DGCC (2013): Positionspapier der FG Gesundheit und Pflege zum Case Management im Krankenhaus, Mainz

Deutsche Gesetzliche Unfallversicherung DGUV Spitzenverband (2016): Berufskrankheiten Fragen und Antworten, http://www.dguv.de/de/versicherung/berufskrankheiten/index.jsp, Abruf: 28.2.2017

Deutsche Rentenversicherung – DRV (2015): Reha-Bericht 2015, Berlin

Deutsche Rentenversicherung DRV (2015): Klassifikation therapeutischer Leistungen in der medizinischen Rehabilitation, Ausgabe 2015, Berlin

Deutsche Rentenversicherung (2016) Reha-Therapiestandards Schlaganfall – Phase D für die medizinische Rehabilitation der Rentenversicherung, Stand: März 2016

Deutsche Sozialversicherung (2016): http://www.deutsche-sozialversicherung.de/de/pflegeversicherung/organisation.html, Abruf: 28.2.2017

Deutscher Bundestag (2016): Drucksache 18/9200 vom 12.8. 2016, https://www.bundestag.de/dokumente/textarchiv/2016/kw36-ak-gesundheit/437412, Abruf: 01.03. 2017

Egger, J.W. (2005): Das biopsychosoziale Krankheitsmodell. Grundzüge eines wissenschaftlich begründeten ganzheitlichen Verständnisses von Krankheit, in: Psychologische Medizin, 16. Jahrgang 2005, Nummer 2, Wien

European Medicine Agency EMA (2015): GVK Biosciences: European Medicines Agency confirms recommendation to suspend medicines over flawed studies, http://www.ema.europa.eu/docs/en_GB/document_library/Referrals_document/GVK_Biosciences_31/WC500187115.pdf, Abruf: 01.09.2015

Gemeinsamer Bundesausschuss G-BA (2014): Gemeinsamer Bundesausschuss, Häusliche Krankenpflege-Richtlinie, Stand: 17. Juli 2014

Gemeinsamer Bundesausschuss G-BA (2016): Richtlinie des Gemeinsamen Bundesausschusses gemäß § 136, Abs. 1, SGB V, i.V.m. § 135a, SGB V, über Maßnahmen der Qualitätssicherung für nach § 108 SGB V zugelassene Krankenhäuser, Stand 21. Juli 2016

Gemeinsamer Bundesausschuss G-BA (2016): Beschluss des Gemeinsamen Bundesausschusses über eine Qualitätsmanagement-Richtlinie (QM-RL) vom November 2016

Gemeinsamer Bundesausschuss G-BA (2016): Mindestmengenregelungen des Gemeinsamen Bundesausschusses gemäß § 136b, Absatz, 1 Satz 1, Nummer 2, SGB V für nach § 108, SGB V zugelassene Krankenhäuser (Mindestmengenregelungen, Mm-R)

Gemeinsamer Bundesausschuss G-BA (2016): Beschluss über eine Änderung der Psychotherapie-Richtlinie: Strukturreform der ambulanten Psychotherapie von Juni 2016

Gemeinsamer Bundesausschuss G-BA (2017): Heilmittelrichtlinie des Gemeinsamen Bundesausschusses über die Verordnung von Heilmitteln in der vertragsärztlichen Versorgung (Heilmittel-Richtlinie/HeilM-RL) in Kraft getreten am 1. Januar 2017

Gemeinsamer Bundesausschuss G-BA (2017): Hilfsmittel-Richtlinie des Gemeinsamen Bundesauschusses über die Verordnung von Hilfsmitteln in der vertragsärztlichen Versorgung (Hilfsmittel-Richtlinie/HilfsM-RL) in Kraft getreten am 1. Januar 2017

Gesundheitsberichterstattung des Bundes (GBE) (1998): Kapitel 2.2, Gesetzliche Grundlagen und deren Ziele

Gesundheitsberichterstattung des Bundes (GBE) (2004): Selbsthilfe im Gesundheitsbereich, S.10

Gesundheitsberichterstattung des Bundes (GBE) Einsatzfahrtaufkommen im öffentlichen Rettungsdienst (2017): unter http://www.gbe-bund.de/oowa921-install/servlet/oowa/aw92/dboowasys921.xwdevkit/xwd_init?gbe.isgbetol/xs_start_neu/&p_aid=i&p_aid=33922006&nummer=459&p_sprache=D&p_indsp=99999999&p_aid=44309729, Abruf: 01.03.2017

Gesundheitsberichterstattung des Bundes (GBE) (2017): 16.02.2017, Stationäre/teilstationäre Pflege

GKV Spitzenverband (2014): Qualitätsorientierte Versorgungssteuerung und Vergütung Positionen des GKV-Spitzenverbandes beschlossen vom Verwaltungsrat am 3. September 2014

GKV Spitzenverband (2016): DRG-System, https://www.gkv-spitzenverband.de/krankenversicherung/krankenhaeuser/drg_system/g_drg_2016/drg_system_3.jsp, Abruf: 24.1.2017

GKV Spitzenverband (2016): Richtlinien des GKV-Spitzenverbandes über die Prüfung der in Pflegeeinrichtungen erbrachten Leistungen und deren Qualität, nach § 114, SGB XI, (Qualitätsprüfungs-Richtlinien – QPR) vom 6. September 2016

GKV Spitzenverband (2017): Daten für 2017, https://www.gkv-spitzenverband.de/presse/zahlen_und_grafiken/zahlen_und_grafiken.jsp, Abruf: 28.2.2017

GKV Spitzenverband (2017): Gemeinsames Rundschreiben der Verbände der Krankenkassen auf Bundesebene zur Förderung der Selbsthilfebundesorganisationen gemäß § 20h, SGB V

Gerst,T. (2000): Rückblick aus aktuellem Anlass, Deutsches Ärzteblatt 2000; 97 (13): A-826/B-710/C-647

Haffke, D., (2014): 100 Jahre Berliner Abkommen, Hannoversche Ärzte-Verlags-Union, http://www.haeverlag.de/nae/n_beitrag.php?id=4305, Abruf: 08.07.2015

Hölzer S et. al. (2002): Medizinische Klassifikationssysteme: Alltagstaugliche Werkzeuge in Deutsches Ärzteblatt 2002; 99 (17): A-1137/B-971/C-911

Institut für Qualitätssicherung und Transparenz im Gesundheitswesen – IQTIG (2016): Indikatoren in den Strukturierten Qualitätsberichten

Kassenärztliche Bundesvereinigung (2013): Die neue Bedarfsplanung – Grundlagen, Instrumente und regionale Möglichkeiten

Kassenärztliche Bundesvereinigung (2015): Praxis Wissen Praxisnetze Informationen zur Gründung, Anerkennung und Förderung

Kassenärztliche Bundesvereinigung – KBV (2016): Statistik Medizinische Versorgungszentren aktuell zum Stichtag 31.12.2015, www.kbv.de/media/sp/mv¬z_aktuell.pdf, Abruf: 01.03.2017

Kassenärztliche Bundesvereinigung (2016): Einheitlicher Bewertungsmaßstab (EBM) Stand: 1. Quartal 2016, S.13

Koch, P. (2013): Versicherungsplätze in Deutschland, Springer Verlag

Kodierrichtlinien für die Verschlüsselung von Krankheiten und Prozeduren Version 2015 der Deutschen Krankenhausgesellschaft (DKG), GKV-Spitzenverband, Verband der privaten Krankenversicherung (PKV), Institut für das Entgeltsystem im Krankenhaus (InEK GmbH)

Krüger-Brand, H. (2008): Patientensicherheit und Medizintechnik: Unerforschtes Gebiet, Deutsches Ärzteblatt 2008; 105(12): A-617

Krüger-Brand, H. (2015): Medizinische Forschung: Club der medizinischen Avantgarde in Deutsches Ärzteblatt 2015; 112(38): A-1511

Landesärztekammer Baden-Württemberg (2011): Merkblatt Aufnahme und die Ausübung ärztlicher Tätigkeit in der Praxis

Laufs, U. et al (2011): Strategien zur Verbesserung der Einnahmetreue von Medikamenten, in: Arzneimittel & Pharmakotherapie, S. 1616-1621

Lauterbach, K. (2001): Disease Management in Deutschland -Voraussetzungen, Rahmenbedingungen, Faktoren zur Entwicklung, Implementierung und Evaluation Gutachten im Auftrag des Verbandes der Angestellten-Krankenkassen e. V. (VdAK) und des AEV – Arbeiter-Ersatzkassen-Verbandes e. V.

Maier, B./Heitmann, C./Rutz, S./Wolff-Menzler, C. (2015): Psych-Entgeltsystem Entwicklungen, Erfahrungen und Best Practice, medhochzwei Verlag, Heidelberg

Medizinischer Dienst der Krankenversicherung MDK (2009): Richtlinien des GKV-Spitzenverbandes zur Begutachtung von Pflegebedürftigkeit nach dem XI. Buch des Sozialgesetzbuches

Monzer, M. (2013): Case Management, Grundlagen, medhochzwei Verlag, Heidelberg

Nowossadeck, S.; Engstler, H.; Klaus, D. (2016): Pflege und Unterstützung durch Angehörige, Deutsches Zentrum für Altersfragen

OECD (2010): Durchschnittliche Krankenhausverweildauer, in: Gesundheit auf einen Blick 2009: OECDIndikatoren, OECD Publishing, Paris.

OECD (2014): Die OECD in Zahlen und Fakten 2014

Pflegekomplexmaßnahmen-Scores für Erwachsene (PKMS-E), Kinder und Jugendliche (PKMS-J), Kleinkinder (PKMS-K) und Frühgeborene, Neugeborene und Säuglinge (PKMS-F) zum OPS 2017

Pundt, J./Kälble K.(Hrsg.) (2015): Gesundheitsberufe und gesundheitsberufliche Bildungskonzepte, Apollon University Press, Bremen 1. Auflage 2015

Rat der Europäischen Union (2016): Medizinprodukte: Einigung über neue EU-Vorschriften, Pressemitteilung 283/16 vom 25.05.2016

Ringleb, P.A.; Veltkamp, R. Deutsche Gesellschaft für Neurologie (2015): Akuttherapie des ischämischen Schlaganfalls – Ergänzung 2015

Robert Koch Institut (2011): Abschließende Darstellung und Bewertung der epidemiologischen Erkenntnisse im EHEC O104:H4 Ausbruch, Deutschland 2011

Robert Koch Institut (2015): Gesundheit in Deutschland 2015
Roeder, N. (2003): Anpassung des G-DRG-Systems an das deutsche Leistungsgeschehen, Gutachten DKG
Sachverständigenrat zur Begutachtung der Entwicklung im Gesundheitswesen – SVR (2009): Sondergutachten 2009
Sachverständigenrat zur Begutachtung der Entwicklung im Gesundheitswesen – SVR (2012): Sondergutachten Ziele und Leitbilder der Gesundheitsversorgung
Sachverständigenrat zur Begutachtung der Entwicklung im Gesundheitswesen (2012): Wettbewerb an der Schnittstelle zwischen ambulanter und stationärer Gesundheitsversorgung
Sachverständigenrat zur Begutachtung der Entwicklung im Gesundheitswesen – SVR (2014): Gutachten 2014
Salfeld, R. (2010): Modernes Krankenhausmanagement, Springer Verlag
Schlachter, J. (2016): Das Verfahren vor den Gutachterkommissionen für Fragen ärztlicher Haftpflicht bei der Landesärztekammer Baden- Württemberg Festschrift Vierzig Jahre Gutachterkommissionen in Baden-Württemberg Herausgeber Landesärztekammer Baden-Württemberg, Stuttgart
Schliehe, F., Greitemann, B., Kopp, I., Jäckel, W.H. (2010): Leitlinien in der medizinischen Rehabilitation, Positionspapier der Deutschen Gesellschaft für Rehabilitationswissenschaften (DGRW), in: Rehabilitation 2010; 49(2): 120-124 Thieme Verlag
Schneider G. & Toyka-Seid C. (2013): Das junge Politik-Lexikon von www.hanisauland.de, Bonn: Bundeszentrale für politische Bildung, http://www.bpb.de/nachschlagen/lexika/das-junge-politik-lexikon/161670/subsidiaritaet Abruf am 28.2.2017
Schrappe M. (2017): Populationsbezogene Versorgung und Managed Care. In: Lehrbuch Versorgungsforschung 2017, Schattauer Verlag, Stuttgart
Spitzenverband der GKV (2013): Leitfaden zur Selbsthilfeförderung – Grundsätze des GKV-Spitzenverbandes zur Förderung der Selbsthilfe gemäß § 20h, SGB V vom 10. März 2000 in der Fassung vom 17. Juni 2013
Statistisches Bundesamt (2015): Fachserie 12, Reihe 7.3.1, Gesundheit Personal, Wiesbaden
Statistisches Bundesamt (2015): Fallpauschalenbezogene Krankenhausstatistik (DRG-Statistik) Diagnosen, Prozeduren, Fallpauschalen und Case Mix der vollstationären Patientinnen und Patienten in Krankenhäusern, Fachserie 12, Reihe 6.4, 2014
Statistisches Bundesamt (2015): Pflegestatistik 2015, Wiesbaden
Statistisches Bundesamt (2016): Pressemitteilung 28.10.2016 386/16, Wiesbaden
Stemmer, R.; Remmel-Faßbender, R./ Schmid, M.; Wolke, R. (2017): Aufgabenverteilung und Versorgungsmanagement im Krankenhaus gestalten, medhochzwei Verlag, Heidelberg
Stüwe, H (2015): Private Klinikträger: Die Großen erzielen gute Gewinne, in: Deutsches Ärzteblatt 2015; 112(23): A-1056 / B-884 / C-856
Sucker-Sket, K. (2014): Einsparungen durch Rabattverträge wachsen weiter, Deutsche Apothekerzeitung online vom 05.03.2014, Abruf: 10.11.2017 https://www.deutsche-apotheker-zeitung.de/news/artikel/2014/03/05/einsparungen-durch-rabattvertraege-wachsen-weiter
Trojan. A. (2006): Selbsthilfezusammenschlüsse als vierte Säule des Gesundheitswesens? In: Jahrbuch für kritische Medizin 43, S. 87
VDEK Verband der Ersatzkassen 2016 »Daten zum Gesundheitswesen: Medizinprodukte« Abruf 10.1.2017 https://www.vdek.com/presse/daten/d_versorgung_medizinprodukte.html
Verband der forschenden Pharmaunternehmen (2017): Deutschland als Standort für Pharmaforschung und -entwicklung, https://www.vfa.de/de/arzneimittelforschung/so-funktioniert-pharmaforschung/amf-standortfaktoren.html, Abruf: 14.05.2017
Verwaltungsgericht Minden (2006): Urteil zur Teilnahme am Ärztlichen Notfalldienst vom 31.0 8. 2006 (Az: 7 K 1506/06)

Wallenfels, M. (2016): Neue Betreiberverordnung in Sicht, Ärzte Zeitung online vom 11.05.2016 (Abruf am 14.5.2017) https://www.aerztezeitung.de/praxis_wirtschaft/medizinprodukte/article/910964/medizinprodukte-2017-neue-betreiberverordnung-sicht.html

WHO (2017): Gesundheit 2020 – Rahmenkonzept und Strategie der Europäischen Region für das 21. Jahrhundert, http://www.euro.who.int/de/health-topics/health-policy/health-2020-the-european-policy-for-health-and-well-being/about-health-2020/, Abruf: 20.03.2017

Wille, E. (2013): Wege zur Einbeziehung der strukturierten Behandlungsprogramme in die integrierte Versorgung, Mannheim, http://www.dgiv.org/cmsMedia/Downloads/Publikationen/Gutachten-DGIV-Wege-zur-Einbeziehung-der-strukturierten-Behandlungsprogramme-in-die-integrierte-Versorgung.pdf (Abruf: 10.11.2017)

Zöller, M. (2014): Gesundheitsfachberufe im Überblick, Bundesinstitut für Berufsbildung, Bonn

Fragen zur Selbstkontrolle und zum Mitdenken

Kapitel 1

1. Was hat staatliche Daseinsvorsorge mit unserem Gesundheitssystem zu tun und warum sollte ein Staat ein großes Interesse an der Bereitstellung von Gesundheitsleistungen für seine Bürger haben?
2. Welches sind die Kernprinzipien sozialer Sicherungssysteme?
3. Welche Zielsetzung sollte Ihrer Meinung nach in die nationalen Gesundheitsziele aufgenommen werden?
4. Wo treffen Sie im Rahmen Ihrer beruflichen Tätigkeit auf internationale Gesundheitsziele? Was haben die Internationalen Gesundheitsvorschriften (IGV) der WHO zum Beispiel mit Ihrer Reisetätigkeit zu tun?
5. Recherchieren Sie, welche Ereignisse an die WHO gemeldet werden müssen! Was passiert, wenn von der WHO-Generaldirektion eine gesundheitliche Notlage internationaler Tragweite festgestellt wird?
6. Wann wurde zuletzt eine solche Notlage ausgerufen?

Kapitel 2

1. Was versteht der Gesetzgeber unter »Eigenverantwortung« im Zusammenhang mit der sozialen Absicherung im Krankheitsfall?
2. Welche beruflichen Risiken bzw. Unfälle sind durch Ihre Berufsgenossenschaft abgedeckt?
3. Unter welchen Voraussetzungen zahlt die Berufsgenossenschaft nicht?
4. Welche Erkrankungen führen durch den Morbi-RSA zu Mehrzuweisungen an die Krankenkassen aus dem Gesundheitsfonds?
5. Wie wirkt sich die Zinspolitik der Europäischen Zentralbank auf den Gesundheitsfonds aus?
6. Was passiert, wenn eine gesetzliche Krankenkasse am Ende des Jahres deutliche Überschüsse erwirtschaftet hat?
7. Was bedeutet die Vorversicherungspflicht im Rahmen der Pflegeversicherung für ein schwerbehindertes pflegebedürftiges Neugeborenes?
8. Welche Voraussetzungen müssen erfüllt sein, damit man Mitglied einer privaten Krankenversicherung werden kann?

Kapitel 3

1. Was sind die wesentlichen Unterschiede zwischen einer gesetzlichen und einer privaten Krankenversicherung?
2. Welche Institution entscheidet über die Einstufung der Pflegebedürftigkeit?
3. Wer entscheidet darüber, welche Diagnose- bzw. Therapieverfahren in den Leistungskatalog der gesetzlichen Krankenversicherung aufgenommen werden?

Kapitel 4

1. Welche Voraussetzungen müssen erfüllt sein, bevor ein Hausarzt sich in eigener Praxis niederlassen und gesetzlich Versicherte behandeln darf?
2. Wie wirkt sich das Hausarztmodel auf das gesetzlich zugesicherte Prinzip der freien Arztwahl aus?
3. Unter welchen Bedingungen kann eine gesetzlich versicherte Patientin einen Privatarzt aufsuchen?
4. Welche IGeL Leistungen sind zwar von ihrer Wirkung her gesichert, aber trotzdem nicht im Leistungskatalog der GKV?
5. Unter welchen Voraussetzungen erstattet die GKV die Kosten für eine Psychotherapie?
6. Welche Instrumente bzw. Maßnahmen empfiehlt der G-BA für die intersektorale Qualitätssicherung?

Kapitel 5

1. Welche Angaben werden benötigt, um die DRG eines stationär behandelten Patienten zu ermitteln?
2. Wie wirkt sich eine verlängerte Verweildauer auf die Vergütung der durch das Krankenhaus erbrachten Leistung aus?
3. Wie viele Plätze zur Beatmungsentwöhnung (Weaning) stehen in Ihrem Landkreis/Ihrer Stadt zur Verfügung?
4. Was können Vorteile/Nachteile der dualen Finanzierung im Gegensatz zu einer monistischen Finanzierung sein?
5. Wo treffen Sie in Ihrer beruflichen Tätigkeit auf einen Konflikt zwischen Gewinn- und Menschenorientierung?

Kapitel 6

1. Was sind die wesentlichen Unterschiede zwischen Akutkliniken und Rehabilitationskliniken hinsichtlich ihrer Finanzierung, der Vergütung erbrachter Leistungen, der Zugangswege, des Sicherstellungsauftrages und der Verpflichtung zur Qualitätssicherung?
2. Mit welcher Zielsetzung wurden Rehabilitations-Therapiestandard (RTS) in der Rehabilitation eingeführt und was ist darin festgelegt?
3. Mit welchen Maßnahmen versuchen die Kostenträger die Qualität der von den einzelnen Rehabilitationsanbietern erbrachten therapeutischen Maßnahmen zu vergleichen?

Kapitel 7

1. Welche finanziellen Folgen hatte 2016 die Höherstufung eines Pflegeheimbewohners von Pflegestufe 3 in Pflegestufe 4? Welche finanziellen Folgen hat heute die Höherstufung eines Pflegeheimbewohners von Pflegegrad 3 in Pflegegrad 4 für den Betroffenen?
2. Aus welchem Grund wurden für die Altenpflege Qualitätsindikatoren entwickelt und welche Funktion haben sie?

Kapitel 8

1. In welcher Form könnte die Arbeit einer Selbsthilfegruppe in die Versorgung einer von Ihnen in der täglichen Arbeit betreuten Patientengruppe eingebunden werden? Z. B. Kinder, Demenzpatienten, Tumorpatienten etc.
2. Warum müssen Sie für Ihre Berufszulassung eine staatliche Prüfung (Staatsexamen) absolvieren? Warum reicht nicht eine Prüfung durch die Pflegefachschule?

Kapitel 9

1. Was bedeutet es, wenn im Beipackzettel eines Medikaments steht, die Nebenwirkung Kopfschmerz kann »gelegentlich« auftreten? Wie

hoch ist die Anzahl von Betroffenen unter 1000 Probanden, die das Medikament eingenommen haben?
2. Welche Voraussetzungen müssen erfüllt sein, damit das BfArM eine Rückrufaktion für Arzneimittel startet und Medikamente vom Markt nimmt?
3. Welche Maßnahmen und Dokumentationen sind erforderlich, bevor ein bisher noch nicht eingesetztes Medizinprodukt auf Ihrer Station eingesetzt werden darf?

Kapitel 10

1. Wo treffen Sie in Ihrem beruflichen Umfeld auf mögliche Versorgungsbrüche in der Behandlung von Patienten und wie können sich diese vermeiden lassen?
2. In welchem Maß können Sie Instrumente des Case Management in Ihrer beruflichen Tätigkeit umsetzen?
3. Was steht der viel diskutierten umfassenden Einführung von Managed Care in Deutschland entgegen?

Kapitel 11

1. Mit welchen aktuellen wissenschaftlichen Neuerungen im Bereich der Pflege, Medizintechnik oder Diagnostik wurden Sie in letzter Zeit konfrontiert? Wie erfolgte das Wissensmanagement in diesem Zusammenhang?
2. Von welchen Gesetzesänderungen im Gesundheitsbereich waren Sie in den letzten Jahren konkret betroffen?
3. Welche Kompetenzbereiche in der Patientenversorgung, Schulung, Beratung oder Überleitung werden in Ihrer Pflegeeinrichtung von akademisierten Mitarbeitern besetzt?
4. Welche Einsatzbereiche für akademisierte Pflegekräfte halten Sie für sinnvoll?

Charaktere im Buch

Nikolaus P., 32-jähriger Zimmermann, der im Jahr 1283 mit seiner Familie in Speyer lebt und aufgrund eines tragischen Unfalls berufsunfähig wird.

Bernd K., 52-jähriger Steuerfachgehilfe, der seine Arbeitszeit reduziert, um seine pflegebedürftige Ehefrau Heike zu versorgen und dabei einen Unfall erleidet.

Lena K., 21 Jahre alt Physiotherapeutin, die mit dem Fahrrad zur Arbeit fährt, Straßenbahnschienen nicht mag und deren Freund ihr zukünftig nicht mehr bei der Wohnungsrenovierung helfen will.

Erika W., 46-jährige Altenpflegerin, die unter Rückenschmerzen leidet.

Klaus P., 42 Jahre alt, der das Versicherungsprinzip der gesetzlichen Krankenversicherung nicht verstanden hat.

Tobias M., leidenschaftlicher Skifahrer, den das Glück verlässt.

Gerda S., 78 Jahre, die nach ihrer Hüftoperation auf Hilfe angewiesen ist und zunehmend unter Gedächtnisstörungen leidet.

Ihre Tochter Renate S., die ihre Mutter unterstützt.

Gabi L., 36 Jahre, die sich als Ergotherapeutin gerade mit einer eigenen Praxis selbständig macht und ihren Impfschutz auffrischt.

Ihre Freundin **Susanne K.**, 34 Jahre, erfahrene Intensivkrankenschwester, die trotz ihrer Berufserfahrung nicht alle medizinischen Geräte kennt.

Nora F., die gerade ihre Ausbildung zur Gesundheits- und Krankenpflegerin abschließt und die Medizinprodukte-Betreiberverordnung sehr ernst nimmt.

Klaus B., Gesundheits- und Krankenpfleger in der Notfallambulanz einer großen Klinik, der mit seinem Nachtdienst an einem heißen Sommerabend nicht das große Los gezogen hat.

Rolf D., 58-jähriger Schreinermeister, dem das Heben einer schweren Kiste zum Verhängnis wird.

Wolfgang H. Gesundheits- und Krankenpfleger, als alleinerziehender Vater ganz schön belastet.

Cora H., 56-jährige medizinische Fachangestellte in einer Kinderarztpraxis, liebt ihren Beruf. Nach ihrer Operation freut sie sich darauf, bald wieder zu ihren kleinen Patienten zurückkehren zu können, allerdings nicht auf die Besprechungen des Qualitätsmanagementteams.

Silke K., die sich wegen ihrer Allergie gegen Desinfektionsmittel große Sorgen macht.

Leon K., angehender Gesundheits- und Krankenpfleger, den ein Infekt ganz schön erwischt hat.

Stefan L., Anästhesiepfleger der seinen Teil zur Arzneimittelforschung beiträgt.

Karl-Heinz B., 76-jähriger Rentner, der trotz seiner chronischen Erkrankungen großen Wert auf seine Unabhängigkeit legt.

Stichwortverzeichnis

A

Abrechnungsprüfung 57
akademisches Lehrkrankenhaus 115
Alltagskompetenz 56
Altersrückstellungen 60
ambulante Versorgung 86
Angehörige
– pflegende 148
Anschlussheilbehandlung (AHB) 149
Anwendungsbeobachtung 207
Arbeitgeberanteil 32, 46
Arbeitnehmeranteil 46
Arbeitsunfähigkeit 52
Arbeitsunfähigkeitsbescheinigung 71
Arbeitsunfälle 30, 62 f.
Arzneimittel-Richtlinien 77
Arzneimittelüberwachung 67, 207
Arzneimittelüberwachungsstelle 80
Arzneimittelzulassung 67
Ärztekammer 83
Ausbildungsfonds
– Krankenhäuser 123
Ausbildungspauschale
– Altenpflege 180
aut idem Regelung 215

B

Basisfallwert 126
– Bundes- 126
Basistarif 41, 60
Bedarfsdeckungsprinzip 50
Bedarfsplanung 88
Behandlungsfehler 83
Behandlungspflege 170
Behandlungsvertrag 60
Beipackzettel 212
Beitragsbemessungsgrenze 40
Beitragskalkulation 60
Beitragssatzstabilität 49, 66
Belastungsgrenze 42
Belegärzte 117
Berliner Abkommen 20, 87
Berufsgenossenschaft 24, 29, 62
Berufskrankheiten 30, 62
Berufsordnung
– ärztliche 83
– für Ärzte 91
Betäubungsmittel 67, 202
Betäubungsmittelrezept 211
Beveridge-System 15
Bevölkerungsgesundheit 20
Bio-Psycho-Soziales Modell 72
Bismarck
– Otto von 19
Bruttoinlandsprodukt 24
Bundesarbeitsgemeinschaft für Rehabilitation (BAR) 161
Bundesärztekammer 83
Bundesinstitut für Arzneimittel und Medizinprodukte (BfArM) 67
Bundesministerium für Gesundheit 66
Bundesoberbehörden 66
Bundesopiumstelle 67, 202
Bundeszentrale für gesundheitliche Aufklärung (BZgA) 68

C

Care Management 234
Case-Mix 129
Case-Mix-Index 129
CE-Kennzeichen 219
Certified Nursing Education (CNE) 143
Chancengleichheit 20
Continuing Medical Education (CME) 142

D

Daseinsvorsorge 18, 35
– staatliche 14
Datenbanken
– medizinische 69
Deutsches Institut für medizinische Dokumentation und Information (DIMDI) 69
Diagnosis Related Groups (DRG) 70
Diagnostic and Statistical Manual of Mental Disorders (DSM) 71
Disease Management Programme 78

Disease-Management-Programme 238
DRG
– diagnosis related groups 125

E

Effizienz 21
Eigenverantwortung 21, 28, 41
Einheitlicher Bewertungsmaßstab (EBM) 70, 96
Einrichtungseinheitlicher Eigenanteil 179
Einzelfallentscheidung 79
Entgeltfortzahlung 71
Entlassmanagement 232
Ersatzkassen 19
Evidenzbasierte Therapiemodule (ETM) 163
Existenzsicherung 21
Expertenstandards
– Pflege 187

F

Fallpauschalenkatalog 126, 130
Fallpauschalensystem 125
Festbeträge
– Arzneimittel 215
Finanzierung
– duale 120
– monistische 119, 154
– paritätische 46
– Rettungsdienst 108
– solidarische 21
Fixkostendegressionsabschlag 135
Fortbildungspflicht 142
– ärztliche 142
Fremdkassenzahlungsausgleich 96

G

Gatekeeper 235
Gebietsbezeichnung 91 f.
Gebührenordnung
– für Ärzte (GOÄ) 99
Gebührenordnung für Ärzte (GOÄ) 70
Gebührenordnung für Psychotherapeuten (GOP) 70
Gebührensatz
– privatärztlicher Leistungen 99
gelenkter Bedarf 149
Gemeindeunfallversicherung 24
Gemeinsamer Bundesausschuss (G-BA) 76
Gemeinschaftspraxis 93
Generika 202

Gerechtigkeit
– soziale 18
Gesetzliche Krankenkassen
– Leistungen 36
Gesetzliche Krankenversicherung (GKV)
– Leistungen 27
Gesundheitsämter
– kommunale 82
Gesundheitsaufklärung 69
Gesundheitsberufe 193
Gesundheitsfachberufe 80
Gesundheitsfonds 32, 95
Gesundheitsministerkonferenz 81
Gesundheitspolitik
– international 38
– internationale 21
Gesundheitsstrukturgesetz 32
Gesundheitssurvey 75
Gesundheitssysteme 16
Gesundheitsziele
– nationale 21
Gewährleistungspflicht 89
Gewinnerzielung 35, 59
Grenzverweildauer
– obere und untere 133
Grouper 131
Grundlohnsumme 124
Grundpauschale 95
– monatliche 33
Grundpflege 169

H

Härtefall 55
Hartmannbund e. V. 84
Hauptdiagnose 127
Hausarzt 86, 92
Hausarztmodell 86
häusliche Krankenpflege 170
Health Technology Assessment HTA 73
Heilberufe
– akademische 80, 191
– nichtakademische 191
Heilmittel 103
Heilmittel-
– Richtgrößen 104
Heilmittelrezept 211
Heilpraktiker 194
Heimentgelt 175
Helsinki-Deklaration 205
Hilfsfrist 106
Hilfsmittel 105
Hilfsmittel-
– Richtlinie 105
Hygieneüberwachung 81

I

IGeL-Leistungen 100
Individueller Heilversuch 208
industrielle Revolution 17
Infektionskrankheiten 75
Infektionsschutzgesetz 75
Informed Consent 206
Institut für das Entgeltsystem im Krankenhaus (InEK 128
Institut für Qualität und Wirtschaftlichkeit im Gesundheitswesen 78
Institut für Qualität und Wirtschaftlichkeit im Gesundheitswesen IQWIG 77
Institut für Qualitätssicherung und Transparenz im Gesundheitswesen (IQTIG) 141
Integrierte Versorgung 236
International Statistical Classification of Diseases and Related Health Problems, ICD 70
Internationale Klassifikation der Funktionsfähigkeit, Behinderung und Gesundheit (ICF) 72
Investitionsförderung
– Krankenhäuser 120
Investitionskosten
– Krankenhäuser 120
– Rehabilitationskliniken 155
– Rettungsdienst 108
– stationäre Pflege 179
Investitionsstau
– Krankenhäuser 121
– Rehabilitationskliniken 155

K

Kapitaldeckungsverfahren 60
Kassenärztliche Bundesvereinigung 89
Kassenärztliche Vereinigung 87
Klassifikationssystem
– Rehabilitation 164
Klassifikationssysteme 69
klinische Studien
– Arzneimittel 204
Klöster 16
Knappschaft 17
Kodierrichtlinien 128, 132
Kodierung 70
Kollektivvertragssystem 87
Komorbidität 126
Kontrahierungszwang 19, 41
Konvergenzphase 126, 136
Körperschaft öffentlichen Rechts 35
Körperschaft Öffentlichen Rechts 87
Körperschaften öffentlichen Rechts 48, 83
Kostenerstattungsprinzip 60
Krankengeld 29, 36
Krankenhausfinanzierungsgesetz 113
Krankenpflege
– häusliche 29
Krankentransport
Krankenversicherung
– Gesetzliche 32
– Mitglied 35
– private 59
– Private 39
Kreuzzüge 16
Kurzzeitpflege 148

L

Landesgesundheitsamt 80
Landeskrankenhausplan 118
Landesprüfungsamt 80
Landesuntersuchungsamt 80
Leistungskatalog 47
– der GKV 77
Leitlinien 230
Lohnersatzleistung 37
Lohnfortzahlung
– Krankheitsfall 17

M

Managed Care 234
Marburger Bund e. V. 84
Marktwirtschaft,
– freie 15
Maximalversorgung
– Krankenhäuser der 116
medizinische Dienst der Krankenkassen MDK 24
Medizinische Versorgungszentren (MVZ) 95
Medizinischer Dienst der Krankenversicherung 52
– Gutachterfunktion 52
Medizinischer Dienst der Privaten Krankenversicherungen 52
Medizinprodukte 218
– Risikoklassifizierung 220
Medizinproduktebeauftragte 223
Medizinprodukte-Betreiberverordnung 222
Mehrleistungsabschläge 135
Meldepflicht 62, 82
– Nebenwirkungen 226
Mindestmengenvereinbarung 143
Minutenpflege 55
Mittelalter 16
Mitversicherung

261

– beitragsfreie 27, 35
Morbiditätsadjustierte Risikostrukturausgleich (kurz Morbi-RSA) 33

N

National Health Service (NHS) 15
Nebendiagnose 128, 132
neue Untersuchungs- und Behandlungsmethoden (NUBs) 77
Neue Untersuchungs- und Behandlungsmethoden (NUBs) 137
Non-Compliance 213
Notfallrettung 105
Notfallsanitäter 107
Notfallversorgung
– ambulante 91
Notlage
– soziale 18
Notlagentarif 39
Nürnberger Kodex 205

O

OECD
– Organisation für wirtschaftliche Zusammenarbeit und Entwicklung 24
Off-Label Use 208
Operationen- und Prozedurenschlüssel (OPS) 71

P

Paritätsprinzip 46
Patentlaufzeit
– Arzneimittel 203
Paul-Ehrlich-Institut 74
pauschalierenden Entgeltsystem Psychiatrie und Psychosomatik (PEPP) 136
pay für performance 144
Pflege
– ambulante 171
– häusliche 50
– häusliche Krankenpflege 170
– hochaufwendige 138
– Kurzzeitpflege 173
– Nachtpflege 173
– psychiatrische 102
– Tagespflege 173
– teilstationäre 172
– Verhinderungspflege 174
Pflegebedürftigkeit 18, 31, 51
– Feststellung der 53
Pflegebedürftigkeitsbegriff 51, 168
Pflegebegutachtung 51

Pflegedokumentation 186
Pflegegeld 50, 171
Pflegegrad 52, 178
Pflegegrade 57
Pflegekammer 83
Pflegekasse 48
Pflegekomplex-Maßnahmen-Score (PKMS) 138
Pflege-Neuausrichtungsgesetz 55
Pflegerat
– Deutscher 83
Pflegesachleistung 50, 171, 177
Pflegesätze 59, 177
Pflegesatzvereinbarung
– stationäre Pflege 178
Pflegestärkungsgesetze 56
Pflegestufen 55
Pflegestützpunkte 57
Pflegeverbände 82
Pflegeversicherung 24, 31, 48
Pflichtmitgliedschaft 83
Pflichtversicherung 19
Placebo 204
Planungsbereich
– ärztlicher Versorgung 88
Pluralitätsprinzip 47
Praxisgemeinschaft 93
Praxisnetze 94
Primärkassen 19
Privatarzt 91
Public Health 20
Public Private Partnership 122
Punktwertverfall 96

Q

QM-Handbuch 110, 140
Qualitätsanforderungen
– ambulante ärztliche Versorgung 109
– Rehabilitation 159
– stationäre Versorgung 139
Qualitätsberichte
– strukturierte 142
Qualitätsindikatoren 141 f.
– stationäre Pflege 186
Qualitätsmanagement-Richtlinie 110
Qualitätsprüfung 52
– stationäre Pflege 188

R

Rabattvertrag
– Arzneimittel 217
Rechtsaufsicht
– staatliche 90
Regelleistungsvolumen
– ärztliches 97

Rehabilitation 147
- ambulante 158
- berufliche 157
- medizinische 31, 148
Rehabilitationseinrichtungen
- stationäre 153
Reichsversicherungsordnung 19
Re-Importe
- Arzneimittel 216
Relativgewicht 129
Rentenversicherung 64
Residenzpflicht 91
Rettungsassistent 106
Rettungsdienst 105
Rettungssanitäter 107
Rezeptgebühr 216
Richtlinienverfahren
- psychotherapeutischer Verfahren 102
Risikoprüfung
- individuelle 41, 60
Risikozuschläge 41, 60
Robert-Koch-Institut (RKI) 75

S

Sachleistungsprinzip 45
Selbsthilfe
- Hilfe zur 18, 41
Selbsthilfegruppen 196
Selbstkostendeckungsprinzip 124
Selbstverwaltung 15, 19, 38, 48, 76
Sicherheit
- soziale 18
Sicherstellungsauftrag 88
- Behandlungspflege 169
- Rehabilitation 149
- Rettungsdienst 105
- stationäre Versorgung 118
Solidaritätsprinzip 19, 43
Sonderentgelt 136
Sonderkündigungsrecht 32
Sozialausgaben 23 f.
Soziale Sicherung 18
Sozialen Sicherung 25
Sozialgesetzbücher 19, 24, 26
Sozialgesetze
- Prinzipien der 19
Sozialhilfe 48
Sozialstaat 18, 25
Sozialversicherungsbeiträge 32
Sozialversicherungssystem 15
Spitzenverband
- der GKV 38
Subsidiaritätsprinzip 18 f., 28, 41

T

Tagespauschalen
- Rehabilitation 155
- stationärer Leistungen 124
Teilhabe 72
Teilhabe bei Behinderung 30
Therapiestandards
- Rehabilitation 163

U

Umlageverfahren 60
Umverteilung 44
Unfallkassen 24, 29
Unfallversicherung
- gesetzliche 25, 62
- private 64
Ungleichheit
- soziale 18
Universitätsklinik 116
Unruhen
- soziale 17

V

Vergütung
- qualitätsabhängige 145
Vergütungssätze
- ambulante Rehabilitation 159
- Rettungsdienst 108
- stationäre Rehabilitation 154
Verhinderungspflege 174
Versicherungspflicht 17, 19
Versicherungspflichtgrenze 39, 59
Versicherungsprinzipien
- Pflegeversicherung 49
Versicherungszwang 39
Versorgung
- bedarfsgerechte 20
- psychiatrische 101
- psychotherapeutische 101
Versorgungsbruch 229
Versorgungsmanagement 158
Versorgungsstärkungsgesetz 36, 149
Versorgungsstrukturgesetz 77
Versorgungsstufen
- Krankenhäuser 115
Versorgungsvertrag
- ambulante Rehabilitation 158
Vertragsärzte 86, 90
Verweildauer
- stationär 124, 128, 133
Vorversicherungsfrist 148
Vorversicherungspflicht 44, 51

W

Wegeunfall 30
Wegeunfälle 63
Weiterbildungsordnung
– ärztliche 83
Weiterbildungspflicht
– Pflegekräfte 143
Weiterbildungsverpflichtung
– ärztliche 93
Weltgesundheitsorganisation
   (WHO) 72
Weltgesundheitsorganisation
   WHO 22
Wettbewerb 47
Wirtschaftlichkeitsgebot 28, 89
– Krankenhäuser 124
– Rettungsdienst 105

Z

Zertifizierung
– ärztlicher Praxen 110
Zertifizierungspflicht
– Rehabilitationskliniken 160
Zulassung
– ambulanter Pflegedienste 171
– biologischer Arzneimittel 74
Zumutbarkeit 42
Zünfte 17
Zusatzbeiträge
– kassenindividuelle 32
Zusatzentgelt 136, 139
Zusatznutzen
– Arzneimittel 214
Zuzahlungen 42, 46
– Rehabilitation 155
Zwangsmitgliedschaft 17
Zweitmeinung
– ärztliche 36